JN029193

医療・ケア従事者のための
哲学・倫理学・死生学

清水哲郎

岩手保健医療大学臨床倫理研究センター長
東北大学名誉教授

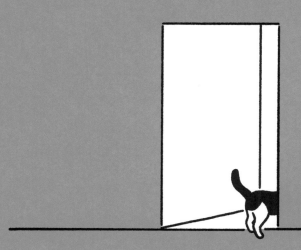

医学書院

清水哲郎（しみずてつろう）

岩手保健医療大学臨床倫理研究センター長／東北大学名誉教授
東京大学理学部天文学科卒業，東京都立大学大学院人文科学研究科博士課程単位取得退学，文学博士。
北海道大学助教授，東北大学大学院教授，東京大学特任教授等を経て，2017年岩手保健医療大学学長，2021年より現職。

主要著作
『オッカムの言語哲学』(1990)，『医療現場に臨む哲学』(1997)，『医療現場に臨む哲学Ⅱ—ことばに与る私たち』(2000)　以上，勁草書房
『パウロの言語哲学』(2001)，『世界を語るということ—「言葉と物」の系譜学』(2008)　以上，岩波書店
『高齢社会を生きる—老いる人／看取るシステム』(編，2007)　東信堂
『医療・介護のための死生学入門』(共編，2017)『臨床倫理の考え方と実践—医療・ケアチームのための事例検討法』(共編，2022)　以上，東京大学出版会

医療・ケア従事者のための 哲学・倫理学・死生学

発　行	2022年3月31日　第1版第1刷ⒸＣ
	2024年3月15日　第1版第3刷
著　者	清水哲郎
発行者	株式会社　医学書院
	代表取締役　金原　俊
	〒113-8719　東京都文京区本郷 1-28-23
	電話　03-3817-5600（社内案内）
印刷・製本	アイワード

本書の複製権・翻訳権・上映権・譲渡権・貸与権・公衆送信権(送信可能化権を含む)は株式会社医学書院が保有します．

ISBN978-4-260-04946-7

はしがき

　臨床現場で働く方たち（医療・ケア従事者）は，医師であれ看護師であれ，医療・ケアを進めて行く際に，「どうしたらよいか」を次々と判断しながら動いておられます。適切に判断でき，その判断を的確に実行に移せることが，一人前の医療・ケア従事者であるための条件です。

　もちろん，「適切な判断」「的確な実行」といっても程度はさまざまです。最低限このくらいはできなければ，専門職として認められないといった程度から，経験を積み，研鑽を重ねて優れた判断力と実行力を備えた熟達した程度まで考えられます。

　本書は，これから臨床の専門職者となりたい方には，自分がそのためにどういう力を培わなければならないかについて，基本的なことを整理して学ぶことを支援するものです（そのような大学等の課程で教科書・参考書として使えます）。また，すでに臨床で働いている方には，自らの実践の振り返り，自らのケアする姿勢と専門的知識や個別状況を把握するあり方の整理，およびそれらのブラッシュアップを支援できればと思って企画したものです。

　そこで本書は，臨床における「どうするか」の判断に注目し，その構造を理解し，自らのケアに向かう姿勢について省み，また，判断において使っている専門的知識，個別状況の把握を省みて，そうした知の実質を過不足なく評価できるようになることを目指しています。

　こうした知的に省みる営みは，単に知的な部分のブラッシュアップにとどまりません。医療にせよ介護にせよ，ケアする営みに必要な意志の働き，つまりケアする姿勢のブラッシュアップをもたらすとも考えています（本書のある部分は，このことを示すことに使われています）。

　本書の構成は，次のようになっています。

　まず，序「人間の行動と言語」では，医療・ケア活動に必要な力はケアする姿勢と状況を把握する知的力から成ることを確認した上で，知的に省みる際に私たちが共有し，使っている言語自体を振り返ります。

　第1部「事実と論理」では，個別状況の把握である個別の知から始め，適切に考えるための論理と，臨床における知の重要な要素である科学的知識のあり方がテーマとなります。

　第2部「市民の倫理／ケア従事者の倫理」では，人間社会にあるメンバーたち相互の結び付き方を倫理という面から理解した上で，医療・ケア活動に携わる際の倫理を社会における人間関係，中でもケアという持続的関係の要となることとして考えます。

　第3部「臨床の倫理」では，医療・ケア活動の倫理をさらに立ち入って考察し，人

間にとっての最善について，治療等のケアを選択する意思決定プロセスについて，そして医療・ケア従事者が患者本人や家族とのコミュニケーションを通して共同で医療・ケアを進めていくあり方を考えます。

　最後に第4部「人間の生と死」では，人間にとって古来重要な関心事であった生と死について，語ることばに注目して理解を深め，死に臨む人の希望や死の理解を踏まえた上で，エンドオブライフ・ケアすなわち人生の最終段階におけるケアについて考えます。

　まとめてみると，未だ道半ばの感は拭えませんが，ここで皆様にお見せして，吟味していただかないと，人生が終わる前にかたちにする機を逃してしまうと思い直し，上梓することにした次第です。

　臨床に携わる皆様にとって，また，本書が扱うテーマに関心をお持ちの皆様にとって，一つでもお役に立つところがありましたら，幸いです。

2022 年 3 月

著者

目次

column

ブックデザイン●遠藤陽一（デザインワークショップジン）
イラスト●ふるやまなつみ

序

人間の行動と言語

　本書は，医療・ケア従事者が自らの務めを遂行するために必要な力について検討し，その力のブラッシュアップを目指すものです。

　そこで序では，まず，第1章でその力がどのような要素からどのように構成されているかを確認し，第2章では，今まさに私が書き始めているように，人間がことばによって個々に考え，また互いに交流するということから，そのことばについて省みることにします。

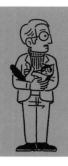

第1章

医療・ケア活動のために
必要な力

　医療・ケア従事者が，その務めを遂行するために必要な力の構造を考えようとしています。ところで，医療・ケア従事者といっても，数え上げれば，医師，看護師，薬剤師，医療ソーシャルワーカー（MSW），理学療法士（PT），作業療法士（OT），言語聴覚士（ST），ケアマネジャー，ヘルパー，また，歯科医師，歯科衛生士…と，実に多職種からなっています。ですから，それぞれの職種によって必要な力は異なっているでしょう。もちろん共通に必要な力もあるでしょう。それらの職種の専門家になるためには，大学や専門学校等で必要な知識や技術を修得する必要があります。そこで修得する必要があるとされる知識や技術が「医療・ケア従事者として必要な力」であると考えられます。加えて，そうした医療・ケア系の専門職を養成する教育機関は，口をそろえて，「ただ知識や技術だけでは不十分」「治療やケアを必要とする人に対する思いやり，寄り添う姿勢が必要」などと，医療・ケア従事者のケアする相手に対する「姿勢，心，気持ち」と表現されるような面を強調しています。

　医療・ケア従事者として必要な力を，臨床現場において患者あるいは利用者，クライエントなどと呼ぶ方と向き合いながら，「どうしたらよいか」と自らがとるべき行動を考える場面を想ってみましょう。その時，私たちはどのように「どうしたらよいか」という問いに向かうでしょうか。この時，ケアする相手の状況について知っていることを思い起こし，知りたいことを考え，また医療・ケアの専門職としての知識・技術を思い起こしているでしょう。それと共に，自分はこの方に対してどのようにして差し上げたいのか，この方にどのようになっていただきたいのか，と，自らの知識・技術を駆使して医療・ケアが何を目指すのか，また，この方とどのようにコミュニケーションをしていこうか，などと考えることでしょう。

　こうしたことを念頭におきながら，医療・ケア従事者に必要な力について考えていきましょう。

1　人間の選択・行動の構造

　前述で，自らのとるべき行動を「どうしたらよいか」と考える場面を例に挙げました。ここから話を進めましょう。私たちがこのように考え，自らの行動を選択する場面をまず考えてください。

■────〈状況に向かう姿勢〉＋〈状況把握〉⇒ 選択・行動

　ここで私たちは，自分や他人の選択や行動を「〈状況に向かう**姿勢**〉と〈状況把握〉から**選択・行動**が結果する」という枠で理解しています。「私たちは…理解しています」と言われても，私はそうは理解していないぞ，と思われるかもしれませんね。そこで，このことを確認することから始めましょう。

　例えば，私は夜中にお腹が空いたと感じて，何か食べる物がないかと台所に行って探すとします。やがて，冷蔵庫の中に夕食の残りのピザがあるのを見つけます。「なんか冷たくて硬そうだな。でも電子レンジでチンすればおいしくなるぞ」などと思い，その通り実行してピザを食べます（**下図**）。

人間の行動の構造

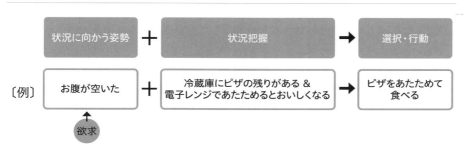

▶本図の由来については，p.96欄外をご参照ください。

　この時私の側には，「お腹が空いた（食べたい）」という姿勢（私を行動へと動かすもの）があります。このように，私がおかれた状況に対応して，私を行動へと動かす私のあり方を，〈状況に向かう姿勢〉と呼ぶことにします。

　また，「ここにピザがある／これは私が食べても大丈夫／チンすればおいしくなる」といった状況についての認識が生じています。これを〈状況把握〉と呼ぶことにします。

　そして，この姿勢と状況把握が対になって，「ピザをチンして食べる」という**選択**ないし**行動**が結果するのです。

▶「なんでまた，食べ残しのピザを例にするの?」とお思いですか。できるだけ多くの人に身近に感じてもらえる「卑近」な例から始めようとしているのです。

　このように，私たちは人間の行動について，状況に臨む姿勢と状況認識から行動が結果するという枠で考え，かつ説明しています。

　状況に向かう姿勢と状況把握は状況に応じてさまざまですが，

●状況把握は，すでに起きた事実，現に起きている事実をどう把握しているか，また，今後起きることの見込みをどう捉えているかということに該当します。

●状況に向かう姿勢は，「どうしたいか，どうしなければと思っているか」といったように，起きている事実ではなく，それに対応する私たちの欲求や意志（と通常呼ばれるもの）に該当します。

　先の例と同じような状況でピザを見つけても，「なんだか脂っこそうだな。夜中に

食べるのは健康に悪いんじゃないかな」（状況把握）などと思う時は，「快適に過ごしたい」という姿勢が活性化して（＝自分の中に起きてきて）食べません。

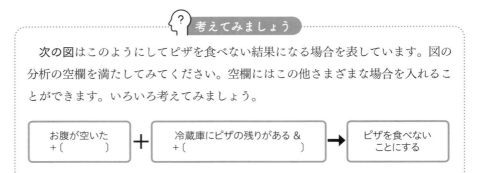

考えてみましょう

次の図はこのようにしてピザを食べない結果になる場合を表しています。図の分析の空欄を満たしてみてください。空欄にはこの他さまざまな場合を入れることができます。いろいろ考えてみましょう。

| お腹が空いた
＋〔　　　　　〕 | ＋ | 冷蔵庫にピザの残りがある ＆
＋〔　　　　　　　　〕 | → | ピザを食べない
ことにする |

私たちは，動物の行動についても同じように解釈しています。例えば，私がチョビ君（猫）に食べ物をあげたのに食べないということが時々あります。こういう時，私は「お腹が空いてない」のだろうか，それとも「食べ物があることに気付かない」のだろうか，などと考えるのです。このことを次のように

▶チョビ君は東日本大震災後に被災地で生まれた猫です。保護されて，我が家に来ました。ちなみに右のイラストやp.2の章のタイトル横の抱かれた猫は，モコちゃん（3歳）です。本文には後で登場します。

〔例〕猫の行動の解釈
ご飯をあげたのに食べようとしない（行動）
→ご飯があるのが分からないのか？（状況把握）
→お腹が空いてないのか？（状況に向かう姿勢）

ここで，「お腹が空いてない」という解釈の候補は，チョビ君が食べるものを欲しがり，あるいは探すという姿勢で状況に臨んではいない，ということを意味しています。これに対して，「食べ物に気付かない」というのは，現在の状況についてチョビ君がどう認識しているかについての私たちの解釈です。つまり，チョビ君の状況に向かう姿勢が「お腹が空いた（何か食べたい）」であり，かつ状況認識が「食べ物があるぞ」であれば，チョビ君は「それを食べる」という行動をするはずだ，という想定の下で，私は上に示したように考えているわけです。このような動物の行動の分析ないし理由付けは，私たちが自分たち人間の行動を自らどう理由付けているかをモデルにして，それを動物にも適用した結果だといえるでしょう。
　さらに私たちは，こういう解釈の枠を植物にまで拡大して適用し，

「朝顔は日光を好むので（＝状況に向かう姿勢），光に向かって（＝光が来る方向を把握しているかのような表現）伸びる（行動）」

などと，その動きをいわば擬人化して語ることすらあります。もちろん，生物学の

知識に基づけば，このような植物の動きは「刺激と反応」として，例えば次のように解釈されるでしょう。

「植物の成長点に太陽光があたると，あたったところに成長ホルモンが集まり成長が促進されるので，結果として光のほうに伸びていくように見える」

❷─── 臨床における行動の分析への適用

行動の構造についての〔〈状況に向かう姿勢〉＋〈状況把握〉⇒選択・行動〕という枠組みを，臨床において適用した例を考えます。

〔例〕Aさんは，あるがん性疾患の終末期になっています。ずっと入院していますが，Aさんは「早く退院したいものだ」と折に触れて言っています。医療・ケア従事者たちは，退院は難しいが，状態が良い時に自宅に帰って外泊することで，家族と水入らずで過ごしてはどうかと考えています。

このような状況におけるAさんの行動の選択について，医療者は次のように推測し，行動しました。
〈Aさんは家に帰って，家族と過ごしたいだろう〉（Aさんの姿勢についての医療者の推察＝忖度）
＋〈この週末あたりが帰り時で，これを逃すと，状態がもっと悪くなって，帰れなくなる〉（医療者の状況把握）
⇒「この週末外泊してはいかがですか」と勧める（Aさんに対する医療者の行動）

これに対して，Aさんは次のように考えて，応じました。
〈家に帰って家族と過ごしたいが，迷惑をかけたくもない〉（Aさんの姿勢）
＋〈このような身体の状態では，帰宅しても家族の負担になるばかりだ／もう少し我慢すれば，状態が良くなって，帰宅しても家族の負担が少なくて済む〉（Aさんの状況把握）
⇒「いやあ，こんな状態で帰ってもねえ。もう少し良くなってから外泊しようと思います」と医療者の勧めに応える（医療者に対するAさんの行動）

この例の場合，実はAさんには，「終末期であって，疾患が良くなることは望めない」ということは知らされていなかったのです。そこでAさんは，治療が進めば回復に向かうだろうと，事実と異なる状況把握をしており，それに伴って，「家族に負担をかけない・自分にとって快適な道を進みたい」といった希望ないし幸福追求の姿勢が顕在化したのです。

確かにAさんには，「家に帰って家族と過ごしたい」という希望もあるには違いありません。医療者がAさんについて推測した姿勢は確かにありますが，医療者の状況把握はAさんには共有されていないので，前述したように，医療者の思惑と，Aさんの思いとがずれてしまったのです。

この事例についての検討はここで止めておきます。ここから先の検討は第2部および第3部の課題になります。

以上のように，〔〈状況に向かう姿勢〉＋〈状況把握〉⇒選択・行動〕という分析の枠組みは，医療・ケア従事者が，患者本人やその家族のことばや振舞いを理解しようとする際にも有効です。自分と相手の間で語ることやすることが噛み合わない時など，この枠組みを使って分析してみましょう。

❸───医療・ケア活動の構造分析への適用

〔〈状況に向かう姿勢〉＋〈状況把握〉⇒選択・行動〕という枠組みは，「医師が診察する・治療する」「看護師が看護ケアをする」といった場面にも有効です。

例えば，看護師は（医師も），滅菌ガーゼを扱う際にはそれを素手でつまんだりせずに，滅菌した器具を使います。「なぜ，素手で使わないのか」を目下の枠組みを使って表すと，下図のようになるでしょう。

▶〔〈状況に向かう姿勢〉＋〈状況把握〉＝選択・行動〕の枠組みは，第2部，第3部でたびたび登場し，この枠組みで考えていただきますので，できるだけ早くマスターしてくださいね。

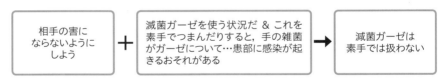

医療者は慣れているので，この図のようなことをいちいち意識しないで，滅菌ガーゼを扱います。扱い方は「身体が覚えている」のです。しかし，もし「看護師さん，何故素手でつままないのですか？」と聞かれたら，上図の「状況把握」の項目に記されているようなことを答えるでしょう。

では，「滅菌ガーゼを素手で扱うと患部に感染が起きるおそれがある」と認識したら，その認識だけで直ちに「素手では扱わない」という行動が結果するでしょうか。否，ここに「状況に向かう姿勢」として，「ケアの相手の害にならないように」という医療者の志向が働いているからこそ，「素手では扱わない」という行動になるのです。

一般化して言いますと，医療者が医療というケアに向かう時に，医療者自身がとっている姿勢があります——例えば，「患者さんにとって最善になることをしよう」とか「相手の意思や気持ちを尊重しながらやろう」というような姿勢です。また，状況についての認識があります——「この患者さんは身体のここに問題があり，かくかくのやり方でそれに対処できる／ご家族はこのような思いで，しかじかのことを希望しながら，患者さんを見ておられる」といったことです。「私たちは今ここで，どのように

すればよいだろうか」と問う時には，まさにこの姿勢と状況認識の組み合わせが問題となっているのです。ですから，問題を要素に分ける際には，〈医療者の姿勢〉の面と〈状況をどう把握するか〉の面とに分けられることになります。

　このように，(1) 状況に向かう姿勢：考える主体（＝医療者）がどういう姿勢で状況に臨んでいるかと，(2) 状況把握：その臨んでいる状況をどう把握ないし理解しているかとの2点が，ここで柱となる要素です。この2つからどういう対応をするかが決まってくるからです。

2 ｜状況把握｜医療・ケアに必要な力①

　行動を結果する2つの要素（状況に向かう姿勢と状況把握）のうち，まず，状況把握についてより詳しく見てみましょう。状況把握は行動の主体である人間が，自らが置かれている状況をどう認識しているかですから，認識されていること＝把握されていることは，世界の側にある事実ないし真理です。例えば，以下のようなことです。

現在の直接的な事実

- ここは私の研究室である（＝今，私は自分の研究室にいる）。
- これはパソコンである（今，私が原稿を書いている際に使っているものを「これ」と指しながら，言明している）。
- Aさんはベッドに横になっている（病室に入ってベッドの前でAさんを見ている）。

他者についての理解

- 私が担当している患者Aさんは呼吸が苦しそうだ。
- Aさんは「こんななにもできない状態なら死んだほうがよい」と言ったのは本心ではない。

現在の自然科学的な真理

- 地球は太陽の周りを公転している。
- この抗がん剤は，Aさんのような病状の場合，一般に効果があることが臨床試験で認められている。
- 滅菌ガーゼを素手で扱うと，患部に感染が起きるおそれがある。

過去の事実

- 50万年前頃には，このあたりにナウマン象がいた。
- 前九年の役が1051〜1062年頃このあたりであった。
- Aさんは9年前に胃がんの手術をした。

人間の文化に関する事実

- 「すべての人間は権利と尊厳において等しい」というのが現在の社会で支配的な考えである。
- 18歳以上の国民には参政権が与えられる。

● 患者の状態にかかわらず，「手術ができるならやったほうがよい」という通念がまだまだ残っていて，家族の判断に影響を及ぼすことが多い。

　以上，私たちが事実ないし真理と考えているものをいくつか挙げてみましたが，これらは本当に事実であり，真理なのでしょうか。

　私たちが行動を選ぼうとする時，誤った状況把握（事実でないこと，虚偽，誤謬^{ごびゅう}）に基づいて選ぶと，誤った（不適切な）行動をするおそれがあります。ですから，個々の事実ないし真理とされるものについて，本当に事実なのかを吟味する必要があります。では，どのように吟味すればよいのでしょうか。特に医療・ケア系の専門職者は，医学や看護学等において科学的事実とされるものとそうでないものを見分け，科学的根拠に基づいて医療・ケアの行動を選ぶ必要があります。また，医療やケアの相手である方（患者・利用者）の意向や気持ちを適切に理解する必要があります。

　そこで，序に続く第1部では，事実と認められたものについて，また事実と認められた1つまたは複数の前提から，別の事実（真理）をどのように論理的に見出せるか，また，自然科学的真理はどのようにして導出されるか，を中心に考えます。

③ │状況に向かう姿勢│医療・ケアに必要な力②

　〈状況に向かう姿勢〉についても同様に，いろいろな場合があります。試みに次に挙げてみます。

> **自然の欲求**：快を求め＆不快を避けたいという動機
> 〔例〕何か食べたい，おいしいものが食べたい，苦しいことは嫌だ（避けたい）
> **人間関係における自らの地位・評価に関わる意欲**：権力，名声，財を求める等の権力欲，所有欲
> 〔例〕皆から褒められたい，人々の上に立って力をふるいたい
> **幸福追求**：心の平静を求める（何が幸福かについての〈状況把握〉と対になる）
> 〔例〕気持ち穏やかに余生を送りたい，何ものにもかき乱されない静かな境地に達したい
> **社会において適切に生きようとする**：正しく生きる，倫理に関わる意志，社会の成員として生きる意志
> 〔例〕義務であることを義務であるがゆえになそう，周囲の人との適正な距離を保って暮らそう，皆と協力し合って生きよう

　これらは，内容はさまざまですが，何かを目指しています。「欲」（欲求）という語が付く，生まれつきの自己中心的な志向から，理性的にコントロールされ，人間につ

いての洞察を伴うような「意」（意志）という語が付く類のものまで，さまざまです。こうしたものはいずれも目的への方向付け（＝向かう姿勢）として括ることができます。

第2部で改めて説明しますが，医療・ケア活動における行為の分析においては，状況に向かう姿勢は「倫理的姿勢」になります。したがって，医療・ケア活動に属する行動ができるための要素は，「状況に応じて適切な倫理的姿勢をとることができる」ことと「状況を適切に把握できる」ことの2つであることになります。

このような訳で，以下の第1部においては状況把握が中心テーマとなり，第2部においては，状況に向かう姿勢の一種である倫理的姿勢（倫理原則を含む）およびこれと臨床における状況把握の組み合わせが中心テーマとなります。

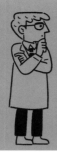

第2章

言語と世界

　すでに第1章において，状況に向かう姿勢と状況把握との組み合わせから行動が結果すると記述した際にも，行為者の姿勢を「何か食べたい」と，また，状況把握を「そうだ，冷蔵庫にピザの残りがあったぞ」と，独り言のように記しました。このことからも分かるように，少なくとも意識的な選択や行動は言語を何らかの仕方で伴って行われます。非言語的なコミュニケーションも，態度や表情や身振りによって，「お腹が空いた」「つらい」「あそこを見て」と言語で記述され得る中身を表現していると説明せざるを得ません。

　そもそも，著者の伝えたいことを読者に伝えるためには，結局は言語による表現・記述というやり方しかありません。行為の構造も，その構造の各項目も，言語を使って指し，説明するしかないのです。そもそも人間の思考は，言語の領域を超え出ることができないという事情ないし限界を認めた上で，ここでは本書のもう1つの序として，私たちが使い，また注目する言語というものについて，基本的なことを考えておきましょう。

1　ことばの〈意味〉をどう理解するか

　私たちは，各自が勝手に考え，理解しているのではなく，共通理解をもちます。仲間同士で共通の理解をもとうとします。とはいえ，多くの場合，大筋では理解が共通になっても，細部で見解の相違がそこここに残るでしょう。そもそも，このように「共通である」とか，「相違がある」とか言えるのも，共通の言語によりコミュニケーションをしているからです。〈ことば〉は，私たちがそれに与（あずか）っている共同の場です。

　ことばと振舞いによるやりとり（コミュニケーション）をしながら，私たちは生活を営んでいます。やりとりがスムーズに進んでいる際に，私たちはストレスなくさまざまに行動し，そのようにスムーズに進んでいることを意識することもなく，生活を続けています。意見の相違があったり，利害が衝突したりしても，相違や衝突を双方が理解しながらやりとりを進めている限りは，やりとり自体はスムーズに進んでいます。

　しかし，時にやりとりが一瞬ぎくしゃくすることがあります。その多くは使われていることばが通じなかった場合です。例えば，次のような場面です。

「……」

「えーと，今『キューオーエル』と言われましたが，それって何ですか」

「ああ，QOLというのは英語のquality of life の頭文字をとった略語で，『生活の質』と訳されます。私たちがただ生きているというだけで良しとせず，どのように生活しているか，生きているかに注目し，ことにその内容を評価しようとする際に使うことばです」

「分かりました。で，患者さんのQOLを評価しようというお話でしたね，お続けください」

ここでQOLについてなされた説明は「辞書的な説明」，つまり，辞書に出ているような説明で，説明内容もことばで記述されています。ですから，聞いた側が理解して話を先に進めるためには，この説明内容に登場する各用語（略語，生活，質，生きている，評価等々）については元々理解している必要があります。

ということは，この例（＝QOL）のように，内容が複数の用語を組み立てて成立したような語の場合は，分解して説明しやすいのですが，より単純な，基本的な語の場合，辞書的な説明はおかしなことになります。例えば，「少し」という語が分からないというので辞書を引くと「ちょっと」という説明があったとします。ところが「ちょっと」も分からないので辞書をまた引くと「少し」という説明がある，というように，循環してしまうのです。

辞書的な説明ということで，ここでは，ある語の意味を理解するために，その語と同じ意味をもつ他の語ないし他の複数の語の組み合わせを提示するというやり方を示しました。これは，会話をしていて知らない単語が出てきた時に，これまで会話していて共通理解があった多くの単語を使って，知らない単語を説明するという場面では有効ですが，「ある程度多くの単語について共通理解がある」という前提があって成り立つことです。

しかし，今私は皆さんと共に，自分たちが使っていることばについて省みて，理解を深めようとしていますが，それは知らない新しい単語について理解しようというのではありません。そうではなく，自分たちがすでに使っていてスムーズに会話を進めてきた用語や言語表現について，その意味を省みようとしています。そこで，そのような意味を理解しようとするアプローチとして，次に提示する「言語ゲーム」という考え方を採用したいのです。

❶———言語ゲーム

この考え方は，「ことばの意味はその用法（使い方）である」という考え方と共に，L.ウィトゲンシュタインという哲学者が『哲学探究』（1953年）で提示したものですが，以下に示すのは，私なりに再構成したものであって，「ウィトゲンシュタインは

▶最近出た本でこのあたりのことに関連していて面白そうなのが，野矢茂樹『ウィトゲンシュタイン『哲学探究』という戦い』(岩波書店)。本気で「哲学する」ことをやってみたい人向きかな。

このように考えた」ではなく，あくまでも「ウィトゲンシュタインに触発されて私は愚考（ないし誤解）した」という代物であることをお断りしておきます。

　ことばのやりとりをめぐる「言語ゲーム」という考え方から始めます。ひとまず，次のように定義をした上で，説明します。

　言語ゲームとは，複数の人々の間のことばと振舞いのやりとりであって，そのやりとりの進行に何らかのパターンが認められるもののことである。

　次の図を見てください。子どもとお母さんが会話を伴って，何かやりとりをしています。

コミュニケーション──ことばと振舞いのやりとり

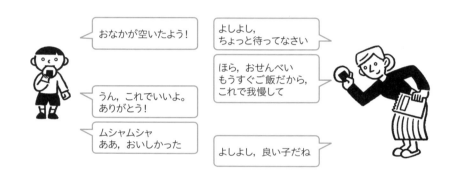

おなかが空いたよう！

よしよし，
ちょっと待ってなさい

ほら，おせんべい
もうすぐご飯だから，
これで我慢して

うん，これでいいよ。
ありがとう！

ムシャムシャ
ああ，おいしかった

よしよし，良い子だね

　この図の例は，左の人（子ども）が，**ゲームの仕掛け手**として右の人（母）＝**ゲームの受け手**に食べ物を欲しがり，受け手はそれに応じて食べ物を渡す…という流れになっています。このやりとりのパターンは，**仕掛け手の要求に受け手が応じる**，とまとめられる多くのやりとりに共通しています。

　言語の本来の場は，こうした人間同士のやりとりの場にあります。コミュニケーションがスムーズに進んでいる限り，私たちはことばを使っているには違いないのですが，特にことばを意識しません。

　やりとりがスムーズに進まずギクシャクすると，「彼は〈パン〉と言って何を指しているのかな？」「彼女の言う〈パン〉と私たちが〈パン〉と言っているのとでは意味が違うんじゃないか？」などと，用語の意味や指示の機能に関心が向いたりします。

◉ 発話の機能はやりとりのパターン中の位置で決まる

　個々の発話が何をするものか（依頼，説明，応答，感謝，禁止等々）は，前図のようなやりとりのパターンのどの位置にあるかで決まります。このことを理解するために，次の例を考えてみましょう。

　「〈ありがとう！〉ってどういうこと？」と聞かれて，「感謝の表現だ」と答えたとしましょう。では，さらに「〈感謝〉ってどういうこと？」と聞かれたら，どう答えます

か？ いろいろ答え方を工夫しても，「感謝」を辞書に出てくるような別の表現で説明しても，堂々巡りになってしまうでしょう。ここで，前頁の図のようなやりとりのパターンを言語ゲームとして見る場合には，

「ありがとう！」は，「ゲームの仕掛け手が，ゲームの受け手からの対応に対して，これ以上仕掛けないで，ゲームを終る合図」です。

などと説明します。私たちは人間同士のこのようなやりとりのパターンを習得することで，ことばを使うコミュニケーションができるようになるのであり，「感謝」等々の用語はこうしたパターンにおける発話の位置により理解するしかないということになります。

ここから振り返ってみると，ここで示したやりとりのパターンについて，当初「仕掛け手の要求に受け手が応じる，とまとめられるやりとりに共通している」と説明しました。しかし，より突っ込んで言えば，「要求」とはどういうことか，また「応じる」とはどういうことかもまた，このパターンにおけるそれぞれの発話および振舞いの位置により理解されるのです。つまり，「要求する」や「応じる」ということを理解した上で，このパターンが理解される，ないしパターンが決まるわけではありません。

2───語の意味はその用法

以上の説明の仕方は，ことばと振舞いのやりとりを言語ゲームと見て，そこで使われる各種言語表現の意味を，「ゲームの中でどう使うか」という用法として説明していることになります。ここから，ことば（各種言語表現）について考える時に，言語ゲームのパターンをいちいち提示しなくても，辞書的な意味ではなく，「その言語表現を私たちがどういう状況でどのように使うか」という使い方（＝用法）として考えるというアプローチが浮かんできます。

◉ 発話のパーツとその理解

言語はいろいろなパーツからできており，そのパーツの組み合わせで，いろいろなやりとりができます。今まで語ったことがないことを語ることができ，こちらが望む対応を相手がするようにことばで働きかけることもできます。

ことばの最小の単位を「単語」と言い直すと，人間は複数の単語を各単語がもっている用法に即しつつ，自由に組み合わせて他者への無限のバリエーションがある語りかけができるようになったのです。

今，「自由に組み合わせて」と言いましたが，組み合わせ方（構文）についても基本的なパターンがあり，どういう状況で話し手が何をしたいかに応じて，パターンを選ぶことになります。

例えば，まず，話し手が話題に出して聞き手に注目して欲しいものを，呼び出します。つまり，それは「おなか」だったり，「あたま」だったり，「くび」だったりするのですが，それを提示して「が」と付けることで，聞き手は何が話題になっているのか（どこに注目して欲しいのか）を理解します。

〔例〕「おなか」「あたま」「くび」＋「が」

次に，ここで話題に出したものについて，何かを付け加えます。何かを「述べる」のです。これにより聞き手は話し手が何を訴えているのか（何かして欲しいのか）を理解します。

〔例〕「空いた」「痛い」「痒い」

さらに，ここで，こうした相手に訴えかける発話に「よう！」と付ければ，この発話が相手に対する働きかけ・訴えかけであることが強調され，聞き手はそれぞれの発話に応じて，何かを働きかけられたと感じるでしょう。

「おなかが空いたよう！」であれば，何か食べ物を提供するよう求められ，
「頭が痛いよう！」であれば，薬がないか，温めるか，冷やすか，などと思い，
「首が痒いよう！」であれば，首を掻いてあげようかと思ったりすることでしょう。

◉ 言葉で何かを指す，名前を共有する，意味が分かる

もの（ボールペン）を指して，「ボールペンというのは，これのことだよ」と説明する発話について考えましょう。

話し手が「これ」と言って何かを指した時，聞き手は通常，指しているものが分かります。つまり，両者とも〈指示〉という言語と振舞いによる行為が分かるし，できるのです。これは言語能力として基本的なことですが，そんなに簡単なことではありません。うちのチョビ君は，私がご飯を入れた皿を指して，「ほら，あそこにご飯があるでしょ，食べなさい」と言っても，私が人差し指で指している方向を見ることはありません。むしろ人差し指に近づいて，嗅いだりするのです。でも，人間の赤ちゃんは成長するにしたがって，自然にお母さんが指で指した方向に視線を向けるようになります。

あるものを指して「ボールペンというのは，これのことだよ」と説明するのはどういう状況においてでしょうか。聞き手があるものをボールペンかどうか見分けられる程度には知っているのであれば，「ボールペンとはこれのことです」と話す必要はないですよね。

では，ここで話し手が「これがボールペンです」と1回言えば，聞き手はあるもの

がボールペンかどうか見分けられるようになるでしょうか。そうはいかないでしょう。

　いろいろな形や色のボールペンがありますから，ボールペンかどうかを，例を挙げながらいくつも示すかもしれません。また，見ただけではなく，書いて見せるとか，鉛筆やシャープペンシル，万年筆と比べて，先端部分の違いを示すなどするかもしれません。そのようにして，聞き手がボールペンかどうかを見分けることができるようになれば（＝大方の人と判別が一致するようになれば），ボールペンの定義が分からなくても，語の使い方は分かっている（＝語の意味を理解している）と言えます。

　ボールペンかどうかを識別できるようになった上で，自分がどう識別しているかを省みながら検討すると，例えば，次のような定義を見出すこともできるでしょう。

　「ボールペン」は筆記用具の一種で，胴の内部にインクを貯める部分があり，ペンの先に付いているボールによりペン先に出るインクを適量に調節するような構造のものである。

　こうした定義においては，それを構成している個々の用語の意味が分かっているなら，この定義によりボールペンを識別するポイントを得ることにもなります（辞書的定義）。

２　分類：類―種関係

　私たちは，いろいろなものに名前を付け，呼び分けています。ただ１つのものだけを指す名前（**固有名**）もありますが，同じタイプのものに共通の名前（**普通名**）もあります。「**同じタイプ**」といってもさまざまで，相当広い範囲のものに共通の名（例えば，動物，植物）もあれば，より狭い範囲のものに共通の名（猫，犬，杉，菊）もあります。

　こう説明していて，そもそも「**同じタイプ**」って，何が同じなのだろう？　と思った読者もいるでしょう。今私は，２つのものを同じ名で呼ぶか，別々の名で呼び分けるかの根拠に「タイプが同じか別か」ということがあるような言い方をしましたが，では，タイプとは何なのでしょうか。そのもの自体が同じか違うかではなく，そのものに対する私たちの対応姿勢が同じかどうかが肝腎なのだと，以下では言おうとしています。これもまた，「語の意味はその用法である」という考え方に連なるアプローチになります。

◉ 対応姿勢の違い ⇔ 呼び分け，グループ分け

　私たちは，生活上の必要に応じて，諸事物を呼び分けています。より詳しく言え

ば，事物に対して私たち人間がどういう関係をもつ相手として向かっているか（＝対応姿勢）に応じて呼び分け，グループ分け（分類）しています。このことを，まず複数の事物に共通の名（普通名）について確認しましょう。

◉ 類・種の名前

　身近なものについて，私たちがどのように呼び分けているかを考えてみましょう。例えば，「食べ物」を考えます。そもそもこの「食べ物」という名の付け方，事物の括り方が，私たちの対応姿勢をよく表現しているではありませんか。つまり，「食べ物」と呼ぶものは，私たちがそれらに対して「食べる」という対応姿勢をとるものなのです。同様にして，着物（着るもの），乗り物（乗るもの），住居（すまい），住み処（住むところ）等，「着る」「乗る」「住む」という対応をする対象を一括りにして呼ぶ名です。

　「食べ物」に分類されるものを挙げてみましょう。イチゴ，リンゴ，トマト，レタス，大根，人参，豚肉，牛肉，米，麦，アジ，マグロ（赤身，トロ）。もう少し大括りにすると，果物，野菜，肉，魚…などとなるでしょう。

　では，例えば，果物と野菜という2つの括り方はどう区別されるのでしょうか。人間のこれらに対する対応姿勢の違いとして説明できるでしょうか。

　これについて理解するために，「トマトは果物か，野菜か」を考えてみましょう。生物学的にいえば，トマトの食べる部分は植物が花をつけた後にできる果実に違いありませんから，リンゴやミカンと同様，果物に分類されてよいはずです。しかし，トマトは野菜として八百屋で売られており，果物屋にはありません。つまり，トマトに対して私たちは菜っ葉や大根のように対応しているか，リンゴやミカンのように対応しているかといえば，前者なのです。この対応の差は，食事中に食べるか，食後のデザートやおやつとして食べるかの違いだといえましょう（もちろん，トマトをデザートで食べる人もいるでしょうし，デザートで食べるのに適した味・食感をもつトマトの品種もあるでしょうが，私たちの文化において通常どのように位置付けられているかをここでは話しています）。

　こう考えると，果物と野菜との区別は生物学的な視点でなされているのではなく，両者とも食べ物には違いないのですが，私たちがどのように食べるかの違いによって（つまり，対応姿勢の違いによって）区分されているということができます。

　また，マグロについて，特に刺身にして食べる場合，私たちは，「赤身」「中トロ」「大トロ」のような分類をもっています。「赤身より中トロが食べたい」というような好みがあり，人気の違いが売値にも影響するので，区別されて売られもするのです。しかし，文化によっては，「マグロはマグロ（tunaはtuna）」として，区別なく扱われるかもしれません。そういう文化では呼び分けもされないでしょう。逆に，私たちにとっては，ラクダは「ラクダ」でしかありませんが，ラクダを大いに利用して生活している文化においては，もっと細かく呼び分けられ，それぞれに対応する仕方も違っ

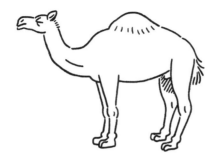

ているようです。

　以上をまとめると，ものの呼び分け，分類ができたのは，私たちのそのものに対する**対応姿勢の区別に基づく**ということになります。分類は，私たちが対象を使い分けること，すなわち対応の差異化に由るのです。以下，いくつか例を挙げてみます。

「人」に対する対応姿勢

　では，私たちは「人」を他のものとどのように区別して「ヒト」と呼び分けているのでしょうか。先述したことからすると，人とその他のものとでは，それらに対する私たちの対応姿勢が違うからだということになりそうです。では，どのように対応姿勢が違うのでしょうか。私の結論を言えば，人に対して私たちは「**コミュニケーションの相手**」として対応しているという点で，他の存在者と区別しているのです。

　もし，これに対して「あなたは猫のチョビ君にもいろいろ話しかけ，コミュニケーションの相手にしているが，猫も人なのか」と言われるかもしれません。確かに人は猫や犬をコンパニオン（仲間）として対応することがあります。その際には，猫や犬も人と同じように尊重すべき相手と看做しながら接しています。相手に人格があるものとして対応しているのです。しかし同時に，チョビ君は人ではなく猫だということも認識しています。ここでは差し当たって「私がコミュニケーションの相手と看做している」か「私が看做すかどうかにかかわらず，コミュニケーションの相手である」かの違いとしておきましょう。

クジラは獣か魚か

　次に「クジラ」について考えてみましょう。クジラは漢字では「鯨」です。つくりの「京」は，この場合，数に関わる文脈で使われる場合には，一十百千万億兆の次の名前で，桁でいうと千兆の次の桁を表す用語になりますから，非常に大きいというあり方を示していることが分かります。そこで「鯨」は，魚のうちで非常に非常に大きいものだということを表していることになります。このように，人間はクジラを大きい魚だと思ってきました。

　しかし，近代自然科学の1分野として発達してきた生物学は，クジラの体の構造を調べ，他の生物と比べる科学的な方法を使って，クジラは哺乳類の一種だと考えるようになりました。では，昔の人たちが，「クジラは大きな魚だ」と考えていたのは，現代からすると間違いだったのでしょうか。否，そうではありません。次のように考えることができます。

▶クジラについてのここの話は、1987年の日本哲学会大会で初めて話したのでした。それ以来私は一部の人たちに「シミズ? ああクジラは今でも魚だと言ってる人ね」と思われているようなのです（笑）。

a. 昔からの生活に根差した語彙のネットワークでは：漁るものは「魚」であり、狩るものは「獣」でした。つまり自分たちの食べ物を得るという営みにおいて、「漁る」と「狩る」という対応姿勢の差が、対象の分類の基準になっていたのです。このような見方では、「クジラは大きな魚だ」という考えは現在でも活きています（クジラを商業目的で捕獲することが許される状況では、今でも漁業会社が扱い、食用に供される鯨肉は魚屋に並ぶ）。

b. 自然科学的生物学の語彙のネットワークでは：内部構造、機能の比較・系統進化の理論に基づいて分類され、「クジラは哺乳類である（魚類ではない）」が事実とされます。

　aとbは、どちらが正しく、どちらが間違っているというようなものではありません。aとbは分類の仕方の違いであり、その違いに応じて「魚」という語の意味は異なります。そして、aよりbのほうが優れているとは言えません。クジラを食の対象としている場面か、自然科学の対象としている場面かの違いに応じて、どちらの分類が使われるかが異なるということなのです。〈事実〉は、ことばによって捉えられ、記述されたものです。したがって、事実の記述はそのことばの網の目の張り方（**語彙のネットワーク**）に相対的となります。

> **？ 考えてみましょう**
>
> 　クジラの例と同様のことが、臨床でも時に起きます。
> 　a．医学上の用語の網の目および理論に基づく、事実の記述
> 　b．患者本人がもっていることばの網の目および知識の範囲内での、事実の記述
>
> 　通常、医療側は事実というとaのことと考えます。しかし、それをそのまま伝えても、bがaとあまりにも食い違う時には、伝える側の伝えたいことは伝わりません。
> 　医師が患者に「胃がんが見つかりました」と言う際には、aとして話しています。でも、しばしば患者は、その言明をbとして理解してしまいます。
> 　「がん」ということばがもつ意味は、aとbとでどのような違いがあるのでしょうか。考えてみましょう。

　以上、名前（名詞）に関わる呼び分けと分類について見ましたが、同様のことが他の品詞、つまり、動詞や形容詞などについても言えます。以下、動詞を取り上げて、簡単に見ておきましょう。

● 動詞

　いろいろな動詞を挙げてみましょう。「食べる」「飲む」「着る」「歩く」「乗る」「住む」

「寝る」…。

　私たちは自分がしていること，仲間がしていることを意識し，自分ないし他者がしていることをグループ分け・呼び分けしながら，行動したり，その行動に対応したりしています。

　名前のところで言及したように，人間がすること（対応）の違いが，相手にしているものの分類を形成しています。

> 飲む⇔飲み物（水を飲む，酒を飲む…）
> 食べる⇔食べ物（パンを食べる，肉を食べる…）
> 乗る⇔乗り物（馬に乗る，輿に乗る，車に乗る…）
> 歩く⇔歩くところ（道を歩く，歩道を歩く，街道を歩く…）
> 住む⇔住み処／住むところ（家に住む，町に住む…）

　動詞で表される行動の対象になっている「もの」と行動がなされる空間的位置「ところ」の違い，また，対象への関わり方の違い（助詞「を」と「に」）が組み合わさって，以上のような表現となっていると考えることができます。

　同じものを指していても「建物（たてもの）」として見る時と，「住み処」として見る時とでは，対応姿勢が違っています。建物は，人間の「建てる」行為の対象として見ていますから，「家を建てる」のであり，「建て〈もの〉」と呼びます。しかし，「住む」行為の対象としては，「家に住む」のであり，住む場所（ところ）になるので，「住み〈処〉」と呼ぶのです。

> **？ 考えてみましょう**
>
> 　以上のようなことを，いろいろなものの名前，行動の呼び分け，ところの名前を組み合わせて，考えて，日本語が良くできていることを確かめましょう。

③ 言語の「語ることで働きかける」機能

　本章ではこれまで，ことばの意味をどう理解するか，また名詞や動詞をはじめとして，物事を呼び分けることばをどう理解するかを見てきました。それらを踏まえた上で，私たちが語る行為についてまとめておきましょう。

　以下で提示したいことは，情報の伝達ばかりがコミュニケーションでしていることではない，ということです。確かに，私たちがことばを駆使して仲間同士でしていることの重要なこととして，情報を伝え合うということがあります。ことばについて理解しておくこととして，情報の伝達は確かに重要ですが，それだけが重要なのではあ

りません。情報の伝達も含め，「語ることにより語り手が聞き手に対して働きかける」ということばの機能について整理し，理解しておきましょう。

■──事実を記述する発話と行為を遂行する発話

　情報の伝達も，語ることで相手に働きかける行為の１つに違いありません。しかし，ことばの機能といえば情報伝達だと考えてきた歴史があり，それに対決する仕方で，それとは別のことばの働きかける機能が提示された経緯がありますので，それを

column

「ある／ない」と「いる／いない」

　本文18〜19頁で動詞の用法について考えています。ここではそれに連関して，一般に存在－非存在を語る動詞といわれる日本語の用語（ある／ない　など）の意味について，ことばの使い方（用法）に注目して考えてみましょう[1)]。

①「ある」と「ない」を，私たちはどう使っているでしょうか，自らの使い方を省みてみましょう。すると，こんなやりとりを皆さんはしていませんか。

　　カツオ「部屋の鍵が**ない**よー，おねえちゃん，どこかで見なかった？」
　　サザエ「あわてないで，その辺をよく探してごらん，**ある**から」
　　ワカメ「居間の棚の上に**ある（あった）**よ」
　　カツオ（居間の棚を探しに行って）「ああ，ほんとだ，**あった，あった**」

　「ある」と「ない」に，これ以外の使い方があるでしょうか。皆さん，考えてみてください。そして，この使い方が基本だと認められたら，「ある／ない」は〈探す⇒見出す／見出せない〉というパターンの**言語ゲーム**に起源をもつ語だ，ということができるでしょう。そして，その使い方については，次のようなことが確認できます。

　探す⇒見出す　見出す前の探している時点では「**ある／ない**」と言う。見出したら「**あった**」，見出せなかったら「**なかった**」となる。

　鍵を探すカツオの例で，ワカメは「居間の棚の上にある（または，あった）よ」と言いました。「あるよ」は，「お兄ちゃんも探せば見出せるよ」と説明できるような意味合いです。これに対して「あったよ」となると，「私は居間の棚の上に鍵を見出した」という経験の報告なのです。

②「**ある**」と「**いる**」の使い分けについては，どう考えることができるでしょうか。「ある」が探して見出すというパターンの言語ゲームに由来すると分かってから，「いる」について考えると，これも**探して見**

紹介しつつ，考えることとします。そこで「事実を記述する発話」と「行為を遂行
する発話」の区別から始めましょう。

◉ 事実を記述する発話

　例えば，「昨年の同時期に比べると，今年は花粉の量が少なくなっています」とい
う文について考えましょう。これは「事実を記述する文」であり，語り手が聞き手
にこの文を使って，この文が記述する事実を伝えようとして語る時に，この発話は
「記述的発話」（descriptive/constative utterance），また，「言明」（statement）とい

出すパターンだということがすぐ分かります。うちで猫のモコを探すことは日常茶飯事ですが，「モコ
がいない！　どこにいる？」と探します。カーテンの陰で寝ているのを見つけると「いたいた，ここにい
た！」と言いながら，抱き上げます。探している時は「いる」なのが，見付けると「いた」になるところも，
「ある」と同じです。
　では，「ある」と「いる」はどこが違うでしょうか。⇒探し方の違い（＝対応姿勢の違い）だというのが，
私の結論です。

　　　　「いる」：狩りをする際の探し方 ⇔ 「ある」：（山菜）採りをする際の探し方

　動く相手を探す場合と，動かない相手を探す場合の違いというわけです。
　辞書に出ている説明では，動物には「いる」，それ以外は「ある」などとあります。確かに，言語学者
が人々の使い方を観察して見出した使い分けはこう記述できるかもしれません。しかし，それをさらに
突っ込んでみないと，ことばを使う視点での使い分けの説明にはならないのです。
　探し方の違いだと気付くと，「だから生物学的には動物であっても，動くとは見えないアサリやハマ
グリなどは山菜などに近い探し方をするので，『ある』を使う」などと説明できます。
　「探して見出す」という存在を語る語の起源が分かると，探して見出すのではない，存在を語る語が
見えてきます。それは「出る」です。
　出るものを枚挙してみましょう。「この山道を入っていくと熊が出る」「お化けが出る」「月が出る」…
いずれも探そうとしているわけではないのに，あちらから「出てくる」ものです。そういう意味では月
も同じです。探しに行っても仕方なく，月の出を，ただ，立って待つ，座って待つ，寝て待つしかない
のです。
　「出る」は出現というあり方のベースにある語であり，「現象」「立ち現れ」といった術語で言及しよう
とする事態を考える際に，「出る」の言語ゲームをまずは検討するのがよいでしょう。

　人については，「会う」「出会う」という語が，存在を語る語になりそうです。どうしてそうなるのか，
考えてみてください。

1) 清水哲郎：医療現場に臨む哲学II—ことばに与る私たち. pp.32-50, 勁草書房, 2000.

われます。

　事実を記述する機能をもつ文となりますと，その言明には記述が本当か嘘かという真偽値があることになります。先の花粉の量に関する記述文は，それが語られた状況において，世界の側に昨年よりも花粉の量が少ないという事実があれば真であり，そういう事実がなければ偽となります（事実，真，偽については第3章でより正確に考えます）。

◉ 行為を遂行する発話

　例えば，結婚式で司式者が新郎に向かって「あなたは〇〇（新婦の名前）を妻とし，健やかなる時も，病める時も，…，妻を愛し，…，共に助け合い，その命ある限り真心を尽くすことを誓いますか？」などと聞きます。すると，新郎は「はい，誓います（Yes, I do !）」と答えます。司式者は同じことを新婦にも聞き，新婦の誓うというレスポンスを受けて，「この2人は今や夫と妻である」と結婚の成立を宣言します。ここで，司式者の「あなたは…を誓うか？」という問いを受けた新郎および新婦の「はい，誓います！」は，このように発話することによって，事実を述べているのではなく，誓うという行為をしているのです。誓いによって，2人はそれぞれ，そこに参与している人々の前で今後の自らの行動を方向付けています。

　また，司式者の「2人は今や夫妻である」という宣言により，2人は夫−妻となるのです。

　このように，ここでの発話は事実を記述するものではなく，問い，誓い，宣言といったことばによる，聞き手および自分自身への働きかけをするものとなります。

　このような何らか発話が情報伝達以外の働きかける行為となる時，そのような発話は「遂行的発話」（performative utterance）として，先の記述的発話と区別されます。

　このような発話の代表的なものを次に挙げます。

▼語ることで，相手に働きかけ，何らかの行動を促す
命令・依頼・要請・勧奨：「窓を開けて！」「撫でてみてごらん！」「静かにしなさい！」
非難：「こらっ，一体何時だと思ってるんだ。少しは周囲の迷惑を考えろ！」
　非難することで，静かにするよう促す働きをしている。一般に命令形が使われ，英語では〔動詞命令形（＋目的語）〕の形になる。
▼語ることで，自分の今後の行動に縛りをかける
約束：「借りた金は明日返すよ」
　約束することで自分の行動を制約し，相手の行動にも影響を及ぼす（「それなら，明日まで待ってみよう」など）。一般に発話者自身を（意味上の）主語とする未来の行動を語る文。
誓約：前述の結婚式の誓いのことば，「はい，誓います！」と誓うことにより，妻

（夫）に対する自らの今後の行動を縛る。約束と同様だが，縛りがより強い。

▼**語ることで，語った内容が事実となる**

　語った内容が事実となったことを関係者が共通認識するため，その認識に沿った行動をする結果をもたらす。約束等と同じ文の構造になる場合もあるが，必ずしもそうとは限らない。

判決／宣告：「被告を懲役3年の刑に処す」裁判官が判決でこう宣言することで，被告は懲役3年の刑に処せられる（⇒判決後に当初3年間の予定で収監される）。関係者は被告を受刑者として扱うようになる。

開会宣言：「ここに第88回オリンピックを開催することを宣言します」（開会式にて）　このような宣言によりオリンピックが開会となる。

❷———遂行的発話の2つの区別（オースティン）

　以上では遂行的発話の代表的なものを挙げましたが，J.L.オースティンは，これをさらに次の2つの場合に分けて説明しています[2]。

◉ **発話することにおいて何かをする**（in saying something, doing something）

　これは，語ることにおいて（in＋locution）働きかける力が働いているというので，「発話内的」illocutionaryな遂行と呼ばれています。

　例えば，「窓を開けて！」と誰かに頼む場合，発話に関係する行為として次の2層が見えるでしょう。

- 何かを発話する：「窓を開けて！」
- 発話において何かをする：窓を開けるよう頼む

　この場合，「窓を開けて！」と相手に言えば，相手がどう応じるかにかかわらず，発話したことで，頼むという行為は成立するわけです。

◉ **発話によって（発話とは別の）何かをする**
（by saying something, doing something）

　これは，語ることを媒介して（byに該当するラテン語*per*を使って，*per*＋locution）聞き手への力が働くという意味で「発話媒介的」perlocutionaryな遂行と呼ばれています。

　「窓を開けて！」と言って，話しかけた相手に窓を開けさせた場合，発話をめぐる行為として次の3つの層が見えるでしょう。

- 何かを発話する：「窓を開けて！」
- 発話において何かをする：相手に窓を開けるよう依頼・命令する

---

2) J.L. Austin: How to Do Things with Words (The William James Lectures). Harvard University Press, 1955/1962.

・発話により何かをする：相手に窓を開けさせる

　この場合,「窓を開けて！」という発話だけでは,相手に窓を開けるよう依頼ないし命令はしましたが,「窓を開けさせる」行為が成立したかどうかは分かりません。聞き手が応じて窓を開けた場合にのみ,「発話により窓を開けさせた」と言えるのです。

　キリスト教の伝統においては,神による天地創造が語られますが,その際,神が「光あれ！」と語り,すると「光があった」とされます。神が次々と未だないものに命じると,それらが存在し,それらにいろいろと命じると,その通りになる,とされます。ここでの神の語りによる創造は,発話媒介的な力が発揮されていると言えるでしょう。

❸ ── 事実の記述のような形だが,遂行的なもの

　ここまで,遂行的発話が命令形や未来形のような文法的に遂行的と分かるような場合を例に挙げてきました。しかし,遂行的発話は,文法構造から遂行的と分かる場合ばかりとは限りません。以下に,そのような場合のいくつかを挙げておきます。

◉ 記述文に使えるが,文脈により遂行的となる場合

▶「これは良い苺です」について考えてみましょう。自分で食べた後に言う場合と,果物屋の店先で売り手が買い手に言う場合とで,違うでしょ(☞p.148参照)。「良い」という語の用法や言語ゲームを考えると面白いですよ。

　「窓が開いているよ」：事実を伝えているのか,「閉めて！」と要請しているのかは文脈(コンテキスト)がどのようなコミュニケーションの流れの中でなされたか,すなわち,その発話によります。例えば,「この部屋,なぜか弱い風があるようにすうすうするねえ」という発話に対して,「天窓が開いているよ」と応じる場合は,さしあたって相手が知らない情報を伝えています。が,「さあ,これで掃除は終りだ,帰ろう！」と言っている生徒に,掃除を監督していた教員が「窓が開いているよ！」と語り掛けた場合,生徒は「窓を閉め忘れているよ,閉めなさい」と言われていると解する場合があるでしょう。

　「おまえは馬鹿だ」：事実を語っているのでしょうか。そういう場合もあるかもしれません。しかし多くは,こう語ることで相手がした行為について,思慮が欠けていると非難している場合,あるいは,相手を「馬鹿にする」行為(侮辱など)をしている場合が多いでしょう。

◉ 用語が遂行的な用法をもつ場合

　ここでは若干の例を挙げるにとどめます。

　「権利がある」：「この人にはここに住む権利がある」は,文法構造からすると記述的だと思われるかもしれません。しかし,「この人」をいくら調べても「権利」なるものは見出せないでしょう。「権利がある」ということが書いてある文書は見出せるでしょう。しかし,その文書が言っている「権利」はことばとしてあるだけで,そのことば

人間の行動と言語

によって指されている事実はどこにもありません。むしろ,「権利がある」を遂行的な
ものと理解するとよく分かります。

すなわち,「SにはOする権利がある」と語ることによって,語り手は,「SがOするの
を妨げてはならない!」と聞き手に働きかけているのです。そして,「周囲の者はSが
Oするのを妨げてはならないのだ」が社会の通念になった時に,そのような通念がこ
の社会にあるということが,「SにはOする権利がある」が事実であることの実質だ,
ということになるでしょう。

◉「…である」と「…べきである」(存在と当為)

「…べきである」と語る語り手は,社会のメンバーを代表して,世の人々に「…べき
である」の「…」の実現を要請しています。すなわち,「…べきである」という発話に
おいて,ある行動の実行を社会を代表して聞き手に指令する働きかけがなされます。
「君は…すべきだ」は,語り手の聴き手への働きかけであって,「…すべきだ」という
事実を伝えているわけではありません。例えば,「君は出席するべきだ」は出席すれば
OK,しなければ非難されるという語りかけと解されます(語り手が独りで非難する
わけではなく,社会的に非難されるという意味)。

「君,出席しなさい」も指令ですが,語り手1人の権威をもって要請しています。こ
れに対して,「…べきである」は社会の総意を代表して指令しているのです。

本章で学んだことを総合して,ある言語表現の意味について考える際の一般的な進
め方をまとめておきます。

ものの名称の場合:私たちのそのものに対する対応姿勢を考えます。

- 意味が近いと思われる名称や分類すると近縁と思われる名称を挙げて,それとの対
  応姿勢の違いを考える。

用語全般の場合:ある語を「X」として以下のように検討を進めます。

- 私たちはXをどのように使っているかを考える⇒用例を挙げてみる。
- 自然な使い方に注目し,不自然ないし特殊な用例は捨てる。
- Xを使ったやりとりの例を挙げてみる⇒できるだけシンプルなやりとりのパターン
  (言語ゲーム)を見出す。
- どのような言語ゲームか,そのゲームの中でXはどのような位置にあるか(どうい
  う役割をしているか)を検討する。
- 記述的と遂行的の区別が役立つかどうかを考える。

以上のような考え方をベースにして,第2部以下で事柄を考える際に,しばしば用
語の用法や背景にある言語ゲームに注目することになります。

具象名詞・形容詞―抽象名詞

　ここで取り上げるのは、「…は白い」という形容詞を核とする表現と、その形容詞から由来する「白」「白さ」といった名詞との関係です。この関係の理解は、西洋では古代－中世にかけて公用語として使われたラテン語の文法における具象名詞と抽象名詞の区別に由来しています。これについては英語の文法などでもいろいろ説明されているようですが、以下の説明は、この区別が本来どのようなものであったかを踏まえたものです。

　例えば、「白い」という形容詞の使い方を考えましょう。「この桃は白い」「このブラウスは白い」「あの建物は白い」というように、何かある〈もの〉を話題にして（主語にして）、それについて「白い」と、そのものがもっている性質の1つを述べる際に使われます。このような時、それらの桃やブラウスや建物は、「白いもの」というグループに含まれます。「…は白い」は、「…」について、それが「白いもの」のグループに入ることを主張する文だということができます。日本語としては、「白い」は形容詞ですが、「桃」や「ブラウス」や「建物」、そして「白いもの（white thing）」は具象名詞（concrete name）に分類されます。「白い」という形容詞は、ラテン語では「白い何か」であり、そのまま単独で主語になることもできたので、具象名詞に分類されていました。

　次に、いろいろなものについて「…は白い」と述べている時に、私たちはそれらのものについて何に注目しているでしょうか。「〈白（色）〉に注目している」「〈白さ〉に注目している」ということができるでしょう。「白さ」「白（色）」（whiteness）は、白桃、白シャツ、白い建物から「桃」「シャツ」「建物」といった面を度外視して（切り捨てて）、ただその色にのみ注目する際に私たちが見ていることです。それを呼ぶ際の名称「白さ」「白」「白色」は、抽象名詞（abstract name）に分類されます。

　さて、まず、形容詞ないし形容詞に由来する具象名詞と抽象名詞の関係について、次のような言い換えができることを確認しましょう。

- 「このシャツは白い」 ⇔ 「このシャツには白さがある（このシャツの色は白だ）」
- 「あの絵は重要だ」 ⇔ 「あの絵には価値がある」
- 「この絵は美しい」 ⇔ 「この絵には美がある」
- 「その行為は正しい」 ⇔ 「その行為には正しさがある」

　例文中の「白い」「重要だ」「美しい」「正しい」は形容詞です（日本語文法的には「重要だ」は形容動詞でしょうが、ここでは語の用法に鑑みて、形容詞とまとめておきます）。「価値」や「正しさ」等は抽象名詞です。では、「価値」や「正しさ」の意味をどう理解することができるでしょうか。これらの名は何を指しているのでしょうか。

　ここで指摘したいのは、「美」「正しさ」等が指している何かがあると考える必要はない、ということです。すなわち、「美しい（美）」について言えば、「この絵には美がある」は、「この絵は美しい」ということ以上の何も言っていないのです。「美しい」という情については、第6章に回しますが、私が「この絵は美しい」と言う時に、私はこの絵を見ている私の内に起きている情と絵とを重ね合わせて表現しています。それ以上のことを、「この絵には美がある」は何も語っていません。強いて言えば、「美がある」とは、絵に対面して私の内にある一定の情が起きていることを記述しているということになります。

第1部

事実と論理

　序の2つの章では，まず，医療・ケアという活動をするために必要なことを，〈状況に向かう姿勢〉と〈状況把握〉とに分析し，次に，私たちが，医療・ケア活動を進める場合にも，医療・ケア活動について，また，活動を行う私たちについて考える際にも，それなしではできない〈言語〉について考えました。

　第1部では，序で挙げた医療・ケア活動に必要なことのうち，私たちが行う〈状況把握〉に注目して，人間の知的営みについて省み，私たちが事実ないし真理と看做していることは，「事実だ」あるいは「真だ」とどうして言えるのかを問います。すなわち，最も疑いようのないことに思われる〈現在の直接明らかな事実〉に関連付けられた事実（第3章）から始めて，事実から論理的に帰結する事実（第4章），科学的事実の成り立ち（第5章）という順に考えます。

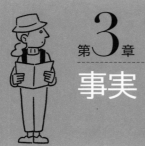

第3章

事実

第1章で示したように，私たちは周囲の状況を把握し，自分の目指すところ，欲するところを達成しようとして，その状況に相応しい行動を選ぼうとします。ですから，状況を適切に把握（認識）することは私たちにとって大事なことです。

状況を把握する際には，状況を記述する言語を使用します。適切な状況の把握は，その状況を正しく記述する文を伴ってなされます。

記述する文は状況に応じて，「正しい」─「誤っている」，あるいは「真である」─「偽である」と評価されます。このことを「記述文は真偽値をもつ」といいます。例えば，ある晴れの日に「雨が降っている」と言明する（事態を記述する）と，それは「偽」ですが，雨の日に同じ言明をすれば，「真」となります。

記述文には，さまざまなタイプがあります。

- 「ミズバショウが咲いています」（春先に湿地帯でミズバショウが咲いているのを見ながら発言）
- 「日本には，30万年ほど前にナウマンゾウがいました」（博物館で展示されている化石を示しながら，学芸員が説明）
- 「このウイルスは空気感染はしませんが，エアロゾル感染はする可能性があります」（記者会見で専門家が説明）
- 「地球は自転しながら，太陽の周りを公転しています」（中3理科の教科書）

記述文が正しい／真である時，その記述文が語っていることを「事実」（fact）といいます。上述の4つの例はいずれも事実として提示されていることですが，これらについて「事実である」と主張するためには，「何故事実だと言えるのか」という根拠を示す必要があります。事実だと主張する際の「論拠・証拠（evidence）」になることはさまざまです。

私たちは，誤った情報を事実だと信じて行動すると，不適切な選択・行動になってしまうおそれがあります。日常生活においても，自分が置かれた状況を把握する際に「事実をしっかり見極めて」行動する必要があります。

ましてや，医療・ケア従事者として医療をはじめとするケアに携わる際には，ケアの対象者の状態を正しく把握すると共に，自らの専門に応じた医学・看護学等の科学

的知識に適切に基づきながら，適切な選択・行動をする必要があります。

　そこで，「事実」を正しく把握することができるようになるために，さまざまな記述について，「それは事実である」と言えるのは何故かを考えていきます。

1　現在の直接明らかな事実

　次に示すイラストのような場所に実際に行った場合を想像してみましょう。このような景色を目の当たりにすれば，読者の多くは「ミズバショウが咲いている」と分かるのではないでしょうか。たとえ「ミズバショウ」について知らなくても，一緒に行った人たちに「これはミズバショウだよ」と教えてもらえば，「ミズバショウが咲いている」と今後言明することができるようになるでしょう。

　では，ここで「ミズバショウが咲いている」という記述文が正しい（真である）こと，ミズバショウが咲いているのが事実であることは，何を根拠（証拠）にして，どのように証明できるでしょうか。

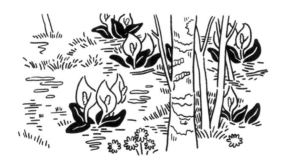

▶ミズバショウと言えば尾瀬ヶ原と思う方は，木などない広々とした湿原を想われることでしょう。時期は6月初め頃ですかね。このイラストは仙台市郊外4月初めの様子です。

　「いや，説明も何も，一目瞭然，ミズバショウが咲いているじゃないですか」と，証明するまでもないと多くの読者は思うかもしれません。例えば，「地球が太陽の周りを公転している」はどうして事実だと分かるのかという問いに対しては，「太陽は毎日東から昇り，西に沈む——星座も同様だが，昇るのが太陽より1日に4分ずつ早くなる…」といった，私たちがその気になれば直接経験できる事実を根拠にして，合理的な推測の結果として説明できるのです。しかし，「ここにミズバショウが咲いている」という言語表現で言及している事柄は，私たちが直接経験している「**一目瞭然（evident）**」（＝直接明らか）な事実なので，かえって「なぜそうなのかを説明（証明）せよ」と言われると困ってしまうのです。

❶───言葉の使い方・会話の成立に注目するアプローチ

　さて，ミズバショウを間近に見ている状況では「ミズバショウが咲いている」は直接明らかな事実です。それが事実であることは，他の根拠（evidence）に基づいて説

明することで,「なるほど事実だな」と納得するようなものではなく, **それ自体が一目瞭然 (evident)** なのですね。では, そういう部類の**「現在の直接明らかな事実」**は, 確かな事実だと論理的に説明できない(そうだとすると, 私たちは「信じる」しかない)のか, というとそうでもありません。前章で言語について理解したことを応用すれば, 次のように言うことができます。

　私たちが共通に「ミズバショウ」「ある」「咲いている」等々の語を使っており, 自然の中で「ミズバショウ」と呼ばれるものを見出して「ミズバショウがあるよ」「ほんとだ, ミズバショウだ, あった, あった」と言い合い, コミュニケーションがスムーズに進んでいる場合, この状況を「ミズバショウが見える」とも「ミズバショウがある」とも言うのです。

　言い換えると, 誰かが直接明らかな事実として「ここにミズバショウがあります」と言明し, それに対して言明が事実かどうか, 疑いが提起されたとします。その疑いに対しては,「ミズバショウ」という名称の成り立ち,「ある」ということばの使い方(☞p.20参照)に基づいて, 反論できるのです。

　要するに, 通常「ここにミズバショウがある」という発話がされ, 聞いた人が皆それを肯定的に受け止めるような状況であれば,「ここにミズバショウがある」は事実です。

　ただし,「ここにミズバショウがある」が事実と認定されるような状況には, 次のようなことが含まれます。

- 社会における言葉の使い方についての共通理解に則って発話がなされている。
- 通常, 十分確認できる距離で, ミズバショウだと「見分け」て発話し, 聞いた側もそれを確認し, 疑義が出されない場合は, その場で「ミズバショウがここにある」が事実だとされる。
- この発話に対して疑義が出された場合, 確認の仕方についての共通理解に則って確認する(図鑑を調べる/よく知っているとされる人に聞く, 等々)。

　このようにして,「本当にミズバショウかな?」と疑うことはできました。疑った場合は, どうすればよいかは, 前述の通りです。

　では,「何もないのではないか?」と疑うことはできるでしょうか。もしそのように疑うと,「では,『何かがある』というのはどういう場合に使えるのかね」と反論されるでしょう。

　哲学の歴史において,「ある」(存在)は, 以上で説明したような人間同士の会話のスムーズな進行における「ある」の用法を超え出た「ご大層な」ことだと, しばしば誤解されました(「私たちは皆で「ミズバショウがある」と言い合っているが, 本当に「ある」のだろうか」など)。しかし, そういう問い方がそもそも「ある」の用法を外れたものなのです。言い換えれば,「ある」ということを, 通常の「探して, 見出す」文

脈で理解し，それを外れないようにしなければなりません。

　ミズバショウの自生地で発する「ミズバショウが咲いている」という言明は事実を語っているか，というような当たり前のことをことさら問題にする時に，問うことばを歪めて使っていることがあります。このような時には，ことばに注目し，その用法を理解するアプローチによって問いに答える途が拓けます。

　〔私たちは「ある」というが，「ない」かもしれない〕ということは，あくまで，探求⇒発見の文脈で起きる可能性の言明です。ですから，時に哲学者が始めるような，私たちの現実の生活を越えて「ある」とされる次元の時空間を想定して「『ある』というが，『ない』かもしれない」などと言うことは，まさに「ある」の誤用というべきでしょう。

❷───現象として見る（それ以上の判断はしない）

　次に，「『ミズバショウが咲いている』は事実であるか？」という問いに対して，「私はミズバショウを見ている」と私が意識している場面に注目するアプローチを辿ってみます。

　以下では，世界の側にミズバショウが咲いているという事実が私の意識とは独立にあり，私はそれに目を向け，それを意識して「ミズバショウが咲いている」と考える，と私の認識のあり方を見るような思考から離れる方向で考えることになります。すなわち，

「私はミズバショウを見ている」⇒「ミズバショウが立ち現れている」

　ここでは，「私が見てなくても，それはある」というような判断はしないで，見えているミズバショウを私の意識に対する現象として解するにとどめます。すなわち，
- 意識は常に「何かの」意識
- 私に対して立ち現れてくるもの・こと：現象

　以下，日常的な見方から，自然科学の見方，さらに現象に注目する見方への流れを追ってみます。

◉ 日常的なものの見方・考え方

「ミズバショウが咲いている。ショウジョウバカマもちらほらあるなあ」
「あなたが見ているからこれらはあるのですか？　あるから見えるのですか？」
「そりゃ，あるから見えるんだよ」
　日常的にはあまり聞かない会話ですが，「見ているからあるのか」と聞かれたら，こう答えるでしょう。

◉日常的見方についての科学的説明

　ミズバショウを見ていることについて，科学は次のように説明するかもしれません。

それぞれのものから出た（反射した）光が，見ている者の眼球に入り，水晶体（レンズ）を通って屈折して網膜上に逆さの像が映る（カメラの構造と同じ）。網膜上に届いた光が視神経を刺激して，…脳に伝わり，…私たちに景色が見える。

図A

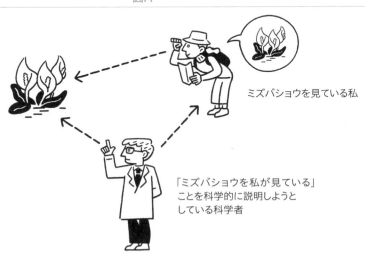

ミズバショウを見ている私

「ミズバショウを私が見ている」
ことを科学的に説明しようと
している科学者

　ここで次のように問いかけてみましょう。

● 科学者は，ミズバショウを見ている私と実際のミズバショウとを比べて，このような説明をしているのだろうか。
● 科学者は「ミズバショウが咲いている」が事実であると，どうして言えるのだろうか。

図B

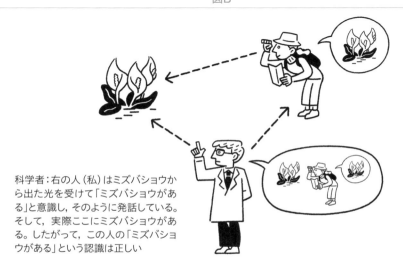

科学者：右の人（私）はミズバショウから出た光を受けて「ミズバショウがある」と意識し，そのように発話している。そして，実際ここにミズバショウがある。したがって，この人の「ミズバショウがある」という認識は正しい

◉ 意識の外にある実在を括弧に入れる⇒現象にのみ注目

　科学者の「実際ここにミズバショウがある」は，実は科学者の意識にミズバショウが立ち現れていることを語っているに過ぎません。科学者は実在と右の人の意識を比べることなどできないのです。できるのは，自らの意識への立ち現れ＝現象（とそれに関わる言語表現）と右の人の意識への立ち現れ＝現象に連動する右の人の言語表現（これもまた科学者に立ち現れていることなのですが）とを比べることに過ぎません。

　科学者も右の人も，意識の外（向こう側）にある実在などを直接見てはいません。ですから，図Bからは，意識の外の実在などは消しておきます（図C）。

図C

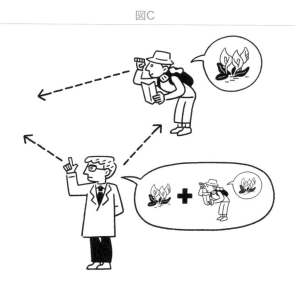

▶図Cは科学者および右の人の視点で考えた図です。
科学者や右の人がミズバショウを見ているところを私たちが見ているという状況を考えるなら，図Bでよいのです。ただし，図Bのミズバショウも含め，この図全体が私たちに立ち現われていることなのだと理解しましょう。

◉ 私にはどのように見えているか

　「湿地，木々，ミズバショウ，ショウジョウバカマ，枯草，緑の草…または，白い花，赤い花…」といった言葉で名付けられるものが，初めからそういうものとして私に立ち現れています。

　実際にこの湿地に行ってみれば，木々，ミズバショウ等々には裏側があり，立体的なものとして見えます。

　私は風景を意味あるものとして解釈しています＝見ています。

◉ 一緒に同じ立ち現れに与（あずか）っている

　以上のようなことが私に立ち現れているように，私と同行しているあなたにも立ち現れていることがあるでしょう。ここで私への立ち現れとあなたへの立ち現れが一致していれば（言語表現が一致ないし調和していれば），立ち現れは同じと看做（みな）します。「同じ色」を見ているかどうかは問いようがないのです。見解の相違がある時には，

見解が共通するところに立ち戻って，共同検討を始めればよいでしょう。

　意識の向こう側の実在などは対象になりません。私たちに立ち現れていることが同じ言語表現で語られているなら，つまり，意見が一致しているなら，それを共同の立ち現れ（共同主観，相互主観性）として，これを根拠として，話を先に進めることができるのです。

　「Xは事実である」とは，「Xが私たちの共同の立ち現れとなっている」ということに他なりません。

　以上のようなことですから，繰り返すようですが，誰かに立ち現れている「ミズバショウ」と私に立ち現れている「ミズバショウ」の他に，〈実在するミズバショウ〉などというものがあって，それを基準にして，それぞれへの立ち現れが真実を反映しているかどうかを確認する，などということではないのです。

❸────直接明らかな他者の思い

　これまで，ミズバショウが咲いているという例を使って，家や畑があるというような類の事実を取り上げてきましたが，私たちにとって，そうした物事とは性質の異なる事実があります。それは〈他者の心〉です。私たちは相手のことばと振舞いや様子を把握して，相手の思いを推し量ります。「自分と同じことを考えている」「相当怒っている」「嬉しいんだねえ」等々，相手の心にあることを推し量ります。

　そうしたことについても，これまで見て来たような，言語的アプローチや，現象として見るアプローチが妥当するでしょう。そもそも，これらのアプローチも結局，物事についての私たちのコミュニケーションがうまくいっていて，物事への対応がスムーズに進んでいる限りは，そこで把握している事実を事実として把握するしかないのだ，ということでした。

▶「他者の心を読む」というテーマについては，いずれ拡充しないと，と思っています。

　相手の心を把握する際にも，このような肯定の仕方が妥当するでしょう。ただし，私たちは，自分の考えていることを隠そうとしたり，嘘をついたりすることがあります。「隠そうとしている」「嘘をついている」と相手の心が分かる時もありますが，分からないこともしばしばあります。自分自身の気持ちが分からないことだってあるでしょう。そのあたりが物と心の違いといえるかもしれません。

　もちろん，そうしたことも含めて，共同で生きている私たちのコミュニケーションがスムーズに進行していて，私たちが心についての判断を共有している限りは，それをベースに考えていく，ということになるでしょう。それは，「人間は互いの心を読む力がある」と「相手の心は，本当のところ分からない」という双方が成り立つ場面でもあります。

　このテーマについての考察は別の機会に委ね，ここでは以上にとどめて，先に進みます。

② 現在の直接明らかではない事実の主張

①——遠方にある／ものの陰にある事物についての言明

「遠方に見える山の向こう側に私の家があります」

このことを事実として語る時，この事実は前項で見たような直接明らかな事実ではありません。では，どのような根拠をもってこれが事実だと主張できるでしょうか。

まず，何を事実として主張しているのかを考えましょう。ここでも，「ある」は探求して見出すという文脈で理解できます。すなわち，ここで主張されている事実は次のように敷衍することができるでしょう。

「遠くに見えるあの山の向こう側に行ってごらん。そうすれば私の家を見出すだろう」

言い換えると，山の向こう側に行って私の家を見出した時，そこに私の家があることは，見出した人に対して直接明らかな事実となるのです。

では，どうして私は「遠方に見える山の向こう側に私の家があります」を事実だと主張できるのでしょうか。どのような根拠を提示できるでしょうか。

「だって，私は，山の向こうの私の家を今朝出て，ここまで歩いてきたのですよ」

「だから，あなたもあそこまで歩いて行ってごらんなさいよ，家があるから」

このように理解すると，遠くにあるもの／隠れてあるものに関して事実を語る際，その言明はどのようにすればそれに対応する直接明らかな事実を見出せるかを語っていることが分かります。また，何かが直接明らかではない状況（遠くのものについて語っている）において，それを事実だと主張する際に提示できる根拠は，「それを直接明らかな事実として認識した」という経験，または「それを直接明らかな事実として見出すためにどのようにすればよいか」という方法であることになります。

ただし，「直接明らかな事実として認識した」は過去の事実を，「どのようにすれば見出せるか」は未来の事実を語っていることになります。そこで，ここから先は次節「時間的に離れた時点における事実の主張」の検討に委ねることにしましょう。

②——小さ過ぎる事物についての言明

次に，小さ過ぎてよく見えない事物について事実を主張する場合を考えましょう。

小さ過ぎる場合には，遠くにあるために小さくしか見えない場合と，十分近くにあるけれども小さくしか見えない場合とがあります。前項では遠くにあるが，そこまで行けば直接明らかな事実として把握できる場合を考えましたが，ここでは「そこまで

行けば」ということが成り立たない場合を考えます。

　私たちは望遠鏡や拡大鏡〜顕微鏡等を使います（さらには電波望遠鏡や電子顕微鏡といった機器も使いますが，ここでは私たちが日常的道具として入手して使える程度の範囲まで考えるにとどめます）。これらを使い，〈ピント〉を適切に調節すると，遠くのものが近くにあるように見え，小さいものが大きく見えます。私たちは「あ，よく見える，よく見える」と，よく見えた状況で私たちが把握していることを事実だと理解します。決して，ピントがうまく合っておらず，ボケて見えている状況で私たちに立ち現れていることを事実だとは言いません。「よく見える」ことが事実であることの基準なのです。

　このことは望遠鏡等の道具を使わない状況でも，実は同様です。裸眼で見ている場合，時に目が疲れて焦点が合っていないような風景を見ている時，ボケて見える風景が事実だとは考えません。遠視や近視により，遠くないし近くのものがはっきり見えない場合，そこでぼおっと見えている景色を事実とは考えず，適切な眼鏡をかけてしっかり細部まで見えるようになった景色を事実と理解します。そういう状況でそもそも「よく見える」が判断基準になっていたのです。

　望遠鏡等を使って「よく見えている」場合，そこで私たちに立ち現れていることを直接明らかな事実とするか，そこで見えている，把握していることが事実であるとどうして言えるかの根拠として「よく見える」ということが位置付けられるのかについては，ここでは立ち入らないでおきます。

▶すみません。あちらこちらで「いずれ拡充せねば」という所を残しています。
全体の見取り図を描こうとすると，そこここで「ここではこれ以上立ち入らない」とせざるを得ないのです。

③　時間的に離れた時点における事実の主張

１──過去の事実についての言明

　以上では，現在の事実について私たちが言明する場合のことを考えました。次に，過去の事実，つまりかつて生起したが今や過ぎ去ってしまっていることについて考えてみましょう。私たちが過去に生起したことについて現在語る時に，その言明の真偽はどのようにして決まるのでしょうか。また，私たちはどのようにして過去の事実を知ること，事実だと確認することができるでしょうか。

　前節ではミズバショウが現在咲いているのを見て，事実を把握し，言明しました。その言明がされた現場に，1週間後に行った場合を考えましょう。すると，私たちは例えば，次のように言明することでしょう。「このミズバショウは1週間前には花の盛りだったけど，今はもう花は枯れかけていますね」「その代わり，葉はずいぶん大きくなった」…これらの言明では，この場所で過去にあったことと現在の様子とが区別して語られています。

◉ 言明の意味

　例えば，過去についての言明：「1週間前にもここにミズバショウがあった」を取り上げてみましょう。これは何を語っているかというと，

1週間前にここにいた者は，「ミズバショウがここにある」と確認できた。

ということに他なりません。つまり，現在では過去のことになってしまっていることは，かつては現在の事実であったということです。言い換えると，直接明らかな（現在の）事実ないし直接明らかな事実との関係により意味が決まる事実であったことに，後になって言及して語るのが過去の事実についての言明だということになります。このようにして，過去における現在の事実と現在における過去の事実との，次のような関係を確認することができます。

　　1週間前に「ミズバショウがここにある」が事実（直接明らかな事実）であった。
　　←→現在「1週間前にここにミズバショウがあった」が事実である。

　ここで，1週間前の現在形の言明「ミズバショウがここにある」と現在における過去形の言明「1週間前にここにミズバショウがあった」との関係は論理的な関係であり，前者の真偽と後者の真偽は一致しますが，「前者が後者の原因であり，後者は前者の結果である」というような因果関係はありません。また，前者は直接明らかな事実ですが，後者は事実であるとしても直接明らかな事実ではないのです。私たちは何かを指して「ほら，1週間前にここにミズバショウがあっただろ」とは言えないのです。このことは，次に挙げる「事実をどのように確認するか」を考えれば分かります。

◉ 過去の事実をどのように確認するか

　では，どうして，何を根拠に語り手は「1週間前にもここにミズバショウがあった」と言えるのでしょうか。上の例の場合には，1週間前にもこの場所を訪れて，「ミズバショウがある」のを見ていたからです。そしてその記憶に基づいて，「あった」と言明しています。
　初めてこの湿地を訪れた人も，咲き残っているミズバショウ，葉が大きくなっているミズバショウを見て，こうした現在の事実を根拠にして，「1週間前にもここにミズバショウはあった，そして花は盛りで，葉は小さかったであろう」と推測するでしょう。これらを一般化して言えば，過去の事実について言明する際には，

過去の事実が原因となって現在残っていると考えられる結果を根拠にする

ということになります。記憶も，現在の事実（枯れかかったミズバショウの花／大きくなった葉）も，同様に，過去の事実が原因となって現在残っている結果であると考えるのが合理的な事柄です。

　かつ，ここの原因─結果という関係の推測が妥当であると認められるためには，次のようなことも確認することになるでしょう。
- 記憶している人の能力についての確認：ある人が鮮明に記憶しており，それに反する記憶をもつ人がいない（「1週間前に来た時にはもっときれいに咲いていたよ」）。
- 1週間前の花盛りの，小さな葉のミズバショウが変化して，現在の枯れかかった花，大きな葉のミズバショウとなった，という自然の側の動きについての私たちの間の共通理解。

　このような関係はより一般化し，またより遠い過去について考えても同様になります。例えば，
- 現在ある化石（化石だと把握するのもそれなりの理論を背景にしている）＋その化石を結果とするような，原因となる過去の生物について推測するための理論（考古学など）。

　過去の事実について，過去形の言明により私たちがどのようなことを理解し，また，どのような根拠でその言明を主張しているのかを見てみると，**ベースには，過去の時点における「現在の直接明らかな事実」が想定され，それと関係付けつつ，過去の事実について語っている**ことがわかるでしょう。過去の事実は，もはや直接明らかな事実ではありません。しかし直接明らかな事実に関係付けられることによって，事実として主張することができるようになるのです。

❷───未来の事実？ についての言明

　では，未来に生起するであろうことについて現在言明する場合に，その言明の真偽はどのように決まるのでしょうか。また，未来の事実について語る＊ことはどのようにしてできるのでしょうか。以下，過去の事実と同じようにして考える筋道をメモしておきました。これを参考にしながら，考えてみましょう。

　＊日本語では未来の事実を語る表現（未来形）がなく，未来の事実についての推定を語る表現で代用しています。そこで，ここでは，過去の事実についての言明と比較するために，「ある（だろう）」を推定表現として理解する場合と，未来の事実を断定する人工的表現と理解する場合のどちらと解しても良いようにしてあります。

〔未来についての言明の例〕1週間後にもここにミズバショウがある（だろう）。
その意味：1週間後にここにいる者は「ミズバショウがここにある」と確認できる（だろう）。

これは，未来についての言明を，未来の時点における現在直接明らかな事実に関係付けて理解する説明です。

ここから，現在における未来についての言明と未来における現在についての言明間に，次のような論理的関係があることが言えます。

> 「ミズバショウがここに<u>ある</u>」が1週間後に事実で<u>ある</u>（だろう）。
> ←→「1週間後にここにミズバショウが<u>ある（だろう）</u>」が現在事実で<u>ある</u>。

column

未来の事実についての言明は，真か偽か，現在すでに決まっているでしょうか

未来の事実についての言明は，その言明をした時点において真か偽か決まっているでしょうか。それとも，未来のことなのだから，まだどちらとも決まっていないと言うべきでしょうか。

❶「1週間後にここにミズバショウがある（だろう）」——**未来の事実の断定と理解すると**：

a. 過去の事実についての言明は，私たちに判別できるかどうかは別として真か偽か決まっているのと同様に，「1週間後にここにミズバショウがある（だろう）」は，私たちは誰も知らないにしても，1週間先の時点で「ミズバショウがここにある」は真か偽なのだから，現在，真か偽か決まっている。

b. 1週間先の時点で「ミズバショウがここにある」は真か偽となるとしても，現在はまだどちらになるとも決まっていない。したがって，「1週間後にここにミズバショウがある（だろう）」は，私たちは誰も知らないだけでなく，現在は真とも偽とも決まっていない。

❷「1週間後にここにミズバショウがある（だろう）」——**未来の事実の推定と理解すると**：

● こう言明した人がこのように推定しているということは事実である。

● 1週間先になれば，その時点での「ミズバショウがここにある」の真偽に応じて，1週間前に「1週間後にここにミズバショウがある（だろう）」と推定したのは「当たった」または「外れた」と分かる。

皆さんはどう考えますか。特に❶の場合，aとbのどちらと考えるかは，皆さんの信念によっては重要なのです。というのは，aに賛成すると，未来についての言明は，誰も事実かどうか知らなくても，「神のみぞ知る（God knows）」ということができます。しかし，そうなると神の全能があやしくなるのです。なぜなら，神であってもここで真か偽か決まってしまっている未来の事実を変えることはできなくなるではないかと考えられるからです。しかし，だからといって，bの，まだ未来の事実は決まっていないという考えに賛成すると，「決まっていないのなら，神もどちらであるか知らないんだね」と突っ込まれるでしょう。神の全知に反する主張をしていることになるわけです。

4 可能性・必然性・偶然性

　前述の限りでは，現在・過去・未来の事実についての端的な語り方「…である／であった／であるだろう」を検討しました。しかし，事実についての語り方はこうした端的なものばかりではありません。例えば，次のような表現を私たちはよくします。これらについては，本書では以下のような用語とそれを使った考え方を紹介するにとどめておきます[*1]。

- 可能性「明日はこのあたりで雨が降る**可能性**があります」「降る**かもしれません**し，降らないかもしれません」
- （科学的）必然性「地球の歴史についてはいろいろな見解があります。しかし，少なくとも地球は6,000年といった程度の過去に始まったのではなく，もっとずっとずっと昔からあったことは**絶対に確か**です」
- （論理的）必然性「〔白いものが黒いこと〕は，**あり得ません**」（「ある白いものは黒い」は矛盾を含む表現で事実になることはあり得ないからです）
- （論理的）可能性「〔白いもの〕は，〔黒いことが**あり得ます**〕」（例えば，白いものを黒ペンキに浸せば黒くなります。今白いものも，いつか黒くなる可能性はあるのです。ただし，黒くなった時には，「ある白かったものが現在は黒い」は真ですが，「ある白いものが黒い」は真ではないのです）

  [*1] ここで「論理的」と「科学的」を区別しましたが，この違いについては，第4章と第5章で明らかにします。

- 偶然性[*2]「私たち人類の進化の歴史のどこかで，苦しんでいる仲間を見ると，『かわいそうだ，放っておけない』という情が起きるような遺伝的性質が偶々生じました。それは遺伝子に偶々起きた変異が偶々〔仲間が苦しんでいるのを見る⇒かわいそう，放っておけないという情が起きる〕というように働くものだったということに他なりません。このような情の発現は群れの内部の助け合いを推進するので，群れのサバイバルに有利に働きます。そこで，この遺伝子の変異をもつ個体を含む群れが他の群れより優勢になり，長い時間の間にこの遺伝子を受け継ぐ子孫が人類の中で生き残り，現在に至ったのです」

  [*2] 偶然性とは，そうでないこともあり得るような事実ないし可能性：「…であることが可能」かつ「…でないことが可能」。

第4章
論理

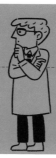

　1つないしいくつかの事実のみから，何が言えるでしょうか。事実を出発点（前提）にして，言えることを言う営みは「**推論**」・「**推理**」などと言われます。推論は適切な進め方をしなければ，適切な結論に至ることはできません。ここでいう「**推論の適切な進め方**」が「**論理**」です。

　例えば，次のような論の進め方は適切かどうか，考えてみてください。なお，次の論において，「したがって」で始まる文の前にある文（前提）は真である（事実を記述している）として考えましょう。

❶COVID-19のワクチンを3回接種した人はCOVID-19に感染しにくいし，感染しても重症化しません。したがって，感染しても重症化しない人はワクチンを3回接種した人です。

❷この病室の患者は誰も重篤ではないが，放置すれば生命に関わる疾患をもっている患者はこの病室にいる。したがって，放置すれば生命に関わる疾患をもっている患者は誰も重篤ではない。

　ここで，「…である。したがって，…である」という論の進め方は両方とも誤っています。私たちは，ワクチンを接種した人やこの病院の患者を調べるようなことなしに，これらの論が誤りであることが分かるのです。それは論の進め方が論理的に不適切だからです。

　そういうわけで，本章では論理的に正しく論じる力を養うことを目指します。

1 〈言明〉の論理構造

　すでに第3章で出てきた用語ですが，繰り返しておきます。事実を語る言語表現を〈**言明**〉と言います。ただし，言明は何が事実であるかを主張しますが，必ずしも正しいとは限りません。そこで，言明には**真偽値**（＝〈真〉ないし〈偽〉という値）があります。

❶────ある個体を指して何かを述べる言明

「あれは人間です」という言明の構造を，集合とその要素の関係として理解することを練習しましょう。

この言明は，ある状況で話し手が何かを指して「あれ」と呼んでいます。次に，その指したもの（個体）について「人間です」と述べています。

この言明が真であるのは，**右図**のように，「あれ」と言って指しているものが，人間の集合の要素になっている場合です。

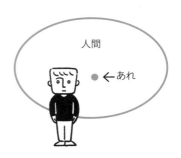

同様の考え方で「この人は速く走ります」について考えてみてください。**右図**は，「これ」として指しているものが，人間の集合の要素であること，かつ，速く走るものの集合の要素であることを示しています。つまり，「これは人間であり，かつ速く走るものである」となります。別の言い方をすると，「人間の集合の要素の1つであるこれは（つまりこの人は），速く走るものである（＝速く走ります）」ということになります。

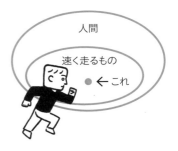

「いかなる人も猫ではありません」についてはどうなるでしょうか。

「いかなる人も」，つまり人間の集合のどの要素をとってみても，それは「猫ではない」，つまり猫の集合の要素にはなっていない，ということになりますね。

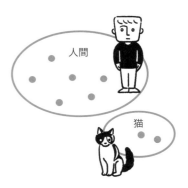

なお，以上の説明では，次のようなことを前提しています。

- 個体は，**固有名**（チョビ君，サザエさん），**指示詞＋普通名**（あの猫，この人），**指示代名詞**（あれ，これ）によって指示する。
- 「人間」や「猫」のような普通名詞で表されるものは集合の名称。

「あるものが人間であれば，それは哺乳類です」は**次頁の図**が示す，2つの集合とその要素についてのものと理解できます。つまり，「あるもの」として指している個体は人間の集合の要素ですが，同時に哺乳類の集合の要素でもあります。かつ，人間の集合のどの要素も，哺乳類の集合の要素ですから，「あるものが人間であれば，それは哺乳類です」と言えます。

▶本章での言明の扱い方は，第2章での扱い方とずいぶん違うと思われるかもしれません。論理構造を考える際の差し当たってのやり方としてお付き合いください。

また，次のように言っても同じことになります：「すべての人間は哺乳類です」

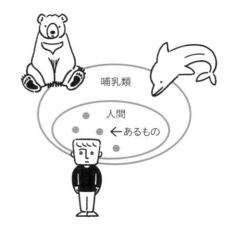

❷———普通名同士の関係を述べる言明

前例に挙げた，「あるものが人間であれば，それは哺乳類です」ないし「すべての人間は哺乳類です」は，人間の集合の要素と２つの集合の関係を語っていますが，２つの集合だけに注目して（要素のことは考えないで），その間の関係を「人間は哺乳類です」と語ることもできます。ここには個体を指す名称は登場せず，普通名を２つ使って，集合と集合の関係を語っていることになります。その関係には，以下の３つがあります。それぞれについて考えてみてください。

● 一方が他方を包含する場合
「人間は哺乳類です」

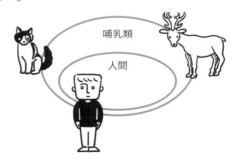

この言明は集合間の関係を語るものですから，集合の要素がない（人間が１人もいない）場合にも真です。

● 複数の集合が交わっている場合
「ミズバショウが咲いています」

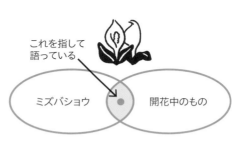

この場合は２つの集合が交わる部分に属する要素（個体）を指して，こう言明していることになります。

● 複数の集合間に交わる部分がない場合
「ミズバショウはザゼンソウではありません」

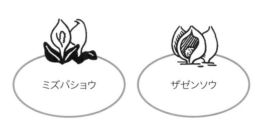

③——言明の主語・述語，量と質

　以上から分かるように，言明は通常２つの項（**主語・述語**）からなっていて，主語によって何かを指した上で，そのものについて何かを肯定的ないし否定的に述べるという構造になっています（言明の質についての**肯定・否定**の区別）。

　また，主語が普通名ないし集合の名称である場合，その普通名で呼ばれる個体（＝集合のメンバー）すべてを**一括りに指すか**（全称），その名で呼ばれる複数の個体（＝集合のメンバー）のうち**１つないしいくつかを取り出して指すか**（特称），が区別されます（言明の量についての**全称・特称**の区別）。

　１つの個体のみを指す場合は，固有名ないし集合のメンバーの１つを限定して指示する指示詞がついた普通名が使われますが，以下では，全称の場合に含めて考えることができます。

　以上から，主語Ｓと述語Ｐからなる言明は次のように分類されます。記号を使う表現も併記しておきます。

全称肯定（a）：すべてのＳはＰである　　　SaP
特称肯定（i）：あるＳはＰである　　　　　SiP
特称否定（o）：あるＳはＰではない　　　　SoP
全称否定（e）：いかなるＳもＰではない　　SeP

考えてみましょう

　次の図①〜③が示す集合間の関係に対応する言明は，前述の４つの分類のどれに該当するでしょうか。

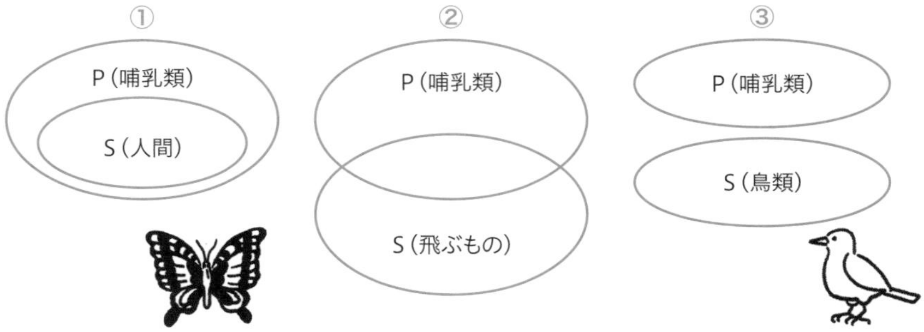

4━━1つの言明に基づく換質・換位による推理

　論理的に適切な推理ができるようになることを目指しましょう。まず，ある真なる言明に「換質」・「換位」と呼ばれる変更を加えて，別の真なる言明を作るにはどうしたらよいかを考えます。ここでの換質・換位とは，次のような変更のことをいいます。

換質：肯定・否定の入れ換え／換位：主語・述語の入れ換え

　次に挙げる例は，全称肯定言明「すべての人間は動物である」に換質や換位という変更を加える場合に，どのように工夫すれば，真なる命題であることを保てるかを考えたものです。

　例えば，先の言明の主語と述語を入れ換えただけでは「すべての動物は人間である」となります。しかし，すべての動物には猫も犬も含まれますから，決して「すべての動物は人間である」とはなりません。ではどうすればよいかというと，「すべての」という全称を示すところを，「ある」と特称になるようにして，「ある動物は人間である」とすれば真になります。下記の【考えてみましょう】の図を参照してください。動物と人間の集合の関係はこの図のようになっています。ここで人間を主語にする場合と，動物を主語にする場合に，どう表現すれば適切かを考えればよいのです。

　同様にして，次の換質・換位のそれぞれが適切であることを確認してみましょう。

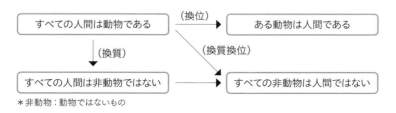

＊非動物：動物ではないもの

❓ **考えてみましょう**

❶下図は先の換質・換位の例を説明するためのものです。

　図中の非動物に該当する部分を色を塗るなどして示しなさい。

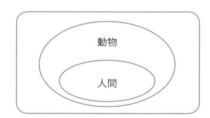

❷下図の陸生動物の部分を色を塗るなどして示した上で，これを参考にして，次の〔　　〕内に適切な文言を記入しなさい。

▶右の図で「水生動物ではないもの」の部分を「陸生生物」としています。これは，「ある哺乳類は水生動物ではない」という出発点の言明が，動物を話題にしていると解したからです。

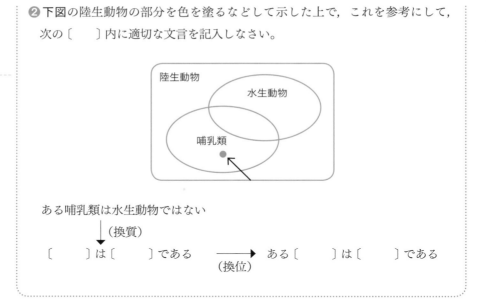

ある哺乳類は水生動物ではない
↓（換質）
〔　　〕は〔　　〕である ──→ ある〔　　〕は〔　　〕である
（換位）

◉ 特称否定言明の換位

　上の❷の図を見ながら考えましょう。

　「ある哺乳類は水生動物ではない」は特称否定言明です（☞p.44参照）。これの換位は「ある水生動物は哺乳類ではない」であるように思われるかもしれません。実際，世界には，マグロ，ホウジロザメ，ウミガメなど，哺乳類ではない水生動物が沢山いますから，それらを指して「ある水生動物は哺乳類ではない」と言明するならば，それは真です。

　しかしここで吟味すべきは，「ある哺乳類は水生動物ではない」を前提として，換位により「ある水生動物は哺乳類ではない」と推論できるかです。ここで，上の図中に矢印で示す個体が描き込まれているのに注目してください。こういう個体が存在するので，「ある哺乳類は水生動物ではない」と言えるのです。

　では，マグロでもサバでもいいですが，哺乳類ではない水生動物の個体が存在することが，「ある哺乳類は水生動物ではない」から言えるでしょうか。「ある哺乳類は水生動物ではない」から言えるのは矢印で示したような個体の存在であって，哺乳類でない水生動物がいるのかどうかについては，何も言っていませんね。

　このようにして，矢印で示した個体の存在と，哺乳類と水生動物の集合の関係のみから言えることを，最初の言明の主語・述語を入れ替えた形で言明するのが，換位なのです。しかし，特称否定言明の換位を無理にしようとすると「ある水生動物でないものは哺乳類である」と換算までしてしまうことになります。こうしたことから，「特称否定言明は換位できない」とされています。

2 複数の〈言明〉の間の論理的関係

■——1つまたは2つの言明から作られる言明の真偽

　これまでは，主語と述語を1つずつ組み合わせて作る言明について，考えてきました。それを踏まえて，ここでは，そのような言明を複数作って，それらを組み合わせてできる複雑な言明の真偽値はどうなるかを考えます。

　例えば，「ある猫が子を産む」と「ある犬が子を産む」という2つの言明を組み合わせて，「ある猫が子を産み，**かつ**，ある犬が子を産む」という，より複雑な言明を作ってみます。これは「…**かつ**…」という形の言明で，「かつ」は英語では"and"にあたります。つまり，「かつ／and」の前後にある言明の両方とも真であると主張することになります。

　これと対になるような2つの言明の組み合わせ方として「…**または**…」があり，これは英語では"or"にあたります。これは「または／or」の前後にある言明の少なくともどちらかは真であると主張する組み合わせ方です。また，「もし新型コロナウイルスの感染者が出れば，次の授業は中止となります」のように，2つの言明を「…ならば…」で結ぶ組み合わせ方もあります。

　そこで以上のような複合的な言明の真偽と，その要素になる複数の言明それぞれの真偽との関係を，次のような記号を使って検討します。

◉ 記号についての決まり

　言明をp，q，rといった記号で表します。
　真偽値を表記する際に，真をT，偽をFと表記します。
　次に，1つないし複数の言明からより複雑な言明を作る際に用いる記号には，次のようなものがあります。

　〜：〜p　　…pではない（否定）
　∧：p∧q　　…pかつq（連言）
　∨：p∨q　　…pまたはq（非排他的選言：pかつqも含む）
　→：p→q　　…pならばq（仮言）

　次頁の表は，pとqの真偽値の組み合わせに応じて，pとqに記号を組み合わせてできる新たな言明の真偽値がどうなるかを示したものです。「真理値表」と呼ばれます。

▶ 次々と新しい記号や新しいやり方が登場し，ちゃんと分かろうとすると，時間がかかります。皆様のご関心に合わせて，「まあ大体こんなことが論理的に筋を通すということなんだな」と思いつつ，読み飛ばしても大丈夫です。

p	T	T	F	F
q	T	F	T	F
～p	F	F	T	T
p∧q	T	F	F	F
p∨q	T	T	T	F
p→q	T	F	T	T

　表中，前提としてpとqの真偽値の4通りの組み合わせ（TT, TF, FT, FF）が挙がっています。

　それぞれの組み合わせの下方に，そのpとqの真偽値の組み合わせに応じて，例えば，p∧qの真偽値がどうなるかが示されています。すなわち，p∧qがTとなるのは，pとqが共にTの場合だけです。

　前掲の記号と表について，注記を加えます。

　p∨q（＝pまたはq）について「非排他的選言」とあります。この意味は，「p∨q」が示していることはpとqの少なくともどちらか一方が真である，ということで，**両方共が真である場合も含む**ということです。この点は皆さんの日常語の「または」の使い方と違うと感じるかもしれません。例えば，喫茶店でモーニング・セットを頼むと，「ドリンクはコーヒーまたは紅茶です」と言われることがあります。そうすると私たちは「コーヒーか紅茶か，どちらか一方を選べということだな」と理解し，「両方ください」とは言いません。ここで，「または」は**「排他的選言」**となっています。つまり，コーヒーを選んだら，他方の紅茶は選べないという意味で，「排他的」と言われるのです。

　他方，ちょっと高級なイタリアンの店で優雅に夕食のコースをとったとします。そうすると，食後にデザートが出てきます。いろいろなケーキやプリンやジェラート等をのせた台車が来て，「ケーキ，またはプリン，あるいはジェラート，どれでもお選びください」と言われます。「このケーキと，そのプリンと，あのジェラートが欲しいのですが」というと，「はい，承知しました。心ゆくまでお楽しみください」と，3つとも皿にのせて出してくれます。この場合は，ケーキを選んだら他のものは選べない，という排他的な「または」ではなく「and」も含む「または」，つまり「非排他的選言」なのです。

　p→q（pならばq）も，慣れないと分かり難い真偽の動き方をします。「p→q」において，「→」の左側にある項（この場合はp）を**前件**と呼び，右側の項（この場合はq）を**後件**と呼びます。これについては**「前件が真なのに後件が偽」という場合にのみ，p→qは偽**となり，他の場合はすべて真となるとされています。

　これは次のように考えればよいでしょう。「pならばq」という言明全体は，「pが真で

ある場合には，qも真である」という主張になっています。ですから，pとqの真偽値の組み合わせが〔p:T, q:T〕の場合にはp→qが真であり，〔p:T, q:F〕の場合には偽であるということは，誰でも納得できると思います。そうすると，残る組み合わせは，〔p:F, q:T〕と〔p:F, q:F〕の2つです。つまり，2つとも前件が偽である場合となります。さて，上で，p→qを「p が真である場合には，q も真である」という意味だと説明しました。つまり，〔p→q〕は，「pが偽である場合の，q の真偽」については何も主張していないのです。何も主張していないのですから，qが真であろうが偽であろうが，〔p→q〕は偽とはならない，つまり真なのです。

？ 考えてみましょう

次の問いに，以下の表の空欄に真偽値を記入することによって答えましょう。

❶p→qと～p∨qが同値であることを確認しましょう。

p	T	T	F	F
q	T	F	T	F
～p	F	F	T	T
～p∨q				
p→q				

❷～（p∨q）と～p∧～qを比べてみましょう。真偽値のとり方が全く同じであると確認できましたか。

p	T	T	F	F
q	T	F	T	F
p∨q				
～(p∨q)				
～p				
～q				
～p∧～q				

◉ ド・モルガンの法則

上の❷で確認したことは，ド・モルガンの法則と呼ばれるものの2つある定式のうちの1つです。これは，

2つの言明の選言の否定は，それぞれの言明の否定の連言に等しい。

ということを表しています。次のような例でこの法則を確認しましょう。

> 「これは犬であるか猫であるかである」ということはない
> ＝「これは犬でもないし，猫でもない」

ド・モルガンの法則のもう１つの定式は

２つの言明の連言の否定は，それぞれの言明の否定の選言に等しい。

というものです。例えば，

> 「うちの猫は『かわいくてスタイルも良い』とは言えないな」
> ＝「うちの猫はかわいくないか，スタイルが良くないかだ」

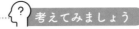 考えてみましょう

❶ ド・モルガンの法則の２つ目の定式を記号で書き表してみましょう。

❷ ド・モルガンの法則の２つの定式について，前述の説明に挙げた例を集合の図にして，それぞれの文の主語にあたるものが位置する部分を色を塗る等のやり方で示そうとして，**次の図**を書き始めました。後を補って完成させてみましょう。

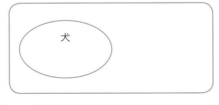

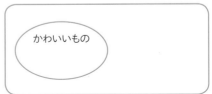

２———p → q の逆・裏・対偶

　仮言p→qが真である時，この言明のpとqの位置を入れ替えたり，否定を付したりしてできる言明の真偽について考えましょう。このような言明には次のようなものがあります：

> ～p→q，p→～q，～p→～q，q→p，～q→p，q→～p，～q→～p

　このうち，特に取り上げられるものは次の３つです。

逆：p→qの前件と後件を入れ替えてできるq→pを，「p→qの逆」と言います。

裏：p→qの前件と後件をそれぞれ否定に変えてできる～p→～qを「p→qの裏」と言います。

対偶：p→qの裏は～p→～qでした。さらにこれの逆は～q→～pとなります。または，p→qの逆はq→p，さらにこれの裏も～q→～pです。これを「p→qの対偶」と言います。

以上の関係を整理すると，次の図のようになります。

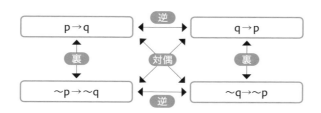

◉ 逆・裏・対偶の真偽

p→qが真である時，これの逆・裏・対偶の真偽はどうなるかを見てみましょう。

p→qとして，「あるものが哺乳類であるならば，そのものには心臓がある」を例にとって考えます。

図aを見ながら，p→qが真であることを確認しましょう。哺乳類の集合と心臓があるものの集合の関係はこの図のように包含関係です。したがって，「あるものが哺乳類であるならば，そのものには心臓がある」について，「あるもの」が哺乳類の集合の要素を指している場合には，「あるもの＝そのもの」は，「心臓があるもの」の集合の要素でもあると言えます。つまり，「あるものが哺乳類であるならば，そのものには心臓がある」は真です。

では，p→qの逆，つまり，q→p：「あるものに心臓があるならば，そのものは哺乳類である」はどうでしょうか。この場合，「あるもの」は心臓があるものの集合のどの要素であっても，「あるもの＝そのもの」は哺乳類かというと，そうはなりません。ですから，逆は真ではありません。

「逆必ずしも真ならず」ということわざを思い出してください。

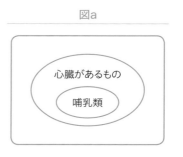

図a

次に，p→qの裏，つまり，〜p→〜q「あるもの
が哺乳類でなければ，そのものには心臓がない」は
どうでしょうか。図bを使って「哺乳類でないもの」
の部分に色を塗って示してみてください。「あるも
の」がこの「哺乳類ではないもの」の集合のどの要
素のことでも，「あるものは哺乳類ではない」が真と
なります。ではそれらの要素のどれを「あるもの＝

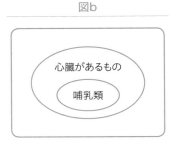

図b

そのもの」と指しても，「心臓がない」と述べることができるでしょうか。できません
ね。「心臓がないもの」の集合に属する要素についても「哺乳類ではない」と言えます
から，〜p→〜qは真ではありません。

最後にp→qの対偶，つまり，〜q→〜p「あるも
のに心臓がなければ，そのものは哺乳類ではない」
はどうでしょうか。図cを使って，「心臓がないもの」
の部分に色を塗ってみてください。そうすると，
色を塗ったところに位置するどの要素を「あるも
の」が指しても，「あるものは心臓がない」が真とな
ります。では，その「あるもの＝そのもの」につい

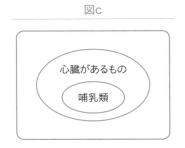

図c

て「哺乳類ではない」と言えるでしょうか。色を塗ったところに位置するどの要素も，
哺乳類の集合の外にあることが明らかですから，心臓がないものの集合に属するもの
のうち，どれ1つをとっても「哺乳類ではない」ということになります。ですから，
〜q→〜pは真です。

❸────p→qと必要条件・十分条件

p→qが成り立っている時，

「pはqであるための十分条件である」
「qはpであるための必要条件である」

と言われます。ここで「十分」「必要」ということを，日常の日本語の使い方から推測
して使うと，間違いますので注意しましょう。「十分条件」，「必要条件」とは次のよう
なことなのです。

十分条件

p→qが成り立っている（＝真である）とは，「pが真であれば，qも真である」という
ことです。このことから，qが真であるためには他にもいろいろな場合があり，別の
条件があるかもしれないけれども，少なくとも，「pが真である」という条件が成り

立っていさえすれば，「qは真である」と言えます。つまり，「pが真である」ということ単独で，「qは真である」と結論するのに**十分な**条件になっているのです。

必要条件

　p→qとは「pが真であれば，qも真である」ということでした。「pが真ならqも真である」が成り立っていれば，その対偶「qが真でなければpも真でない」もまた成り立ちます。ここからpが真であるための他の条件がすべてそろっていても，「qが真ではない」となると「pは真でない」となってしまいますから，「qが真である」は，「pが真である」ために是非**必要な**条件だということになります。

必要十分条件

　p→qとq→pが共に成り立っている時，pとqは相互に必要条件でもあり，十分条件でもあることになります。これを，

　「pはqの必要十分条件である」
　「qはpの必要十分条件である」

と言います。

④──── 2つの言明の組み合わせから第3の言明を結論する

◉ p∧q→r という形の推論

　p，q，2つの言明から第3の言明rを結論する推理について考えます。p，q，rと書くと，全く別のもののようですが，全く別では推理のしようがありません。ここでは，一般に「三段論法」と言われますが，論理学の世界では「間接推理」と呼ばれるものについて，入門的な部分を紹介しておきます。これはp，q，rの間に一定の関係がある時，p∧q→rが成り立つということを示すものです。

　この推論はp∧q→r，すなわち，pとqの双方が真であることから，rという結論になるとするもので，pとqを「**大前提**」「**小前提**」，rを「**結論**」と呼びます。これら3つの言明のそれぞれは，普通名（ないし集合の名称）としては，以下に示すようなS，M，Pの3つのうち2つを使った言明になっています。言明については，本章1-3「言明の主語・述語，量と質」（☞**p.44参照**）で導入した，主語・述語からなる言明についての，質（肯定・否定）と量（全称・特称）による分類を使います。この分類によるどのようなタイプの言明2つを大前提・小前提として組み合わせると，論理的に適切な結論が帰結するかについて，古来の研究成果があります（この組み合わせを「**格式**」と言います）。

例えば，**右図**のようなS−M−Pの関係を，間接推理の形（三段論法）にしてみると次のようになります。

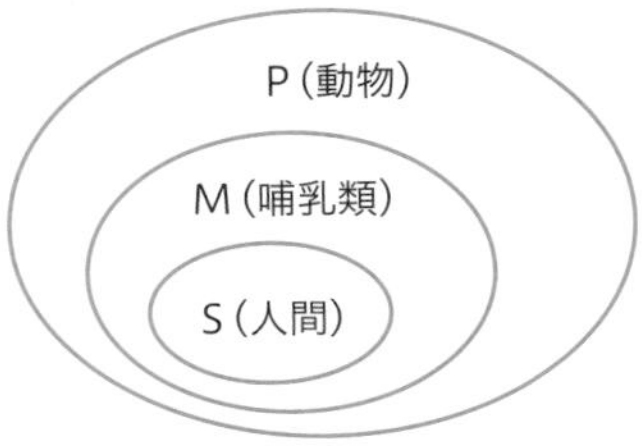

　大前提：すべての哺乳類は動物である
　小前提：すべての人間は哺乳類である
　結論：すべての人間は動物である

　これは，大前提・小前提・結論の主語−述語が

　大前提：M−P
　小前提：S−M
　結論：S−P

という関係になっていて（こういう関係のものを「**第1格**」と呼びます），言明の質・量を，本章1-3（☞p.44参照）で導入した記号で記すと，

　大前提：MaP　　全称肯定
　小前提：SaM　　全称肯定
　結論：SaP　　　全称肯定

となります。このような形になっていれば，人間−哺乳類−動物に限らず，この様式に入るすべての組み合わせで，妥当な推理となります。
　この組み合わせを，これまでに出てきた記号を使って表すと次のようになります。

　MaP∧SaM→SaP

　S，M，Pが同じ位置に入る（＝第1格の）組み合わせで妥当なものは他にもあり，枚挙すると次の4タイプ（「**式**」と呼びます）になります。すなわち第1式〜第4式です。

▶論理学をラテン語で考えていた時代の学生は，このような妥当な組み合わせを呪文のような詩で覚えました。
Barbara,
Celarent,
Darii,
Felio.
それぞれの母音を右の4つの式と比べてみてください。

　MaP∧SaM→SaP
　MeP∧SaM→SeP
　MaP∧SiM→SiP
　MeP∧SiM→SoP

考えてみましょう

❶ 下図に基づいて，上の2番目の定式（MeP∧SaM→SeP）にあたる間接推理を作ることができます。次の〔 〕に適当な文言を入れて，間接推理を完成させなさい。

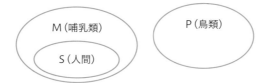

大前提：いかなる哺乳類も〔　　　　　　　〕
小前提：〔　　　　〕人間は〔　　　　〕である
結論　：∴〔　　　　〕人間〔　　　　　　　〕

❷ MaP∧SiM→SiPに該当する間接推理の例を，**下図を参考にして**考えなさい。

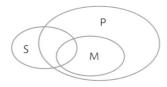

❸ MeP∧SiM→SoPに該当する間接推理について，❷にならってS－M－Pの関係を図に表した上で，適切な例を考えなさい。

◉ 間接推理の4つの格

　ここでは，間接推理の定式として大前提M－P，小前提S－M，結論S－Pという主語－述語の関係の場合（第1格）のみを扱いましたが，他にもあります。

▶「このあたりは例題を示さないで抽象的に書いてありますので，「第1格以外にもあるのだな」とだけご理解ください。

第2格：P－M∧S－M →S－P
第3格：M－P∧M－S →S－P
第4格：P－M∧M－S →S－P

　これらについても，集合の図を描いて考えるとよいでしょう。

　間接推理の第1格〜第4格を共通して，結論はS－Pという形をとっています。また，大前提はMとP，小前提はSとMを組み合わせた形になっています。これは，大前提でMとP，小前提でMとSの関係が示され，そこからSとPの関係が結論されると

▶なお, immediatelyは, 現在は「すぐに, 直ちに」という意味で使われているようですが, 本来は, 先述の「SとPの間にMが入る (mediate する) こと」を否定することで, 「SとPが直接つながる」という状態を示すものでした。

いうことになります。SとPの関係をMが媒介して (mediate), 間接的に (indirectly: SとPが直接つながるのではなくMが間に入って) つなげるということで, 「**間接推理** (mediate inference)」と呼ばれているのです。

③ 行動をもたらす論理

　これまで概観した程度の論理の入門ですと, 言明の真偽を問題にする範囲にとどめておくのが通常のやり方で, 結論が「選択・行動」になるような実践的三段論法や, 「どちらを選んでもまずい」という結論になる両刀論法 (ジレンマ) まで言及することはないのです。

　しかし, 本書の第2部でテーマとなる医療・ケア従事者の倫理においては, 選択・行動の構造, および, それの応用問題でもあるジレンマが重要な事項として登場します。そこで, それらを理解するために, ここでは実践的三段論法と両刀論法を概観しておきます。

■1──実践的三段論法

▶進むにつれてややこしくなってきました。分からなくなってしまった方も本を閉じず, ここでゼロからスタートしてお読みください。以降は私たちの選択・行動が話題になっていますので, 読みやすくなるはずです。

　ここでは, 結論が (行為の) 選択ないし行為自体になるような検討や配慮のプロセスを, 三段論法の推論の形に整えたものを「実践的三段論法」と解して話を進めましょう。例えば, 次のような古代ギリシアのアリストテレスに由来する例を見てみましょう[1]。

> 大前提：脂身の少ない肉は消化がよく, 健康のために摂るのがよい
> 小前提：鶏肉は脂身が少ない
> 結論：鶏肉は消化がよく, 健康のために摂るのがよい

　これを通常の三段論法とみると, 大前提・小前提・結論とも全称肯定言明だと理解できますから, M＝脂身の少ない肉, P＝消化がよく, 健康のために摂るのがよい, S＝鶏肉として, $MaP \wedge SaM \rightarrow SaP$ という形になっていることが分かります。

　では, これを「実践的」というのは何故かというと, 結論が「鶏肉を食べる」という**選択ないし行動に直結している**からだと考えられます。それに対して, 大前提はより一般的な「脂身の少ない肉が消化によいので, これを摂って健康を保とう」といった, 生活上の心掛けを表しています。いくらそういう心掛けがあっても, 「どのような肉

---

1) この例は, 次に示すアリストテレス倫理学書から引用しましたが, それなりの解釈を加え, 三段論法の形として論理的に筋が通るようにしたものです。神崎 繁 (訳)：アリストテレス ニコマコス倫理学. 第6巻第7章 (1141b10-20), 岩波書店, 2014.

なら脂身が少ないか」を知らなければ，「鶏肉を食べる」という健康によい行動は出てきません。ですから小前提は，健康を目指す一連の心掛けを，さらに具体的な選択・行動に結びつける知だと言うことができます。

　そう考えると，この例は，「健康を保つ（ないし回復する）ことを目指す」という，より一般的な生き方の選択があり，それに「消化がよいものを食べると健康に有効だ」という知，また，「脂身の少ない肉は消化がよい」という知が加わった結論として，前述の大前提のような心掛けがあり，それにさらにより具体的な知として小前提が加わる際の選択・行動の構造を示したものと言えるでしょう。大前提も「心掛け」とここでは呼びましたが，生き方に関わる「実践的」な言明であって，事実を語るというよりは，自らの意志の方向付けの表明と理解すべきもののように思われます。

　ここから，実践的三段論法が，第1章で提示した〔〈状況に向かう姿勢〉＋〈状況把握〉⇒選択・行動〕と密接に連関しているとお分かりいただけるでしょう。実は，〔〈状況に向かう姿勢〉＋〈状況把握〉⇒選択・行動〕は，アリストテレス以来の実践的三段論法の解釈（あるいは改釈）に基づくものなのです[2]。

◉ 目的−手段の連鎖

　アリストテレスに由来する鶏肉と健康の例の分析をさらに進めると，目的−手段の連鎖が見えてきます。つまり，その連鎖は次のように表すことができるでしょう（括弧内の部分は，先述の三段論法に明示的には出ていません）。

> （幸福を目指す⇒）健康を目指す⇒健康によい食物を摂る（よう心掛ける）
> ⇒消化がよいものを摂る（よう心掛ける）⇒脂身の少ない肉を摂る（よう心掛ける）
> ⇒鶏肉を摂る（⇒今晩のおかずは鶏肉にする）

　この連鎖は「p→q」が連なっていますが，ここでおおよそのところ，pはqを選択する際の目的，qはpを達成するための手段という関係にある，と言うことができます。

　ここから，この三段論法をさらに分解すると，次のような複数の三段論法の連鎖として理解することもできます（大＝大前提，小＝小前提，結＝結論という略記を使います）。なお，以下で事実の言明ではなく，自らの選択・行動の表明である文は「…しよう」と，便宜的に表現しています。

❶ 大：幸福を目指そう

　小：健康を保てば幸福になる

　結：健康を目指そう

⬇

2）清水哲郎：プロアイレシスとアクラシア．哲学，20/21合併号：136-54，北海道大学哲学会，1985.

❷ 大：健康を目指そう

小：健康によい食物を摂れば，健康になれる

結：健康によい食物を摂ることにしよう

↓

❸ 大：健康によい食物を摂ることにしよう

小：消化がよいものは健康によい食物である

結：消化がよいものを摂ることにしよう

↓

❹ 大：消化がよいものを摂ることにしよう

小：脂身の少ない肉は消化がよい

結：脂身の少ない肉を摂ることにしよう

↓

❺ 大：脂身の少ない肉を摂ることにしよう

小：鶏肉は脂身が少ない

結：鶏肉を摂ることにしよう

↓

❻ 大：鶏肉を摂ることにしよう

小：冷凍庫に鶏肉がある，かつ，唐揚げを作るのは簡単だ

結：（今晩は）鶏肉の唐揚げを作って食べよう

　このように分析してみると，冒頭に挙げたアリストテレス由来の実践的三段論法の例は，この三段論法の連鎖のうち，❺の大前提に❷〜❹をまとめて，この論の出発点となる目指すところとしたものだと理解することができます。

　また，この考え方を敷衍すると，例えば，❸を出発点として，❺までをまとめた推論を次のように構成することもできます。

大前提：健康によい食物を摂って，健康を目指そう（❷〜❸をまとめたもの）

小前提：消化がよいものは健康によく，脂身の少ない肉は消化がよく，鶏肉は脂身が少ない（❸〜❺の小前提を連言で結んだもの）

結論：鶏肉を摂ろう（❺の結論：より説明的にすれば「鶏肉を摂って，健康を目指そう」）

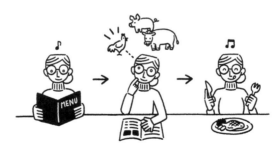

❷──────両刀論法（ジレンマ：dilemma）

　両刀論法は，以下のような形式の進み方をします。次のような映画のシーンを想像してください。

▶すみません，映画「ジュラシック・パーク」的になってしまっています。私は分かりやすい例だと思っているのですが，いかが。

> 映画のヒーローが追手に追われて逃げていくと，分かれ道にさしかかったので，(p) 右に行くか，(q) 左に行くかを思案した。
> 　地図を見ると，右の道については (r)「草原を横切ることになるが，ティラノサウルスが生息しており，襲われる」，左の道については (s)「海を泳いで渡ることになるが，モササウルスに襲われる」と注意書きがついている。しかし，追手に追われているのでどちらかの道を選ぶしかない。したがって，ティラノサウルスに襲われるか，モササウルスに襲われるかというどちらにしても最悪の結果が待っている。

　このような思考の流れを，次に示す形式に従って並べると両刀論法になります。この例の場合は，小前提で，大前提の2つの仮言の前件を組み合わせて選言にしており，結論が，大前提の2つの後件の選言となります。こういう形を「構成的両刀論法」と言います。
　つまり，次のような形に整理できます。

> 大前提（2仮言の連言）：$(p \to r) \land (q \to s)$
> 　右に行けば，ティラノサウルスに襲われ，左に行けば，モササウルスに襲われる
> 小前提（選言）：$p \lor q$
> 　右に行くか，左に行くかしかない
> 結論（選言）：$r \lor s$
> 　∴ ティラノサウルスに襲われるか，モササウルスに襲われるかである

▶念のために。
∴＝故に
それまでに提示したことを受けて「したがって（または故に）…となる」という流れを示す記号です。

　この例の場合，道の選択肢は2つしかありませんが，どちらを選択しても最悪・最強の恐竜に襲われるという結末が予測されるので，こういう状況になってしまった人はどうしたらよいか，考えあぐねることになります。これを両刀論法の古代以来の用語を採って，日本語でも「ジレンマ」と呼ぶようになったのです。
　整理すると，結論は「ティラノに襲われるか，モサに襲われるか」となり，これについて，さらに解説で「どちらにしても最悪の結果です」などと付加することになります。そこで，(t)「最悪の結果になる」というところまでを論法に入れた整理をすると，次のようになります。

> 大前提（2仮言の連言）：$((p \to r) \to t) \land ((q \to s) \to t)$

右に行けば，ティラノサウルスに襲われ最悪の結末になる，また，

左に行けば，モササウルスに襲われ最悪の結末になる（2つの仮言の後件に評価
を付加する）

小前提（選言）：p∨q

右に行くか，左に行くかしかない

結論（選言）：t

∴いずれにしても，最悪の結末になる

　両刀論法には，小前提で大前提の2つの仮言の後件の否定を採って選言にする形式
もあり，この場合，結論は大前提の2つの前件の否定の選言となります。こういう形
を「**破壊的両刀論法**」と言います。例えば，

大前提（2仮言の連言）：(p→r)∧(q→s)

彼が私を好きなら私に会おうとする，かつ，彼が近くにいれば私に会える

小前提（選言）：〜r∨〜s

彼は私に会おうとしないか，私に会えないか，である（彼に会えていないという
事実からそれの解釈としてこの選言が出てくる）

結論（選言）：〜p∨〜q

∴彼は私を好きでないか，近くにいないかだ

　両刀論法の例を作ろうとすると，どうしても私たちの選択・行動や幸福といった方
向の例になってしまう傾向があります。両刀論法すなわちジレンマは，選択・行動の
場面で，選択肢のどれを選んでもまずいことになるので，選ぶことを躊躇してしま
う，といった状況に根差すものなのでしょう。

❸───ジレンマと実践的三段論法

　通常私たちが「ジレンマ」というと，行為の主体がこのような「右にも左にも行け
なくなる」という状態を示しています。例えば，私が「おいしいものが食べたい」と
思っており，同時に「太りたくない」とも思っているとします。さて，訪問先でおい
しそうなケーキが出てきました。そうすると，私は，「食べたい，でも食べると太る
なあ──それは困る，太りたくない，でも食べたい…」と迷ってしまうでしょう。〈食
べたい〉と〈太りたくない〉という2つの姿勢が同時に顕在化すると，まさに「あちら
立てれば，こちらが立たず」状態になってしまいます。

　先の両刀論法の説明に合わせてこの例を言い直すと，「出されたケーキを食べるか
食べないかである／食べれば（食べたいという欲求は満たされるが）太ってしまうし，
食べなければ，（太らないで済むだろうが），食べたい欲求が満たされない」というジ

▶このあたり，第1章以
来の選択・行動の構造
と実践的三段論法とジ
レンマの間を結びつけ
る作業で，第7章以下
のための準備です。こ
こを飛ばしても第7章
以降は読めますので，
ご安心ください。

レンマになります。

> 大前提（2仮言の連言）：(p→r) ∧ (q→s)
>
> 　ケーキを食べれば太り，食べなければ食べたい欲求が満たされない
>
> 小前提（選言）：p∨q
>
> 　食べるか，食べないかである
>
> 結論（選言）：r∨s
>
> 　∴ 太るか，食べたい欲求が満たされないかである

このジレンマの構造に，実践的三段論法の構造を入れ込むと，次のようになります。

> 大前提（2仮言の連言）：(p→r) ∧ (q→s)
>
> 　食べたい欲求からケーキを食べれば太りたくないのに太り，太りたくない思いから食べなければ食べたい欲求が満たされない
>
> 小前提（選言）：p∨q
>
> 　食べたい欲求からケーキを食べるか，太りたくない思いから食べないかである
>
> 結論（選言）：r∨s
>
> 　∴ 太りたくないのに太るか，食べたい欲求が満たされないかである

ここでは，p（食べたい欲求からケーキを食べる）とq（太りたくない思いからケーキを食べない）の内容がそれぞれ実践的三段論法の構造（**下表**）になっていて，両者が両立しないために，どちらも選べなくなっているのです。

	pの構造	qの構造	
大前提	おいしいものが食べたい	太りたくない	状況に向う姿勢
小前提	このケーキはおいしそうだ	このケーキを食べると太る	状況把握
結論	このケーキを食べる	このケーキを食べない	選択・行動
	r：太りたくないのに太る =～q	s：おいしいものが食べたい欲求が満たされない =～p	選択・行動の結果

先の分析では，p・qとr・sを別々に考えていましたが，この表の最下行でrとq，sとpが内容的に関連していることを示しておきました。この理解を前述のジレンマの構造に反映させると，次のようにも言えます。

> 大前提（2仮言の連言）：(p→～q) ∧ (q→～p)
>
> 小前提（選言）：p∨q
>
> 結論（選言）：～q∨～p

そこで，ジレンマ関係にある両立しない選択・行動の構造を，次のように表現してよいことになります。つまり，「おいしいものが食べたい」と「太りたくない」は，「食べる」と「食べない」という相反する選択・行動を結果するので，「あちら立てれば，こちらが立たず」状態で両立しません。しかし，2つの状況に向かう姿勢は並存しているので，どちらを選ぶかについて「ジレンマ」になるのです。

> ジレンマ一般の構造
> 〈状況に向かう姿勢〉＋〈状況把握〉⇒ 選択・行動
> 〈おいしいものが食べたい〉＋〈このケーキはおいしそうだ〉⇒食べる（という選択・行動）
> 〈太りたくない〉＋〈このケーキを食べると太るおそれがある〉⇒食べない（という選択・行動）

　本章の内容は，読んだだけでは理解しにくいでしょう。理解は論理の力，すなわち正しく論を進める力と共に身につくものだからです。正しく論を進める力をつけるには，ここで扱ったことをいろいろな実例で練習する必要があります。その点，数学と同じところがあります。数学もまた正しく論を進めることが肝腎な，論理と親和性のある領域ですからね。

　皆さんは，ご自分の働く医療・ケアの領域で練習問題を見つけて，練習してみてはいかがでしょう。また，第2部と第3部には練習材料がいろいろありますので，そこで練習を続けていただければとも思っています。

第5章
科学的知識

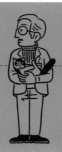

　第3章では，証拠なしに直接明らかな事実およびそれとの関連で意味が決まり，事実だと認定されるためには証拠を必要とする，遠くの，あるいは小さな，あるいは過去や未来の事実等について考えました。ここで取り上げた事実は，個別の事実でした。

　第4章では，1つまたは複数の事実（真なる言明）を前提した場合，そこから論理的推論により帰結する事実について検討しました。

　これらに続けて第5章では，科学的事実とそれについての私たちの知識をテーマとして，科学的事実とは何か，私たちはどのようにしてそれを見出してきたかを概観します。

1 世界についての知識と科学的知識

❶────知識

　私たちはいろいろな事実（ないし事実かもしれないこと）について，「知っている」「知らない」と日常的に言い合います。このような際に，私たちは，「知っている」と言って何を言っているのでしょうか。また，「知っている」は「分かっている」などの類語と同じことでしょうか，違いがあるのでしょうか。

◉ 知識と理解／ knowledge – understanding

　まず，「知っている」と「分かっている」とは同じではないことを確かめましょう。

〔例〕「君の主張は分かったけれど，私は同意しません」

　この文では，何かについて理解した（＝分かった）ことと，その理解した内容に同意することが区別されています。「私」が「君の主張」に同意するならば，「私」はそこで同意した内容を，自分でも主張することになります。また，その内容を主張する場合，「私はそのことを知っている」という場合があります。しかし，同意していないならば，決してそのことについて「知っている」とは言わないでしょう。

◉ 知識の根拠

何かを「知っている」と主張する時には，「知っている」と言えるための根拠・理由が必要です。

〔例〕「あそこにいる人は誰だろう？ 君，知ってるかい？」
　　　⇒「知ってるよ，シミズさんだよ」
　　　⇒「どうして知ってるの？」
　　　⇒「さっき挨拶した時，シミズだと言ってたからね」

軽い気持ちで「知っている」という場合，この例のように，本人がそう自称していたという程度の根拠である場合もあります。

このような「知っている」の説明に対しては，さらに次のように突っ込まれるかもしれません。

「挨拶した時，先方がシミズだと言ったからって，どうしてそれを無批判に信じてしまうんだよ」
「いや，周りの人もシミズさんの自己紹介を聞いていて，違和感ないようだったしね」

このようなやりとりを続けて，「どうしてそう言えるのか」の**根拠**を辿ると，どこかで，もうそれ以上はさらなる**根拠**を挙げることができない根拠・理由に行き着くでしょう。

では，さらに遡れない根拠・理由については**信じている**（＝根拠なしに真だと思っている）ことになるのではないでしょうか。あるいは，その根拠・理由が**直接明らかな事実**である場合，そもそも直接明らかな事実は**知っている**ことではなく，**信じている**ことだとするべきでしょうか。

こうしたことについては，すでに第3章で直接明らかな事実について検討しました。それはことばに共に参与している私たちの間で，ことばが通じ合っているという仕方で，合意が成り立っていることだと言えるでしょう。ことばの使い方について分かり合っていることと，ことばを使って，世界にあることを把握していることとが表裏一体のこととして現れているような場面です。そこでは直接明らかな事実についての直接明らかな知が成り立っている，と言えましょう。

第3章でテーマとした，直接明らかな事実およびそれとの関係において理解される諸事実に関する知識について振り返ると，以上のようなことになります。この限りでは，事実は**個別の事実**です。

❷────科学的知識

　これに対して，本章で取り組む科学的知識は，個別の事実ではなく，いわば個別の事実を集め，そこに見出される一般化された（個別の事象に共通する）事実について成り立つものだということができます。

> 太陽はずっと昔から変わりなく毎朝東から昇ってきた（事実についての記憶）
> ⇒太陽は常に毎朝東から昇る（帰納法）∴太陽は明日も東から昇る

　これだけでは，まだ自然科学的な知識とは言えないでしょう。経験的に私たちはこのように判断しています。しかし，世界を見て，そこに定期的に繰り返される事象を見出し，繰り返しに法則性を見出すという手続きが自覚的になされていく時，〔科学の方法による観察の積み重ね⇒法則性の発見〕というプロセスの結果として，世界の動きの法則性についての科学的知識が成り立つと言えるでしょう。

◉ 世界を参照しないと分からないこと────参照しないで分かること

　「今，この教室には78名の学生がいます」──この言明が真かどうかは，その時点で調べて確認することが可能です。教室内の学生を数えている際に，私たちは世界を参照しています。

　「未婚者は，未だ結婚したことがない」──こう私が発言したとしましょう。その時，私は未婚者がいるともいないとも言明していません。未婚者を一人ひとり調べて，未だ結婚したことがないかどうかチェックしてもいません。では，「未婚者は未だ結婚したことがない」と，私は勝手に推測して発言しているのでしょうか。ここで，次のように問うてください。

　もし，未婚者を探して結婚歴の有無を調べた結果，ある未婚者について結婚したことがあると分かったら，どうなりますか？

　「未婚者には，かつて結婚したことがある人もいる」となるでしょうか？　否，そうではなく，「その人は未婚者ではない」とされるでしょう。

　つまり，「未婚者は，未だ結婚したことがない」ということは，世界を参照した結果分かることではないのです。むしろ，「未婚者」という用語の意味に関わる発言というべきでしょう[3]。ここから，次の2種の区別がでてきます。

---

3) 清水哲郎：世界を語るということ─「言葉と物」の系譜学．岩波書店（双書 哲学塾），2008.

事実について語っているか，言葉の意味（使い方）について語っているか

総合判断（命題）：世界を参照して判断する

分析判断（命題）：世界を参照しないで判断できる

　なお，「未婚者」が「未だ結婚していない者」と定義できるとしても，「結婚する」ということには幅があります。文化相対的です。すなわち，どうであれば，「結婚した」と言えるのか。法的な，戸籍を調べること？ 事実婚？ 同性間についても使える？ といったことは，文化によりさまざまですし，現在の日本においても変わる可能性が現実にあります。言い換えると「未婚者」「結婚する」等々の言葉もまた，ことばのネットワーク全体の中で意味が決まるといえましょう。

　こう考えると，総合判断と分析判断という区別を紹介しましたが，後者は世界を参照しないで判断できると言っても，ことばの使い方自体が文化相対的であって，前者から絶対的に独立しているわけではない，と但し書きを付けて理解するべきでしょう。

◉ 必然的と蓋然的

　第4章のテーマであった論理も，世界を参照しないで適切かどうかを判断できるものです。世界を参照しないということは，世界の状況がどうであっても推論ないし判断は動かないということですから，判断の真偽は動くことがない，つまり，必然的に真ないし偽であることになります。「ある未婚者は結婚している」は必然的に偽であり，「p→qが真であれば，～q→～pが真である」は必然的に真です。

　これに対して，世界を参照して判断していることは，一般に「蓋然的」です。つまり，世界を参照して把握した限りでは，かくかくと判断できるが，世界についての情報が変われば，また，世界自体の状況が変化すれば，判断は動く可能性があるのです。ですから，そのような判断は必然的ではなく，「蓋然的」（相当程度確かである）とされます。

?　考えてみましょう

　ここで導入した「必然的」と「蓋然的」の違いを，第3章で考えた「直接明らかな事実」についての判断に適用すると，どちらになるでしょうか。直接明らかな事実についての判断は，世界を参照してできる判断です。しかし，その参照する場面は「ここに…がある」という論理構造の使用法および「…」に入ることばの意味が決まる・ないし確認される場面です。ここのところをどう考えたらよいでしょうか。

　ここで，直接明らかな事実は個別の事実です。では「蓋然的」とされる事実はどのようなものでしょうか。少し考えてから，次頁に進みましょう。

2 科学的事実を見出す方法

　科学的事実は科学的知識の対象ですから，科学的事実を見出す方法は，科学的方法に他なりません。それについては，ごく一般的な説明は前節でしましたが，ここではもう少し立ち入って考えておきましょう。まずは帰納法について，それが適切な方法と言えるために，大前提となっていることなどを検討しましょう。

■────現象と帰納法

　帰納法（induction）とは，複数の個別の事実（現象）に基づいて，普遍的（一般的）な事実（法則など）を見出す考え方です。例えば，以下のようなものです。

> 太陽は私たちが知る限りは，古来ずっと毎日東から昇り，西に沈んできた
> ⇒太陽は恒常的に毎日東から昇り，西に沈む
> ∴明日も東から昇り，西に沈むだろう

　この論の進め方は，第4章で扱った厳密な論理では認められません。ここでは「**自然の動きの恒常性・法則性***」が論を進める際の大前提になっていますが，「自然の動きが恒常的である」ということ自体は直接明らかな事実でも，そうした事実を根拠として論理的に帰結することでもありません。

> *自然は一定の条件の下では常に同じ動き方をする，ということ（条件が同じなら動きも同じというところに法則性があります）。

　かつ，「複数の個別の事実」に基づくというが，いったいどのくらいの数の個別の事実を観察すれば，そこから「一般にこうだ／こういう法則がある」と言えるのかが一概に言えません。たくさんの数を観察して一般化したとして，今後それに反する事実（反証）が見出されたら，その一般化は覆るのです。

　近年の例でいえば，これまでの観察・調査に基づいて，「このくらいの防潮堤にしておけば津波の害は防げる」としてきたことが「想定外」の震災が起きたことにより，覆ったのでした。

　要するに，世界を参照しつつ帰納法を使って得られる法則などの普遍的事実についての判断は蓋然的なものです。

◉ 帰納法の例：薬剤の効果を確認するための科学的手続き

　医療に関わる臨床研究のやり方を例に挙げて，帰納法が科学的研究にどう使われているかを見てみましょう。薬剤Aについて製品化を進めている会社は，Aについてあ

る効果（薬効）を見込んでいます。その効果があることを科学的事実として主張するために，被験者（＝その人に薬剤を投与して効果を験す人）にAを実際に使ってみなければなりません。そのような臨床研究を通して，薬効があるかどうかをはっきりさせるためには，どのようなプロセスが必要でしょうか。

❶多くの人にAを使ってみて，「あの人も効いた」「この人も効いた」…と，効果があった例をたくさん挙げる。
←→いくらたくさん挙げても「効く」と結論することはできません。
∵「この薬剤に効果があるからだ」という説明以外にも，同程度の蓋然性がある説明が可能です。偶々効いた人だけを集めた結果かもしれません。効かなかった人を集めたら，効いた人よりも多いということになるかもしれません。

そこでこれらの疑いを払拭するために，試験の方法を次のように改めました。

❷それなりの数の人に投与し，そのうち何人に効果があったかを調べる
←→まだだめです。
∵他に共通する原因があるかもしれません。例えば，効果があった人たちは，別の薬剤なり運動なりをしており，それらが効いただけかもしれません。そこで，

❸薬剤B（現在効果があるとされて使われているもの）と比較する。薬剤Bにあたるものがない場合には，偽薬（プラセボ：何の薬効も害もないとわかっていて，みかけだけAと同じようなもの）をBとして使う。そして，薬剤Aと薬剤Bをそれぞれそれなりの数の人に投与し，投与した結果を比較する。
　また，効果に影響するかもしれないこと（他の薬剤や食べ物，運動）があれば，それについて試験に参加した人たちの間で条件を同じにする方策をとります。
←→まだだめです。
∵Aを使う人と，Bを使う人を無作為に選んでないかもしれません。例えば，効きそうな人を選んでAを使い，条件の悪い人を選んでBを使うというようなことをすると，公平な結果になりません。

❹Aを投与する人と，Bを投与する人を，無作為に（at random）に選ぶ〔randomized controlled trial（RCT）：ランダム化比較試験〕
←→まだだめです。
∵使う本人がAとBどちらであるかを知っている（または，知っていると思っている）と，心理的な要素が影響するおそれがあります（プラセボ効果など）。また，投与する医療側も被験者に投与しているのがAかBかを知っていると，医療側の心理的な違いが，本人に影響するおそれがあります。

▶こちらも念のために。
∵＝なんとなれば（何故ならば）
その前に提示したことの理由をこれから説明する，ということを示す記号です。

❺上記❹のRCTをダブル・ブラインド（double-blind test/study: 二重盲検法）で行う。

「ダブル・ブラインド」とは，投与する（試験実行）側もされる（被験者）側も，投与されている薬剤がどちらか分からないようにすることをいいます。

←→これなら大丈夫，公平な結果が出るでしょう。

こうして，「二重盲検ランダム化比較試験」というやり方で，薬剤の効果以外の理由により比較結果が左右される可能性を排除した試験をした結果，薬剤Aが有意に効くとなると，ここで得られたデータ（観察できる事象）を説明する，もっとも合理的な説明として，「薬剤Aには製造者が主張する効果がある」が結論できることになります。

❷─── 観察された事実（現象）に基づいて，観察できない機序を推測する

ただ観察された事実を一般化しただけの「太陽は毎日東から昇り，西に沈む」では，これまではそうだったというだけで，今後想定外の事態が起こらないとは限りません。つまり，「これからもずっと太陽は毎日東から昇り，西に沈む」は蓋然的に真であるとしても，その蓋然性はそれほど高いとはいえません。

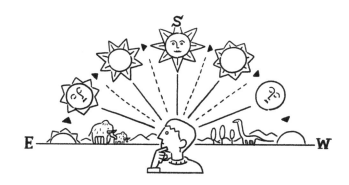

私たち人類は，そこで「太陽は東から昇り，西に沈む」と私たちに見える結果の背後にある自然の構造について，古来想像を巡らしてきました。天動説を描いた絵画等に，目に見える事象がどのような仕組みで結果しているかについての，その当時の考えが現れています。

ところで，「どうして太陽は恒に毎日東から昇り，西に沈むのだろう」と，その事象の理由を，天動説を示す絵画のように捉えると，太陽，月，各惑星，恒星という多種類の別々の動き方を想定せざるを得ません。そして，「動かしているのは全能の神だ」という説明をすると，神がその気になれば，恒常的な動きをいつでも変えたり止めたりできるということにもなるのです。特に各惑星などはてんでんばらばらに動いているように見え，それらの動きを神がコントロールしているのであれば，太陽の動きがこれまで恒常的であったのは，神の意志によるのであり，神がその気になればいくらでも別様の動きになり得るのです。

実際，ユダヤ教・キリスト教の正典である聖書（キリスト教の立場からは旧約聖書）には，神の力により太陽が約1日の間真昼の位置に止まった（月も動かなかった）という話が出ています[4]。「奇跡」と呼ばれることは，しばしば自然の恒常性に反する出来事を指しています。人々はそういうことが起きる可能性を信じる場合もあるわけです。

　「太陽は恒常的に毎日東から昇り，西に沈む」という事象の背後にある自然の構造（機序・メカニズム）を見出そうとする努力を自然科学はしてきました。あるいは，むしろ，その努力が近代自然科学の成立につながったというべきでしょう。
　すなわち，太陽の前述の動きだけではなく，恒星は太陽に比べて毎日4分ずつ早く東から出る，月は毎日50分ずつ遅くなる，月はほぼ30日周期で満ち欠けするといった，天体の見かけ上の恒常的な動きに基づいて，それらを統一的に説明できる機序を見出そうという探求でした。
　その結果，地球の自転と太陽の周囲を動く公転という理論，さらにはこの理論によれば天体の動きを地上の物体の運動と同じ原理（万有引力など）で説明でき，これまでふらふらと迷走しているように見えた惑星の動きまでもが，この同じ1つの原理から説明できるということが提示されるに至ったのです。
　このようにして成立した地動説の考え方もまた絵画に描かれますが，それは天動説のいくつもの天体が別々に動くという考え方から，すべては1つの原理に従って動いているという考え方になり，全能の神を信じることに違いなく，太陽を真昼の位置に長時間止め続けるといった奇跡も否定はしないとしても，それは神自らが創造した宇宙の原理に反することであり，そういうことが時に起きることの蓋然性は非常に低いと考えられるようになったと推定できましょう。つまり，自然科学が見出した原理に従う自然界の動きの恒常性の蓋然性は相当高まったのです。
　こうした理論が仮説として立てられて以降も，そこからどのような現象が観察されるはずかを理論的に割り出し，実際の観察によりそれを確かめるという作業により，仮説は補強され続け，また，さらに視野の広い理論が生まれる，というようにして，人類の自然科学的知見は進化してきました。

　以上，地上から観察される太陽や星の動きに法則性を見出し，さらにはそれら見かけ上の動きや法則を説明できる自然の構造についての理論を考え出すという過程を見てきました。こうした探求のプロセスで働いている合理的な思考全体を，帰納法として説明していたこともありました。確かに，個々の事実（現象）からそれを一般化した帰結（現象）を見出すプロセスは帰納法を使っています。しかし現在では，単数ないし複数の一般化された現象から，そのような現象の背後にある構造（機序）を推

4）旧約聖書ヨシュア記10:12-14.

定・発見するプロセスは，帰納法とは区別して「**アブダクション**（abduction）」として理解されるようになってきています。

アブダクションについて理解するために，「ブラックボックス」と呼ばれる装置のことを考えてみましょう。ブラックボックスは機械装置ですが，内部がどうなっているのか見えません。ただ，この装置にどういう入力（働きかけ）をすると，どういう出力があるかは分かります。アブダクションは，ブラックボックスの仕組みがどうなっているかと，その内部構造を，入力・出力の観察に基づいて推定する論理的プロセスであると言ってよいでしょう。

科学者がもっているのは，一般化された諸現象（事象）です。それはこれから見出そうとしている自然の仕組みから生じた結果です。ですから，「自然の側にこういう仕組みを仮定すると，これらの諸現象が結果することを説明できる」という仕組みの候補を見出すのがアブダクションです。

天動説や地動説は，共に，天体の動きに関する観察結果から，その背後にある天体の構造を推定するアブダクションの結果に他なりません。

◉ オッカムの剃刀／思考節約の原理

アブダクションという方法の限りでは，諸現象が結果することを説明できる機序について複数の候補が考えられる場合もあります。天動説と地動説は，どちらも天体を観察した結果（諸現象）を説明しようとする世界の構造についての理論でした。このような場合にどちらの候補を採用するかについて，「**オッカムの剃刀**（Ockham's razor）」または「**思考節約の原理**（principle of parsimony）」と呼ばれる方法論が科学のいろいろな分野で使われています。これは次のように説明されます。

- 観察された諸事象を説明する諸理論のうち，もっとも少ない仮定に基づいて説明できる理論を選択せよ。
- 同様のデータを説明する仮説が2つある場合，より単純なほうの仮説を選択せよ。
- 必要がないのに，多くのものを立ててはいけない（オッカム自身による「剃刀」の表現）。

例えば，天文学的観測の結果として蓄積されたデータを，できるだけ少ない原理（原因）により説明できる理論が，より良いということになります。これを適用すると，地上の物体の運動と天体の運動を，惑星の動きまで含めて，同一の原理から説明できる地動説が選ばれることになります（ただし，これは必ずしも実際の歴史的経緯ではなさそうです）。

もう1つの例を挙げますと，ヒトと他の類人猿種間のゲノム上の塩基配列の違いから，種間の系統関係（進化の歴史）は**次頁の図**のように推定されています（新しい事実が発見されると改訂される可能性がある，現時点での判断です。かつ，「ゲノム上の塩基配列」というデータ自体も，観察される事実と諸前提から推論された結果で

▶ここの「オッカムの剃刀」の説明は後世の誤った解釈です。
オッカム自身は「必要がないのに」ではなく「論理的必然性がないのに」と訳すべき主張をしていました。科学的というより，論理的な考え方だったのです。

す）。

　この枝分かれに関する説は，右にある，ヒトとその他の類人猿間のゲノム配列の違いについて，ゲノムの変異が起きた回数をできるだけ少なくする説明になっています。

ヒトと類人猿の塩基配列

	12345678910…
テナガザル	AGTGCGTAGTGGG…
オランウータン	AGTGCGTCGTGGG…
ゴリラ	AGTGGGTCGTGGG…
チンパンジー	AGTGGGTCGCGGG…
ボノボ	AGTGGGTCGCGGG…
ヒト	AGTAGGTCGCGGG…

〔沓掛展之：チンパンジーはヒトとどこまで近い？，マハレとチンパンジーについてもっと学ぼう，マハレ野生動物保護協会，2015．http://mahale.main.jp/50th/panels/08.html（2021年10月22日アクセス）〕

❸───科学的探求において前提されていることのうち，もっとも基本的なものは確認されず，ただ信じられているのみかどうか

　すでに，現在の直接明らかな事実は知っていることなのか，信じていることなのか，といったことに言及しました（☞p.30参照）。ここでは，世界の恒常性というような，科学的探究をする際に根本的な前提としているようなことを取り上げて，それらは私たちが生まれてから人間社会の一員として教育されるプロセスを通して，いわば「刷り込まれ」信じているだけのことではないかという議論を取り上げます。こういう議論を提起する立場から見てみましょう。

▶このあたりは，私自身は面白いと思っているのですが，直接第2部以降には影響しません。気楽に読んでみてください。

立場1：最も基本的な知には根拠がない⇒したがって刷り込まれた／信じていることに過ぎない

　この有名な主張に，「世界はずっと古くからある」という根本的前提に対するものがあります。おおよそ次のように論じられます。
　「私たちが暮らすこの世界はずっと昔からある」ということは，歴史学・考古学にとっての根本前提であり，この前提が崩れたならば，それらの学は成り立たないでしょう。では，「世界がずっと昔からある」ということは，何か根拠を挙げて証明できることでしょうか。否，この前提自体は証明できず，私たちはこれを頭から信じ込んでいるだけなのです。
　ここで，世界が古くからあることを証明することはできないことを，次のように論じます。

　世界が5分前にそっくりそのままの形で，すべての非実在の過去を住民が「覚えていた」状態で突然出現した，という仮説に論理的不可能性はまったくない。異なる時間に生じた出来事間には，いかなる論理的必然的な結びつきもない。それゆえ，いま起こりつつあることや未来に起こるであろうことが，世界は5分前に始まったという仮説を反駁することはまったくできない。したがって，過去の知識と呼ばれている出来事は過去とは論理的に独立である。そうした知識は，たとえ過去が存在しなかったとしても，理論的にはいまこうであるのと同じであるような現在の内容へと完全に分析可能なのである。

〔B.Russell：The Analysis of Mind. London: George Allen & Unwin, 1921／竹尾治一郎（訳）：心の分析．p.160, 勁草書房，1993〕

　つまり，誰かが「世界はずっと昔からあるどころか，今から5分前に突然出現したに過ぎないのだ」と主張した場合に，その主張を証拠を挙げて論理的に反駁することはできない，というのです。そうすると，多くの人は自分の記憶を証拠として挙げるでしょう。「何を言っているんだ，私は10分前のことをよく覚えているよ。20年前のことだって覚えている。それなのにこの世界が今から5分前に，パッと出現したと君は言うのかね？」。そうすると，5分前出現説を主張する人は「そうそう。そういう10分前の記憶，20年前の記憶をもった状態で，5分前にパッと出現したんだよ」と答えるのです。歴史的文書や化石等の，通常「世界がずっと昔からある」ことの証拠になりそうなものについても，「古文書は古文書のような古びた姿で，化石は化石のような形態で，5分前に出現した」と主張するでしょう。

　つまり，歴史学や考古学を支える大前提「世界はずっと古くからある」は，証明できない──なぜなら，「今から5分前に突然出現した」という主張を覆すこともできないから。したがって，私たちは「世界はずっと昔からある」という考えを刷り込まれ，皆と一緒に信じているに過ぎない，というわけです。

　これに対して，次のような考え方が対立します。

立場2：最も基本的な知⇔枝葉の知といった区別をしない⇒知のネットワーク全体としての整合性によって，それらが事実であることが確認される

　この立場からすると「世界は古くからある」という大前提と，「これは50万年前にこの辺にいたナウマン象の化石である」「この古文書は900年前に書かれ，ある時からXX家に伝わってきたものである」等々の個別の知とは，一方的に前者が後者の成り立つ場を創る根本的な知であるというわけではなく，相互に支え合っていることになります。ですから，「世界は古くからある」を支えるために，こうした考古学・歴史学的証拠をもち出すのは，あながち見当外れということでもないのです。ただ，こうした証拠が一方的に「世界は古くからある」という知を支えているということではなく，後者が前者の知が成り立つ場を拓いているという関係もあり，結局相互に支え合って

いることになります。

　こうした知が相互に支え合い，絡み合って整合的な全体を作っていることが，これらが事実であることを私たちが共同で肯定する根拠になっています。

　日本語は「腑に落ちる」とか「平仄が合う／辻褄が合う」といった表現で，複数の知が整合的に絡み合っている状況を把握して，それらに納得する私たちの確認のあり方を示しています。

　また，ここに新たな事実が発見された場合に，これまで整合的であった全体に変更を加えることなく組み込まれる場合は問題ないのですが，この新たな事実を組み込んで全体を整合的に保つためには，既存の知の一部に修正を加える必要がある場合があります。その時には，前述のオッカムの剃刀を使って，最小限の修正で全体を整合的にできるようなやり方が採られます。ですから，「世界は古くからある」というような，それに変更を加えたら膨大な知の束に変更を加えないと全体の整合性が保たれないような修正は，それ以外に整合性を保つ道がないとならない限り選ばれません。つまり，膨大な量の知が支え合って全体として整合的なネットワークを構成しているわけですが，そのネットワークの中には，動きやすいところと動き難いところがあるには違いないのです。ただし，それはもっとも根本的な知と枝葉の知と呼べるような違いではない，というべきでしょう[5]。

　ここから振り返ると，立場1が持ち出した「世界は古くからある」に代えて「5分前にすべてがパッと現れた」ということを立てるということは，膨大な知に変更を加え，膨大な語彙の意味を変えないと整合的全体にできませんので，オッカムの剃刀の方法に大いに反することになります。

－－－－－✎－－－－－

　本章では，現在に至る科学的方法論による探求の成果である科学的知識について，その成り立ちおよび評価について，概観しました。医療・ケア従事者は専門的知識を駆使しながら，ケアする相手のためを思って活動をしています。その際の専門的知識は自然科学，人文・社会科学といった区別はありますが，科学的知識には違いありません。それを適切に信頼しつつ（すなわち，不信に陥らず，かといって過度に信頼したり鵜呑みにしたりせずに）使っていくために，私たちがもっている知識を時に振り返って見ることは有効だと思っています。

5）ここで私なりに構成した立場2については，詳しくはW.V.クワインの「知識の全体論」を参照。分かりやすい解説としては，丹治信春『クワイン ホーリズムの哲学』（平凡社，2009）があります。

第2部

市民の倫理／
医療・ケア従事者の倫理

　第5章までの第1部では，人間の知的営みについて，特に私たちが事実ないし真理と看做（みな）していることは，事実だと，あるいは真だとどうして言えるのかについて検討してきました。私たちが自らの選択・行動を決める際には，状況について事情を適切に理解していなければなりません。そこで，私たちの知について検討したのです。

　これらに続いて，第2部では，医療・ケア従事者として私たちが社会的に求められている，倫理的に適切な行動について検討します。ここでは，適切な選択や行動のためには状況の適切な把握はもちろん不可欠ですが，それと並んで，あるいはそれ以上に状況に向かう姿勢が要となります。

　状況把握は同じでも，私たちが状況に向かいどのような方向に向かおうとしているかで，結果する選択・行動は全く異なるものとなり得ます。また，状況に向かう姿勢の方向性の違いにより，同じ現実に直面しても，状況把握自体が異なるかもしれません。

　そういうわけで，第2部では，状況に向かう姿勢を要としつつ，それと状況把握との組み合わせにより，より具体的な状況に向かう姿勢が生じ，倫理的に適切な選択・行動が結果するところに注目して，医療・ケア従事者の倫理を概観します。

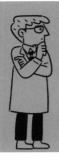

第6章

人間の行動と知・情・意

　人間における倫理という文化をめぐって考える際にも，〔状況に向かう姿勢＋状況把握⇒選択・行動〕という枠を前提して考えます。この枠のうち，状況把握については人間の知が働いています。状況に向かう姿勢については，倫理的な場面では人間の意志が働いていると伝統的に考えられてきました。

　しかし，倫理という限定を取っ払って考えると，人間の行動には，情に発した結果，あるいは情によって左右された結果であるものが，しばしば見受けられます。倫理的な行動についても，情は無関係ではありません。人に対する愛は意志的なものでしょうが，しばしば愛は相手に対する情と絡まっているように思われ，逆に正義は悪に対する怒りの情と関連します。

　現状を把握することから始め，人類の進化の歴史を思索において遡り，推察すると，そもそも理性的な要素のある意志に先立ち，それの萌芽として人類に進化の過程でいつしか遺伝的性質として備わった情の発動がありそうです。

　こうした見込みから，本章では「情が行動を惹き起こす」ということについてまず理解し，そこから，情の働きを知がコントロールすることにより情が知的に陶冶（とうや）されたものへと展開した結果として，意志や洗練された美意識等を説明することへと進みます。

1 情と選択・行動

　私たちの選択や行動は，知的なものだけから発するわけではありません。序（第1章）で見たように，私たちの日常的な選択・行動において，状況に向かう姿勢が知的な把握を行動へと方向付けるものとしてありますが，ここにはしばしば**情に由来する方向付け**が入ります。誰かの行為について，相手が酷（ひど）いことをしたという状況の把握に伴って，怒りの情が起き，激情となった怒りに方向付けられて相手にさらに酷いお返しをするといった場合，**情が私たちの行動を駆り立てている**のです。

　あるいは，苦しんでいる仲間を見て，「かわいそうだ」「なんとかしてあげたい」という情が起きることがあります。しかし，そこで相手が苦しんでいるという把握はしていますが，どのようにすることが相手にとって最善かについて知的な把握をしていないと，結果として情に任せた，相手を助けることにはならない行動で終ってしまう

こともあるでしょう。また，**ケアする相手の気持ちを理解する**際には，単に相手の知的認識ないしはその表出を理解するだけでは不十分で，相手の気持ちの重要な部分として，相手の**内に起きている情を理解する**必要があります。

❶───快・不快と情の働き

情について理解するために，いろいろな情を挙げながら検討しましょう。

◉ 感覚に伴う（physicalな）情

まず，感覚に由来する情があります。身体に起源をもつ（physicalな）感情ということができます。諸感覚が働いて，ものを見たり，音を聴いたり，臭いを嗅いだり，ものを味わったり，堅いとか柔らかいとか触ったりして感じる限りでは，私たちの周囲の世界を感覚的に認識する働きをしているのであって，情とは言わないでしょう。しかし，私たちがそのように身体により内外に働きかけ・働きかけられつつ，対象を感じ分ける（＝感覚・知覚という働き）際に，それに伴って「快・不快」の感じ，ないし「好悪感」が生じている時，それは「感覚に由来する（感）情」と言うことができます。

ここで単なる感覚と情を区別する際に，「好悪感」「快・不快感」というポイントを示しました。このことからすでに，情が選択・行動を方向付けるものであることが理解されます。「好悪」すなわち「好き・嫌い」という情（愛・憎とも言えますね）は，相手に近づく─遠ざかるという気持ちの動きであって，それは身体的な接近─忌避の動きを惹起する「ベクトル（方向性と大きさをもつ力）」を伴っています。つまりは，情が「状況に向かう姿勢」となることが，大いにあり得るということです。

同様にして，「快・不快」も，快い状態には「なりたい」「長く浸っていたい」といった接近するベクトルが伴いますが，不快な状態は，「避けたい」「脱したい」といった離反するベクトルが伴います（このような方向の力ないしベクトルが伴うことが，「快い」・「不快だ」ないし「好き」・「嫌い」という語の用法に含まれているとも言えるでしょう）。

> **？ 考えてみましょう**
>
> 以上のことを，次のような感覚に関わるプラスないしマイナスの情を表す語について，確認してみましょう。
>
> きれい，醜い，静かだ，うるさい，香ばしい，いい香り，臭い，おいしい，まずい，暑い，寒い，熱過ぎる，冷た過ぎる，痛い，痒い，気持ち良い，気持ち悪い

◉ 心理的な快・不快としての（psychologicalな）感情

「感情」とは「私たちがさまざまなことに〔直面した・接した・向かった〕際に，それらのことの認識・把握に伴って私たちのうちに〔生じる・起こる・出てくる〕気持ち」のことだと，差し当たって言っておきましょう。

感情の分類については，よく知られている「喜・怒・哀・楽」を始めとして，これに「愛，憎」を加えるもの，また，「懼れ」や「怨み」を加える等々，いろいろな考えがあるようです[1]。が，ここでは，事物の認識に伴って生じる快・不快ないしプラスまたはマイナスの気持ちの動きとして，「感情」を理解しておきましょう（前述の感覚に伴う情と同様の理解です）。また，前述の情の分類とは別に，その様態として激（キレる，昂る）⇔静といった区別が，行動を惹起するかどうかに影響することとしてあります。

感情は事物の認識に伴って起きる快・不快の気持ちだということから，感情は「何かについて・誰かが抱く」ものだということも理解できるでしょう。ところで，「何かに対して，誰かが抱くもの」としましたが，実際の言語表現としては，その「何か」を形容する形になる場合と，それを抱いている誰かを主体として述べる形の場合，両者にまたがっている場合があります。

▶「ヤバい」は，私が若い頃は，「危ない」という意味で結構使っていました。21世紀に入って，学生が「すごく感激・感動した」という場合に使っているのに気付いて，「ヤバい」と感じたのでした。

▼**何かを形容する表現：かわいい，美しい，ヤバい**

〔例〕かわいい猫，冷たい対応，美しい景色，ヤバい作品…

猫，対応，景色について述べているような形をとっていて，かわいい，冷たい，美しいと感じている主体は誰とも指定されていない（前後の文脈にも明示されていない）ことも多いでしょう。しかし，こういう言語表現をしている人が感情の主体の1人であることは確かです。

▼**情の主体について述べる表現：喜ぶ（嬉しい），悲しむ（悲しい），怒る，嘆く，嫌がる，キレる…**

〔例〕皆喜んでいました，私は悲しい，父の怒りは激しいものでした…

これらは，何について，喜んだり，悲しんだりしているかは，文脈から分かるでしょうが，この文には出てこず，ただ主体が感情を抱いていることのみを明示的に語っています。

▼**両者にまたがる，ないし中間的：面白い，おいしい，キモい**

〔例〕面白い人だね，あのケーキおいしかったよ。あのおじさん，キモーい

これは，上の「何かを形容する表現」と違わないとしたほうがよいかもしれませんが，「美しい景色」というと，景色を形容しているには違いないのですが，どのように形容しているかというと，景色を見ている主体の気持ちを表現していると言え

---

1) 中村 明（編）：感情表現辞典．東京堂出版，1993.

ます。これに対して,「面白い人」は,その人を面白いと確かに形容していますが,「私がその人を面白く感じている」ということ,つまり感情の主体ががこの表現に明示されていると言えるのではないでしょうか。

❷───情が人を選択・行動へ向けること

情が人を行動に向かわせる機序について考えてみます。すでに,快・不快というベクトルが伴ってこそ「情」だということを指摘しました。快の情はそれへと人を志向させますし,不快の情はそこから離れる向きに人を方向付けます。そういうベクトルが,知的な要素をあえて入れて表現すれば,そういう価値評価が伴っているということから,「だから情は人を選択・行動へとプッシュするのだ」とまず言っておきます。その上で,以下では,情がことばによるコミュニケーション場面で働くことに注目し,情の表白としての発話がどのような言語ゲーム(☞p.11参照)の要素になるか,ないしは,どのような遂行的発話になるかを,例を挙げて考えます。

◉「痛い」:ケアのプロセスの惹起

ここで「痛い」を取り上げます。「痛い」も感覚に分類されるでしょうが,必ずしも五感の1つ(触覚)に分類されるわけではありません。身体の内部感覚であることが多いでしょう。外から見える傷が痛いのも,必ずしも「触ったら痛い」というわけではないですね。しかし,ここではこの点にはこれ以上立ち入らずに,先に進みましょう。

「痛い」という語について考えます。「痛い」とはどういう意味でしょうか。ここで,第2章でことばについて考えておいたことを思い出しましょう。語の意味はその語の用法に他なりません。そこで,ここでの問いを「痛い!」「右腕のここの傷が痛いの」といった発話はどのように使われるでしょうか,と言い直してみましょう。

「痛い」と発話した人は,その場にいた人たちに「自分にはかくかくの痛みがある」と情報提供しているのでしょうか。もしそうなら,聞き手は「了解!あなたはかくかくのところが痛いのですね」と確認して終りでよいでしょう。しかし,聞き手が実際にこのような応答をしたら,痛い人は満足しないでしょうし,聞き手に対して非難する気持ちになるでしょう。コミュニケーションの流れとしては,語り手の「痛いんだ!」を聞いた人は「おお,それは大変だ(かわいそうに),大分痛むのですか,どこが悪いのかな,私に何かしてあげられることはないかなあ,鎮痛薬がありますけど,飲んでみます?」などと応じるのが,「痛い」をめぐる言語ゲームの慣習的なルールになっているといえるでしょう。

この慣習的ルールは,子どもと母親の間の幼児期のコミュニケーションの時期に,子どもがこの語の用法として習ったことに他なりません。不快な気持ちへの自然な反応として,泣いたり,むずかったりしていた幼児は,やがてそのような反応に対して,母親があやしたり,薬を塗ったりしてくれると分かるようになります。そうする

と，こうした母親のケアを期待して泣いたり，むずかったりするようになり，さらには，泣く代わりに，「痛い！」「お腹が空いた！」「オシッコ！」などと，ことばを使うようになるのです。ですから，これらのことばの基本的用法は，情報の伝達ではなく，「語りかける相手にケア的な対応をするようにプッシュする際に用いる」であり，これらの発話は，聞き手にケアを促すという働きかける行為（☞p.24参照）なのです。

▶子どもが泣く代わりに「痛い」と言うことを学ぶという発想も，ウィトゲンシュタイン『哲学探究』から得たものです（☞p.11〜12参照）。

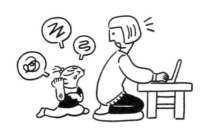

ですから「痛い！」と言われた側が「ああ痛いのね，了解！」と反応したのでは，「痛い」の言語ゲームに則っていないことは，こう考えれば明らかです。

ちなみに「痛がる」は，意識して，助けの手を差し伸べてもらうことを目指して，痛いことをアピールしているなど，痛い時に示す振舞いを表現していると言えるでしょう。

▶ここで，「痛い」と言うのを聞いて，「何とかしてあげたい」と応じるというやりとりは，後に「ケアの言語ゲーム」として再度登場します（☞p.124参照）。

以上の限りでは，「痛い！」は語り手自身が行動するというより，聞き手の行動を喚起するものと言えます。そして，痛がる様子を見，「痛い！」と助けを求める発言を聞いた側に，ある情を喚起します。つまり，「痛そう，かわいそう，なんとかしてあげなくちゃ！」という情が起きるとされます。人類学者はホモ・サピエンスの進化の過程で，このような情が発現する遺伝的性質が備わったと説明します。かくして，聞き手は次のような構造の，選択・行動に至るのです。

状況に向かう姿勢 「この人は痛がっている（かわいそう），なんとかしてあげたい」
　＋状況把握 「かくかくしてあげたら，痛みを和らげられるかも」
　⇒選択・行動 かくかくする

このようにして，「痛い！」は，その起源からすれば，相手にケアをするよう働きかけるものです。しかし，やがて成長とともに，この働きかけを自ら受けて対応するようになると，このセルフケアの文脈では，状況に向かう姿勢となります——次のように。

状況に向かう姿勢 「痛い！（この状態から脱したい）」
　＋状況把握 「そうだ，薬箱に痛み止めが入っている。差し当たって飲むと痛みが軽減するだろう」
　⇒選択・行動 痛み止めを飲む

◉「かわいい！」：感情の共有を呼び起こす

　前述の「痛い！」は，聞き手が応じて，ケア的対応をすることを促す発話という出自がありました。では，他の感情の場合も同様でしょうか。例えば，「かわいい！」はコミュニケーションの流れの中でどのように働くでしょうか。

　このようなやり取りを皆さんは聞いたこと，したことがありませんか。

> 「あっ，子猫だ，かっわいーい」
> 「ほんと，小さい猫，かわいいねえ」
> 「ああ，かわいい，かわいーい」

　誰かが「かわいい」と言うと，一緒にいた仲間が次々と，「かわいい」と応じて（唱和して）いくのです。「かわいい」という感情がグループに広がっていき，全体がその感情に包まれます。

　感情の共鳴というより共振といったほうが，感じが出ているように思います。

　ここから，子猫を見て「かわいい」と心に抱いた情を表現する発話は，聞き手の共感を求め，情の共有を惹起しようとする遂行的発話だとみることができるでしょう。そのようにして，仲間が仲間であることを，「かわいい」という情が仲間内で共振することで確かめているとも言えましょう。

　さらには，「かわいい」という情は，「かわいがる」行動につながることもあります。猫を撫でよう，抱こうとしたり，食べ物をあげようとしたり…。面白いことに，これらの行動は，相手をケアする場合と似たものとなります。親がかわいい我が子に対して行うような振舞いを猫に対して再現するのですね。

　もちろんすべての感情がケア的対応を惹き起こすわけではありません。「怒り」も「かわいい」と同じく，仲間内で共振し，強まるということがあります。ただし，単独にせよ，集団にせよ，怒りから出てくる行動は，相手に対する攻撃的なものとなります。

2　理による情の陶冶⇒意志の成立へ

1───感情の陶冶のプロセス

　以上で，自らの周囲に起きていることを認識し，時にその認識に伴って感情が起き，その感情は自らの行為を喚起する力を発揮することがある，というところまで，確認しました。

▶「陶冶（とうや）」とは，陶器や鋳物を焼いたり・熱したりして作ることに由来する語です。ここから，生まれつきの性質を鍛えて優れたものに育てることを言います。

周囲の状況についてのあるタイプの認識が情を惹起するということは，遺伝的性質と思われます。情というものは，自らかくかくの情を起こすぞと思った時に，随意に起きるものではなく，あるタイプの状況認識が生じると，そこから自然に湧き出すものだからです。

◉ 素朴な〈怒り〉の発動

そうすると，ある情を惹起する状況認識は，それほど複雑なものではなく，例えば「自分が採った木の実を隣家の青年が勝手に持っていって食べてしまった」というような認識に伴って，怒りが起きるといったことでしょう。そしてそのように怒りが生起し，それに続いて行動（木の実を取り返すとか，取っていった青年を糾弾するとか）が起きるでしょう。このような怒りは，自らの（あるいは群れの）利益を守り，受けた害を取り返そうとする行動が人間のサバイバルに有効だったので，そういう遺伝的性質をもつ子孫が生き残り，現在に至っているのでしょう。

しかし，時として，単純な状況把握に基づく情の惹起と続く行動という対応では，人間社会の中で不十分なことがあります。かの青年が自分が採った木の実を持っていったのは，自分の妻が手伝ってもらったお礼にあげたためだ，ということであれば，「盗まれた，けしからん！」と青年に怒り，攻撃的対応をするのは筋違いです。ですから，人間の群れにおいて，適切な行動をするためには，単純な状況把握で遺伝的性質が発揮され，行動してしまうという粗野な振舞いではまずいし，そもそも「カーッ」となってしまうという短気では，人間同士のやりとりをうまくやれないでしょう。

◉ 理性による感情のコントロール

そこで，早とちりして怒りの情を発揮してしまうということがないように，パッと見た目で状況の理解を決めてしまうのではなく，状況を理性的に十分見極める訓練が必要になります。そして，そのような訓練は群れの中で人間関係を保ちながら成長していく過程で，他のもろもろの訓練と交り合いながら，なされることになるでしょう。

そのようにして，状況を理性的に慎重に見極めることを身に付けると，それと同時に，最初の見た目だけで感情を爆発させてしまわないように自らをコントロールすることができるようになります。情の働きを理性によってコントロールする訓練により，幼児から少年，さらに青年へと成長していくとともに，気にいらないことがあると，泣いたり，喚いたりするといった短気ないし粗野な者から，人間社会に適応した，洗練された性格の一人前の成人になっていくということができるでしょう。

つまり，情は，遺伝的性質の発現として始まりますが，そこから人間社会の一員になる訓練の過程を経て，理性によってコントロールされたものへと育つのです。

◉ 怒りが正当化される時

　以上のことからすると，怒りの情動を理性によってコントロールする際に，状況を認識した上で，「これは相手が悪いので，怒ってよい」と「これは相手が悪いわけではなく，仕方ないことなので，怒ることではない」との間の理に適った線引きが必要になります。その線引きは，人間の群れがあり，その中で群れのメンバーがどのように見るかによってなされるでしょう。自分が属する人間の集合を前提しない限りは，自分勝手な線引きが可能であり，「自分が良ければよい」―「自分に都合が悪ければだめ」といった線引きを「否」とする主体がないからです。

　そこで群れによる（やがては社会的な）線引きが，メンバーたちの共通理解として認められるようになると（代々継承されてきた掟というような形かもしれませんが），それが群れの倫理であり，怒りを正当化する線引きの根拠となるでしょう。

　ただし，怒ることが正当化されても，怒りに発する行動，例えば復讐であったり，とられたものを取り返そうとする戦いであったり，が無制限に認められるわけではありません。そこについても倫理的コントロールがなされることがあります。有名な「目には目を，歯には歯を[2]」は，「被害の程度と同程度の害を相手に与え返すことは認められるが，過度の復讐は認められない」という倫理が，法的なルールとして公示されている歴史的例だと言われます。

◉ 理性的な怒りへの成長

　要するに，自然に発現する怒りは，誤った状況認識に伴って惹起されること，群れのメンバーに認められず，そこから結果する行動が正当化されないこともあるので，理性により状況を確認することや，この状況で怒るのは群れの倫理によっても正当化されることを確認する必要があります。そこで，人は成長の過程で怒りを理性的にコントロールすることを学ぶ必要があるのです。

　そのように理性によるコントロールが働くと，怒り自体が「理性的な怒り」へと育っていくと言えるでしょう。こうして，理性的にコントロールされた怒り，つまり，怒りをめぐって理と融合した情は，社会にある倫理のベースになるとも考えられます。

❷ ── ケアする姿勢の発現と成長

　苦しんでいる人を見ると，「放っておけない，かわいそうだ」と，何かしてあげたくなる情が発動します。これは人類学者によれば，現代の人類に普遍的に備わっている

2）紀元前18世紀バビロニアの「ハンムラビ法典」196-7条。なお，旧約聖書「出エジプト記」21章24節等にも文言としては同様の記述があります。また，新約聖書「マタイ福音書」5章38節にはこれに否定的な言及が見られます。

遺伝的性質であるということです。

　このような遺伝的性質が発動して，「困っている人を進んでケアする姿勢」の萌芽になります。ここで，このような「進んでケアする姿勢」を「ケア・スピリット」と呼ぶことにしましょう。そうすると，前述のような遺伝的性質の発動は「ケア・スピリットの萌芽」ということもできることになります（☞p.136参照）。

　さて，このような情が発動する性質は，人類のサバイバルに有利に働いたと言えるでしょう。「群れとして生きる」というサバイバルのやり方を採って，人類は生きてきました。このようなやり方で生き延びるためには，協力し合う，助け合うという行動様式を皆が身に付けている必要があります。そのような行動を理性的に選ぶ以前に，情が助け合うように個々を方向付けると，そういう方向付けがないより，生存に有利になるでしょう。そうであればこそ，この遺伝的性質を受け継ぐ子孫（＝私たち）が生き残ってきているのです。

　ただし，苦しんでいる仲間を見て，助ける行動を何かするという方向に情が発動することは，すべての状況において理に適っているわけでも，サバイバルに有利に働くわけでもありません。例えば，「こういう場合は，本人は苦しんでいるが，ここで周囲が手を出さないで，本人が自力で対応するのを見守り，励ます言葉をかけるといった支援が適切だ」という場合もあるでしょう。例えば，本人がつらがるので，いつも代わりにやっていては，いつまでたってもリハビリにならない，といったような状況です。

　こういう状況では，発動している情を抑えるのではなく，「助けたい」気持ちは尊いけれど，本人にとってどうすることが本当の支援になるかについて理性的に認識することで，情が良い方向にコントロールされます。

　このようなコントロールを繰り返すことで，また，本人にとってどう支援することが最善かについての理性的判断がさらに深まることで，素朴な情が陶冶され，ケア・スピリットが育っていくのです。

③——意志の成立

　以上は若干例を挙げただけですが，いずれにしても行為をめぐる情が理性的にコントロールされ，理と融合するあり方になった時，それは〈意志〉に他ならないと言えるでしょう。

　私たちを行動へと駆り立てる「状況に向かう姿勢」は，**自然の情**（遺伝的性質として備わっているもの）の**理性的コントロール**によって，単なる情の発動ではなく，**理性と融合した情**となっていきます。日本語で「意志」と呼ばれる，人間が成長とともに備えるようになる能力は，このような「理と融合した情」と見ることができます。

◉ 孟子の四端説「仁義礼智」

　中国戦国時代の思想家孟子には，こうした情を（意志ではなく）特定の〈徳〉の出発点とする四端説という思想が見られます[3]。例えば，前述のケアをめぐる情に対応すると思われるのは，「惻隠の情」で，これは〈仁〉という徳への発端だとされました。「惻隠」とは「いつも気にかける／相手の身になって心配する」という情だそうです。これはまさに，すでに示した「ケア」についての私たちの理解と非常に近い考えだと言えるでしょう。

　なお孟子は，「羞悪」つまり，恥じ入る気持ち（情）を〈義〉の発端だとも言っています。「自分がしていることを世間に知られたら恥ずかしい」ということは，知られていない状況でも少しは自分で恥じ入っているのですが，実際に知られてしまったら，「穴があったら入りたい」という恥ずかしい情が発動するでしょう。ただ，中国については分かりませんが日本のことばとしては，「恥ずかしい」ということには必ずしも義に通じるような面だけではなくて，「裸を見られたら恥ずかしい」というようなものも含まれています。そこのところを理性的に区別して，「他人に知られたら恥ずかしいようなことはしない」とコントロールされた情になると，それが倫理的に適切なあり方を求める考え（義）の基礎だと言えるでしょう。

　倫理に関わる人間の意志の起源として，恥を置く考え方は西洋にもあります。前述した怒りの情とは異なる起源です。言ってみれば，怒りのほうは**害を受けた側**に立ってことを見ているのに対して，羞恥のほうは**害を加える側**から見ています。

3）『孟子』公孫丑章句上 六〔宇野精一（訳）：孟子 全訳注. 講談社学術文庫，2019〕

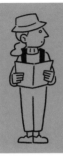

第7章
社会的要請としての倫理

　医師であれ，看護師であれ，医療・ケアに従事する者は，その仕事を遂行する際に，倫理的にも適切であることが求められています。第7章以降では，この点について基礎的なことを理解し，臨床において倫理的に適切な判断と行為を行える力を養うことを目指します。

　そこで，ここではまず医療・ケア従事者という立場を括弧に入れて，社会のメンバー（言い換えると1人の市民ないし生活者）としての倫理を理解することから始めましょう。

　ごく普通の日常の出来事の中に，倫理が意識される場面の例を見てみましょう。下図では，電車の中で腰かけている3人の乗客のうち，中央の男性が携帯で通話をしています。両隣りの乗客は，この男性の振舞いを嫌がっているように見えます。特に左側の男性は慎っているようですね。これを見ながら，「倫理」について考えてみましょう。

倫理を意識する時

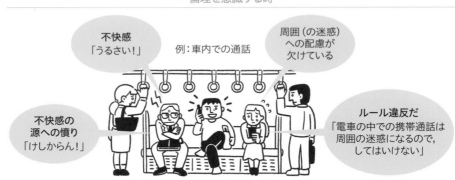

不快感
「うるさい！」　　例：車内での通話

周囲（の迷惑）への配慮が欠けている

不快感の源への慎り
「けしからん！」

ルール違反だ
「電車の中での携帯通話は周囲の迷惑になるので，してはいけない」

　さて，左側の男性は慎っています。なぜ慎っている（≒怒っている）のでしょうか。図中には理由になるような発言が記されています。ここから，慎りの理由として分かるのは，通話している男性は「周囲（の迷惑）への配慮が欠けている」ということです。また，「電車の中での携帯通話は周囲の迷惑になるので，してはいけない」というルールがあるのに，それに違反している，ということでもあるようです。実際周囲の乗客は，通話により迷惑をかけられていて，それを端的に表現することばが「うるさい！」なのです。

　この図には人々が倫理を意識する場面が描かれています。ここから分かるのは，人

間同士が関わっている場面で互いに自らの振舞い方について,「相手 (ないし周囲) に対する影響について, それなりの配慮をする」ことが要請されており, そして, そこを間違うと周囲から非難される, というようなことが倫理に関係する事象としてある, といったことでしょう。

1 倫理とは何か

❶————倫理を定義する

◉ 社会にある事実としての倫理

　私たちの社会は, 社会のメンバーに一定のことを要請しています (社会的要請)。言い換えると, 社会のメンバー間で互いに要請し合っています。

　現代社会において私たちはできるだけ自由であるのがよいと考えています。しかし, 際限なく自由なわけではありません。思い思いに生きる自由を求めますが, そこで「私たちは社会を作って共同で生きる」ということによる歯止めがかかっています。「歯止め」というよりは,「方向付け」というほうがよいかもしれません。例えば, 人間同士の関係をめぐる, 次のような要請です。

> **他者危害禁止**：他人に害を加えてはいけません
> **相互扶助奨励**：互いに助け合って生きよう

▶他者危害禁止は, 倫理学者なら誰でも倫理原則として認めるでしょう。相互扶助奨励はどうでしょうね。個々人の善意に委ねることだとして, 社会的要請だとは認めない人もいそうです。

◉ 倫理とは

　社会にあるこのような方向付けとして, 倫理を理解することができます。次の図のようにまとめられるでしょう。

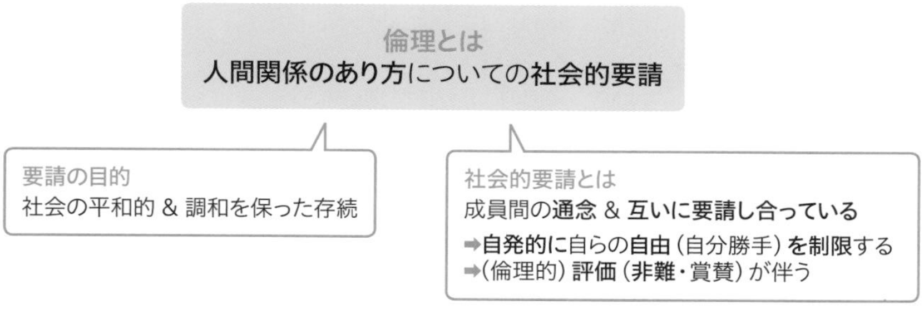

```
              倫理とは
 人間関係のあり方についての社会的要請

  要請の目的              社会的要請とは
  社会の平和的 & 調和を    成員間の通念 & 互いに要請し合っている
  保った存続             ➡自発的に自らの自由 (自分勝手) を制限する
                        ➡(倫理的) 評価 (非難・賞賛) が伴う
```

　上図に要約されていることは, 次のようなことです。

倫理は，人間関係のあり方〔私たちが，関係する相手に対してどのような姿勢で・どう理解し・どう振舞うか〕についての社会の要請である。

❶「社会の要請である」ということは，私たちが互いに要請し合っているということです。「この社会の一員として生きていく以上は，こういう点は皆が共通に引き受けましょうよ」と要請し合っているわけです。

「互いに要請し合う」以上は，私たちは，それぞれが自発的に自らの自由をコントロールして，要請に沿おうとします。また，他者に対して要請しているのですから，要請内容に関わる他者の振舞い等を評価することになります。すなわち，それに応じる振舞いに対しては振舞っている人を是認・賞賛し，反する振舞いについては，否認・非難するのです。

❷「なぜ，どういうことが社会的に要請されるか」というと，社会が平和的に秩序・

column

倫理が成立するために必要な力が
ホモ・サピエンスにはある

「他人に害を加えないように」という社会的要請に則って生きるためには，私たちは関係する相手との共存を目指し，私の振舞いが相手に害を与えるかどうか，どの程度与えるかを理解できなければなりません。相手に害を及ぼしているということが分かるためには，相手の心を読む力が必要です。協力し合う関係と他者の心を理解する力は，ホモ・サピエンスを含むホモ属Homo（ないしは少し広げてヒト族Hominini）の一部の者たちが獲得した特徴だと言われています。

「害を与えないようにする」は，単に「かくかくしなけりゃいいんだろ，しなきゃ」と応じて済むものではありません。このように表現された要請は現れた行動だけを規制するものではなく，むしろ，害を被る相手の痛み・憤りを予期し，それを起こさないよう気配りするというヒト族がもつ高度の能力を発揮することを要請しています。同様に，困っている相手のつらさ・悲しみ・途方に暮れた気持ちに共感し，「しかじかのことをしたら，つらさが和らぎ，安心し，喜ぶだろう」と相手の心を予想することが伴って初めて，「助ける」という行動になるのです。

倫理をただ行動だけのものと理解するのではなく，ヒト族の一部が獲得した高度の理と情の複合体に関わるものと理解することが重要です（この点は第6章2「理による情の陶冶⇒意志の成立へ」☞p.81も参照）。電車の中で平気で携帯電話で「ワハハ，オホホ」と会話をして憚らない人が非難される際に，その的となるのは，「周囲の人たちの迷惑を省みない」心であるのは，このように考えると当然のことです。

ただし，後述しますが，倫理は社会の仕組みの中でも機能しています。その場合には先述の場合と同じように「他者を思いやる心が伴っていないとならない」ということが同じように言えるわけではありません。仕組み自体がどのように具体的に機能するかの中に人類が得た「心」が反映します。仕組みを表現する（例えば法律の）文言に（「心」ということばではなく，仕組みを記述する文言自体に），心が反映するのです。

調和を保って存続するために必要なことが要請されます。私たちの大方は，平和的な秩序ある社会が存続することを望んでいます。それで，その存続に必要なことを私たちは互いに要請し合うことになります。

「私たち」と書きましたが，実際には人類の長い歴史を通してこうした要請が形成され，代々受け継がれ，社会のあり方に応じて変容しながら，現在に至っているのです。

❸ こうした要請の代表例として「他者危害禁止」（他人に害を加えてはいけません）と「相互援助奨励」（互いに助け合いましょう）が挙げられます。この2つは私たちの間に成立している倫理において基本的であると言えるでしょう。

◉ 倫理原則

「他人に害を加えないように」（他者危害禁止），「互いに助け合いましょう」（相互扶助奨励）は，「倫理原則」と呼ばれるものに該当します。ここで「原則」というのは，「嘘をついてはいけない」「他人のものを盗んではいけない」「電車の中で携帯通話は遠慮して」「高齢，疾患等で弱っている人に席を譲りましょう」等々のさまざまな社会的要請に共通に当てはまり，それらを包括するような要請のことです。例えば，キリスト教においては，さまざまな戒めは「隣人を愛せ」という1つの戒めに帰すると言われます[4]。つまり，「隣人愛」が原則ということになります。

倫理原則について，「これに反しないようにしなければ非難されるから仕方なく守る」という対応は不十分です。先に述べたように，私たち各人が社会の存続を（＝地域，国，世界の人々と共同で平和的に秩序ある状況で生きることを）望み，そのために必要なことと理解して自発的に選び，自発的に原則に即して自分をコントロールするあり方こそ，〈倫理〉と言えるでしょう。

このことは，冒頭の「車内で通話する人とそれを非難する人」の例からも確認できるでしょう。つまり，そこで憤っている側はただ通話という行動自体を非難しているのではありません。むしろ，そういう行動をしている際のその人の周囲の人々に対する姿勢について，「周囲の迷惑に配慮していない」と非難していました。社会のメンバー同士が，互いに配慮し合って，社会を適切なあり方で保っていこうという姿勢であることが根本的な互いの要請内容なのです。

❷──── 倫理とその周辺

倫理とは何かについて，さらに理解を深めるために，社会にある倫理とよく似た事象について，それらと倫理との異同を考えてみましょう。

---

4) 新約聖書 ローマ人への手紙 13: 8-10.

◉ 倫理と道徳

❶ 語源を遡ると1つ

「倫理」や「道徳」といったことばは，次のように，ギリシア語〔(ギ)と表記〕の「エーティケー」「エーティカ」からラテン語〔(ラ)と表記〕，さらに西欧の各国語へと変化してきています。

> エーティケー／エーティカ (ギ) > *ethica* (ラ) > ethics, ethical (英) > 倫理
> エーティケー (ギ) > *moralis* (ラ) > moral (s) (英) > 道徳

このうち，英語から日本語への対応関係は，翻訳に際して通常使われる用語を挙げています。

このように，西欧の思想の歴史の流れを遡って語源を見る限りでは，「倫理」と「道徳」は同じ起源になります。

また，次のような連関も見られます。

> *ethica* = *philosophia moralis* (ラ) > moral philosophy ＝道徳哲学

すなわち，「倫理 (*ethica*-ethics) は，道徳に関する (*moralis*-moral) 哲学 (ないし学問) である」という説明です。ここからは，道徳は「人間社会に事実あるもの」であり，「道徳を対象とした哲学ないし学問」が倫理 (学) であるという関係が分かります。

❷ 使い方の実際上の違い

▶ カントという有名な哲学者の著作に『道徳形而上学の基礎づけ』(1785) と訳されるタイトルのものがあります。これを研究する人の多くは，「カント倫理学を研究しています」と言います。

実際にも両者は同じような意味で使われることが多いのですが，あえて区別すると次のような傾向の違いがありそうです。

道徳：良い人柄の人間となることを目指して修養する場面や，人々の振舞いや考えの実情について話題にする場面で使われます。
倫理：具体的な場面でどのように振る舞うことが適切であるかを，理性的に理解・検討しようとする文脈で使われます。

例えば，文部科学省の「道徳教育」についての取り組みの説明から引用してみます。

> 「児童生徒が，生命を大切にする心や他人を思いやる心，善悪の判断などの規範意識等の道徳性を身に付けることは，とても重要です。ここでは，道徳教育の充実に向けた…」
>
> 〔文部科学省：道徳教育．http://www.mext.go.jp/a_menu/shotou/doutoku/ (2021年11月18日アクセス)〕

道徳教育の取り組みの中では，具体的な場面を例にして，どのように対応するのが適切かをディスカッションするといった，「倫理」と表現するほうが適切に思われる教育もなされますが，それを通して，どのような人柄に育つように教育するかが核となります。まさに「道徳教育」なのです。

◉ 倫理と法

倫理と法も近い関係にありますが，全く同じというわけではありません。これについては，本章2「倫理原則だけでは〈倫理的に適切な行動〉は決まらない」で説明します（☞p.92参照）。

◉ 倫理とマナー

❶テーブルマナー

フォークやナイフの持ち方について，「こうするものだ」と言われますが，特段の理由があるわけではありません。どうするのが「きれい・優雅か」ということはあるかもしれません。ですが，「このようにフォークを使う」ということが決まったために，その後，そのように使うと「優雅で品が良い」と，マナーを習い知っている人たちは感じるという面もあるでしょう。例えば，服の合わせ方について左前かどうかに関する文化の違いなどは，こういうことのようにも思われます（日本では逆にすると「縁起が悪い」と言われたりします）。

❷社会の平和的存続に影響するかどうか

マナーの内容にもよりますが，テーブルマナーを重視する階層と，「そんなマナーなんて自分らには関係ない」という階層があっても，社会の平和的存続には影響ないのではないでしょうか（つまり，マナーであって，倫理ではないことになります）。

ただし，マナーが有効な場面では，それを無視した振舞いはその場の人々を不快にさせる，という意味では，「周囲の人々の迷惑にならないように」という倫理に反すると看做されるでしょう。逆に，マナーを無視することで，階級差を認めない立場でのデモンストレーションをしているという立場から見れば，あえてマナー違反をすることは倫理に反していないとされるでしょう。

❸マナーと倫理とは連続的

「電車の中での携帯電話による通話はNG」は，「マナー」とも言われます。また，以前から「食卓での喫煙はNG／食事の後に周囲の人の許可を得て喫うのはOK」といったことはマナーとされていました。それは周囲の人に不快感をもたらさないためであり，周囲の人に配慮しながら振舞うことでした。しかし，不快感程度の害だと，「社会の平和的存続」のための要請とまではならなかったのでしょう。ところが，喫煙が受動喫煙の害をもたらすとなると，単なる不快感ではなく，より具体的な害ですから，倫理の問題とされて制限がきつくなったのです。逆に，いずれ車内の携帯通話はことさら「迷惑だ」と禁じられることはなくなるかもしれません。

2 倫理原則だけでは〈倫理的に適切な行動〉は決まらない

倫理原則である他者危害禁止と相互扶助奨励だけでは，私たちが個々の状況でどのように行動すれば倫理的に適切と言えるかが決まるとは限りません。「他者に害を加えないように」に関して，次のような事例を考えてみましょう。

◉ 事例：夜中の排水音がうるさい集合住宅

マンションAは構造上の問題があるようで，トイレの排水音が他の部屋に相当響きます。このことについて，住民は以下のように思っています。

● ある住民：「夜中はトイレの洗浄水を流さないようにする」というルールが必要だ。

● 他の住民：「お互い様」なんだから，夜中には洗浄水を流さないことにした場合の不便さを考えたら，排水音は我慢するほうがよい。

こういう時には，マンションの管理組合が住民たちの声をまとめて，どうするかを話し合い，そのコミュニティにおける合意に基づいてルールを作るということになるでしょう。また，どうするかをマンションを管理する権限をもつ者が決める場合もあります。

さて，この場合に「23時から6時の間はトイレの洗浄を控える」という合意が成り立った（ないし，管理者がこのように決めて入居者に伝えた）とします。そうすると，23時から6時の間にトイレを使った後に洗浄水を流す行動は，「他の住民の迷惑になる（＝害を加えることになる）」という理由で，「倫理的に不適切だ」と評価されるで

▶ 迷惑という話題で「お互い様」とは，どちらかがどちらかに一方的に「迷惑をかける」のではなく，双方向的に「かけたり，かけられたり」だと言う際に使います。「だから許容し合いましょう」と提案しているのです。

しょう。

しかし，「この程度の騒音なら，まあ我慢しましょうよ」という結論になったマンションでは，夜中の排水音は「お互い様」であって，流しても「倫理的に不適切」と非難はされないでしょう。

このように，マンションの住民のコミュニティにおける人間関係についても倫理原則は妥当するのですが，いろいろな場面ごとに「他者に害を加えない」という原則をどう適用するかについての共通理解が必要になります。つまり，私たちは集まって社会を構成して暮らしている以上，周囲に全く影響を及ぼさないように暮らすことはできません。そこで，ある程度お互いに影響し合うことは「お互い様」と言って許容し合っています。では，どこまで許容し，どこから許容範囲を超えた「周囲への加害」とするかが問題になります。許容できる範囲と，許容限度を超えた範囲との間の境界線をどこに置くか，という「線引き」をしなければなりません。

すなわち，「お互い様」か「害になるからだめ」かの線引きが必要です。

ソフトロー

この線引きは，各自が思い思いにしたのでは争いのもとになるので，共通理解をもつ必要があります。共通理解は「良識を働かせれば分かる」こともあるかもしれませんが，通念や慣習として定着することもあり（「そうすることが常識だ」というような場合はこの部類に入ります），決まり（ルール）となることもあります。マンションにおける排水の騒音という事例に関しては，そのマンションだけで通用するルール（ローカル・ルール）を管理組合で話し合って作るというようなやり方で線引きをはっきりさせることが，マンションの住民が平和に暮らしていくために必要になります。

こうしたルールは，国家規模で強制力を伴って決められる法（ハードロー）に対比して「ソフトロー（＝柔らかな法）」と呼ばれています。こうしたルールにより，「他者に害を加えない」が，具体的に実行できるようになるのです。「倫理」は，倫理原則と良識に加えて，具体的な線引きを示しているソフトローから成っていると言えるでしょう。

倫理原則だけではどうすべきか分からない

「周囲の害にならないように」➡「お互い様」か「害になるからだめ」かの線引きが必要

ソフトロー	ハードロー
➡当事者たちの合意　慣習　良識	➡線引きがより明確になり，強制力も伴う（＆行政の主権者によるオーソライズ）＝法
➡ある領域で管理権限をもつ主体がルールを決める（電鉄会社：車内における携帯通話の禁止／店の経営者：禁煙コーナー…）	法も，倫理原則の具体的状況における実効性をもった具体化
・ガイドライン	

★医療・ケア従事者の倫理に関しても同様のことがある

ハードロー

　法は，倫理原則を社会において強制力を伴って具体化しているものです。**刑法**は，例えばやってはいけないことを精確に定義した上で，違反にはかくかくの罰が課せられるという罰則も付いた形で作られています。また，国家・行政はただ法律を制定するだけでなく，それが効力をもつように，違反者を処罰する機能や，法律に則ってことが進められるように管理する機能を整えてもいます。

　また，**医療を国家の事業として実施する際に**，それについて決めるのも法によります。国民から社会保険料や税を徴収して，医療事業の財源を作るといったことも含め，法により，「社会のメンバー（国民同士）が助け合って生きる」という倫理原則を具体的な活動へと展開しているのです。

　このように考えると，**法もその基礎には倫理原則がある**ことが分かります。

column

感染拡大防止のための「自粛」の倫理

　ここでは最近私たちの周囲で起きた，倫理と法の境界の理解に関わる例を挙げておきます。これを叩き台に，「自粛の倫理」とでも言えそうなテーマについて，振り返って考えてみてください。

　COVID-19拡大防止のための要請が「自粛」という用語を伴ってしばしばなされました。例えば「不要不急の外出は自粛してください」というような表現でした。このような要請の理由は「感染が拡がらないようにするため」ですが，そうすることによって社会の平和的で秩序あるあり方を保つこと，また，社会のメンバーの良いあり方（well-being）を協力して保ち（相互扶助奨励），自らが感染し，さらに他へと感染を拡げて害を大きくすることのないように（他者危害禁止）するというように，倫理的なこととして説明できます。また，「自粛」という限りでは，「不要不急」かどうかについておおまかな線引きはされたとしても，個々のケースについては各自の判断に委ねられていて，自主的に判断し，自発的に協力することが期待され，細かく定めることはしなかったのでした。そこで，自粛の要請の効果についての議論もあり，これで収められないと，法的対応をしなければならなくなるとも言われました。

　これに対して，法的対応として「外出禁止」を実施するためには（例えばロックダウン），どの地域の範囲で，どうすると外出禁止に抵触するかの線引きを明確にし，罰則を定める等の対応が必要でした。

　こういう中で，「自粛警察」と呼ばれる，他者が自粛しているかどうかを勝手に判別し，私刑（リンチ）まがいの暴力的な強制により自粛内容の実現を目指す活動が一部にあり，これは倫理を標榜しているけれども，倫理的に全く不適切なやり方と言わざるを得ないことでした。

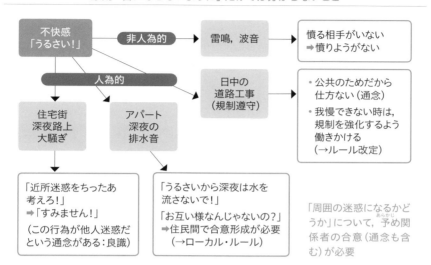

考えてみましょう

原則「害にならないように」だけでは分からないこと

❶ 上図に出てくる，「住宅街，深夜路上大騒ぎ」と「日中の道路工事（規制遵守）」について，「原則をどう適用するかについての共通理解」がどのように決まっているかを，図の説明を補いながら考えてみましょう。

❷ 集合住宅では，ペットを飼うことを認めるか，禁止するかについて決めていることが多いようです。これについて，深夜の排水音についての事例（☞p.92も参照）にならって，説明してみましょう。

❸「互いに助け合おう」という原則について，同様のことを検討してみましょう。例えば，知り合いから，「生活に困っているのでお金を貸してくれないか」と頼まれたら，「互いに助け合おう」という倫理原則に則るならば，私たちはどんな場合でもお金を貸すべきだということになるでしょうか。

③　倫理的に適切な選択・行動の成り立ち

　すでに，第1章と第4章で，〔〈状況に向かう姿勢〉＋〈状況把握〉⇒選択・行動〕という選択・行動の構造について基本的な説明をしました（☞p.2, 57参照）。**次の図を再掲しておきます**。

人間の行動の構造

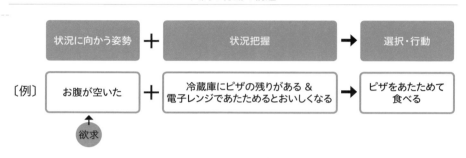

▶〔状況に向かう姿勢＋
状況把握⇒選択・行動〕
という構造理解は，実
践的三段論法の解釈
（☞pp.56-62）を踏ま
えた私のものですが，
右図のように各項に枠
を付け，選択・行動の
分析を各枠の中に記
入するアイディアは，
会田薫子さんに由来し
ます。

◉ 倫理的な評価がされる行動の構造

　上図に示される考え方を倫理的に適切ないし不適切な選択・行動の構造に適用します。

　ここでは，「状況に向かう姿勢」に倫理的姿勢が入ります。

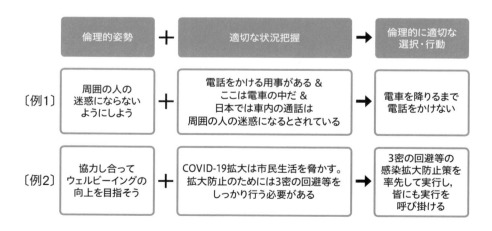

　医療に関わる場面についても，同じように分析できます。例を1つだけ挙げておきます。

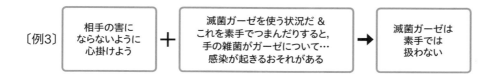

〔例3〕

| 相手の害に
ならないように
心掛けよう | + | 滅菌ガーゼを使う状況だ &
これを素手でつまんだりすると,
手の雑菌がガーゼについて…
感染が起きるおそれがある | → | 滅菌ガーゼは
素手では
扱わない |

　医療・ケアに関わる選択・行動の分析および臨床現場における実践への利用については，後ほど詳しく検討します（第7章4「倫理的に適切な医療・ケアの選択・行動の構造」☞p.118参照）。

▶〔倫理的姿勢＋適切な状況把握⇒倫理的に適切な選択・行動〕という分析の練習を大いにやってください。これをマスターすると，本書が分かりやすくなるはずですから。

考えてみましょう

❶ 前述の例にならって，いろいろな選択・行動について，その構造を分析してみましょう。

　下図の空欄を埋めて，理に適った，倫理的に適切な選択・行動の構造にしてください。

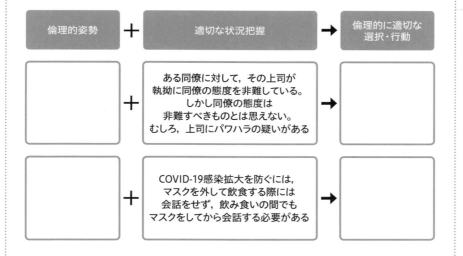

| 倫理的姿勢 | + | 適切な状況把握 | → | 倫理的に適切な
選択・行動 |

| | + | ある同僚に対して，その上司が
執拗に同僚の態度を非難している。
しかし同僚の態度は
非難すべきものとは思えない。
むしろ，上司にパワハラの疑いがある | → | |

| | + | COVID-19感染拡大を防ぐには,
マスクを外して飲食する際には
会話をせず，飲み食いの間でも
マスクをしてから会話する必要がある | → | |

▶このような練習問題を自分で紙に□+□⇒□と枠を描いて書き込むのは結構面倒です。そこで簡便なやり方を紹介しておきます。
次のように3行使ってそれぞれの内容を記せば良いのです。

・倫理的姿勢の内容
・状況把握の内容
・選択・行動の内容

p.5，pp.56-61，p.80に実例がありますので，ご参照ください。これは，三段論法の伝統的な表記の仕方（☞p.54）なのです。

❷ 倫理的に適切ではない行動は，その構造を分析すると「倫理的姿勢に問題があるか」「状況把握が適切でないか」になります。このことを，電車の中で長々と携帯通話をするという行動について確認してみましょう。

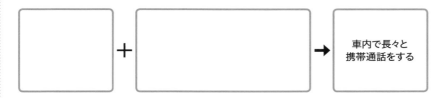

| | + | | → | 車内で長々と
携帯通話をする |

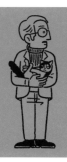

第**8**章

倫理の成り立ちと広がり

第7章では，倫理について，いろいろな状況において「私はどういう姿勢でどう振舞うべきか」に関わる基本的なことを見ました。これを受けて，本章ではまず，このような倫理の働く場である人間関係に注目して，倫理の起源をさらに深く掘り下げてみます。その上で，社会の成り立ちにそもそも倫理が関わっていること，そのような倫理に，社会として行う医療・ケア従事者の倫理も由来していることを確認します。

1 倫理の構造と起源：〈皆一緒〉と〈人それぞれ〉

私たちは毎日多くの人と交流し，さまざまなやりとりをしています。その際に，相手に対してどのように振舞うかは，自分と相手との関係をどう理解（状況把握）し，相手に対してどういう姿勢をとるかに相対的です。ここで，その理解と姿勢の対を集め，まとめられるものはまとめていきますと，もっとも基本的・包括的な相手に対する姿勢と状況把握（理解）の対として，一見するところ両立しない2つの対が並存していることが見出されます。

人の間の倫理：その構造
相手に対する2つの見方・2つの姿勢

人それぞれ	皆一緒

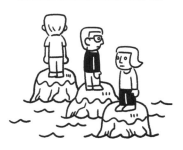

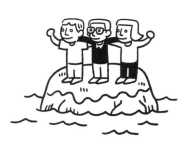

▶このイラストは海の中に島があって，右は3人で肩を寄せ合って生きており，左は3つの島にそれぞれ独りで，互いに独立して生きていることを描いています。
えっ，「説明されなくても分かるよ」ですか。失礼しました。

〈異の倫理〉＝人それぞれ
相手と私は〈異なる・別々だ〉
↓
平和共存を目指し
相互不干渉・不侵害

〈同の倫理〉＝皆一緒
相手と私は〈同じ・一緒だ〉
↓
協働し，助け合おう

◉ 皆一緒：同の倫理

そのもっとも基本的な対の１つは，「相手は私と同じ・一緒だ（仲間だ）」と状況把握し，これに「互いに支え合って生きよう」という姿勢が伴うという対です。互いに「一緒だ，仲間だ」と認め合うグループ（社会）の中で，〈皆一緒〉は事実についての単なる共通認識にとどまらず，また，「互いにそのような姿勢で生きよう」というスローガンであり，相互の要請の表明であって，自分たちの選択・行動を方向付ける姿勢を表明しています（群れはそのような姿勢で一致団結しないとサバイバルできません）。ですから，先に挙げた倫理の定義からして，この姿勢は倫理的なものだということになります。この対とそれに伴う行動の様式を〈皆一緒〉（同の倫理）と呼ぶことにします。

◉ 人それぞれ：異の倫理

もう１つは，「相手は私とは違う・異なる」と状況把握し，これに〔それでも１つのグループ（社会）に属し続け，喧嘩しないで平和にやっていくことを目指すならば〕「互いに干渉せずに，別々に生きよう」という姿勢が伴うという対です。〈人それぞれ〉も事実の認識にとどまらない，選択・行動のあり方を方向付けるスローガンです。つまり，〈人それぞれ〉という姿勢でやっていこうと要請し合うために使われます。したがって，これもまた，〈人それぞれ〉と言い合う群れ・社会において倫理的なものです。そこで，この対とここから生じる行動様式を〈人それぞれ〉（異の倫理）と呼ぶことにします。

◉ 2つの姿勢の並存・ブレンド

この２つの対は，人間の共存の仕方の２つの方向性と見ることができます。つまり，「仲良く助け合って共同で生きていこう」という方向と，「それぞれ思い思いに自由に生きていこう」という方向です。「共同と自由」と言ってもよいでしょう。

こう見ると，この２つの方向は両立しないように思われますが，私たちの間では，この２つが並存していて，しかも，同一の相手に対してこの２つの姿勢が並存しているのです。ただ，２つはただ並存しているというだけでなく，親しい間柄では，〈皆一緒〉に傾き，疎遠な関係では，〈人それぞれ〉に傾く，というように，両者のブレンドの割合が関係の遠近に応じて異なるのです。

2　個人間の対応における姿勢は，人間関係の遠近に相対的

私たちは相手との関係の遠近に応じて，〈人それぞれ〉と〈皆一緒〉とを割合を変えてブレンドしながら，相手への姿勢を決めています。

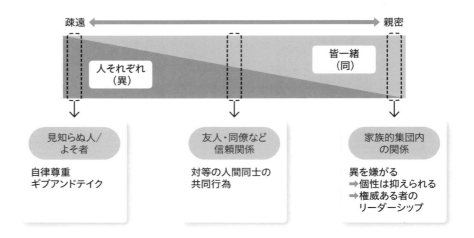

◉ 親しい間柄

▶Love & Peace（愛と平和）は，すべての人々が一緒に仲良く世界をシェアする世界を望んでいるようです。私としてはPeace に，皆が互いに干渉せずに思い思いに暮らす〈人それぞれ〉のあり方を重ねたいのです。

　距離が近い関係の典型は家族です。家族内では，〈皆一緒〉という対応の仕方が現在でもなお支配的です。それは助け合うという点ではよいのですが，例えば，助けを必要としている本人の意思を軽視し，他の家族，特に父母のようなリーダー的立場にある人が本人にとって良いと思われることを押し付けるといったことになりやすいのです。これが伝統的な共同体などにおいて，指導者や「物知り」，あるいは多数のメンバーが良いと思ったことを勝手に実行してしまう，弱い立場にあるメンバーに対し支配的に振舞う傾向にもなります。

◉ 疎遠な関係

　他方，疎遠な相手とは〈人それぞれ〉に傾く対応がなされます。疎遠な関係では，相手が困っていても助けようとしないことは自然です。また，〈人それぞれ〉は他人のやることにはできるだけ関わらないようにすることで平和を保とうという方針ですから，「他人様のことに口を出さないほうが良い」が年長者の知恵であり，放っておけなくなって口を出すと，出された側は「他人のことは放っておいてくれ」と拒否します。

　また，ギブアンドテイクの商取引やサービスもこのような場面になります——「それなりの料金を払ってくれれば，ご希望通りに何でもいたしますよ」。

　疎遠な関係においては，本人の行動への制限は，社会的に周囲に害を及ぼす場合にのみなされます。〈人それぞれ〉で個々が自由に生きる際の制限は，他者危害禁止だけということになりそうです。

◉「よそ者」

　〈人それぞれ〉に傾いた対応をする相手の典型に「よそ者」があります。「他所から来

た人」であり，本来「仲間」ではないという相手の把握は，交流をできるだけ少なくし，関わらないように気をつけるという姿勢をもたらします。子どもに対しても次のようなことば掛けによって，よその人への対応を躾けるのです。

「他所の人から物を貰ってはいけません」
「他人様から誘われても，付いて行っちゃあダメよ」

◉ そこそこ親しい関係

　そこそこ親しい人の間では，〈皆一緒〉と〈人それぞれ〉が距離に応じた割合でブレンドされています。親友との間では，相当相手の人生に突っ込んだことをずけずけと言えますが，それほど親しい相手でなければ，相手に不用意に助言しようなどとすると「大きなお世話／干渉がましい／関係ないでしょ／お節介」などと反発されます（これだけ，反発する表現が用意されているのです）。それを見越して，初めから遠慮する，あるいは，相手の出方をうかがいながら，慎重に話をするようになっています。

◉ 共同体の倫理

　ある群れないし共同体における倫理は，その群れないし共同体の全メンバー間の関係について，〈皆一緒〉と〈人それぞれ〉をどのようにブレンドしたあり方を互いに要請するかについての共通理解だということができるでしょう。例えば，「この村の一員である以上は，かくかくの場合には協力せよ」というような「決まり」がたくさんあり，それらが束になって，メンバー間の相互扶助と相互独立のあり方を示しています。家族内の人間関係についても，その共同体として要請がなされている場合もあるでしょう。「親の面倒は子が見るべきだ」等の通念がそうした要請になります。

③ 倫理は社会のあり方にも反映する：〈社会倫理〉

　前節で見たように，個人対個人の関係においては，関係の遠近に応じて，適切な対応の仕方が異なります。関係に相対的な対応について，大方が同様の対応をしていても，他人の対応の仕方に口を出すということでなければ，それはその共同体の習慣ではあっても，倫理にはなっていないでしょう。例えばある村では，「婚姻関係は同じような格の家の間で結び，格が違う家の間では結ばないことが普通」であっても，「格が違う家の間の婚姻関係についてはできるだけ避けるが，行っても非難されるわけではない」というのであれば，「婚姻関係は同格の家の間で行う」はその共同体の社会的要請にはなっていないと考えられます。このことが人間関係のあり方に関する共同体の個々のメンバーに対する社会的要請になっていれば，その共同体の倫理になってい

ると言えるでしょう。

このような個々人に対する社会的要請という観点ではなく，ある社会（国家／地域共同体等）が，社会を構成する成員間の基本的な関係をどう見て，それを社会としての選択・行動にどう反映させるか，という観点で社会的要請を見ると，社会のあり方の倫理が見えてきます。すなわち，社会のメンバー間の人間関係に関する社会的要請は，社会のあり方を反映する倫理になるのです。

◉ 伝統的コミュニティにおいては〈皆一緒〉が支配的

例えば，日本の平均的な集落程度のコミュニティを考えると，従来〈皆一緒〉が支配的だったと思われます。そこでは，相互扶助が当たり前に行われ，皆が同じような価値観をもち，同じような生活をし，子は親の職業を継ぐのが当然と思われていました。独りだけ自由に思うがままに行動するということがあれば，それは倫理的に不適切なことと非難されたでしょう。

やがて近代化のプロセスで，このようなコミュニティにも〈人それぞれ〉という考え方が入り込み，人々の意識が変化し始めましたが，現在でも場所によって，〈皆一緒〉がなお相当に強いところもありそうです。

> **? 考えてみましょう**
>
> 〈皆一緒〉が支配的だったコミュニティに〈人それぞれ〉が入り込むと，私たちにとって良い結果となる面と，悪い結果となる面があると思われます。皆さんが住んでいる地域や働いているところでは，どうでしょうか。良い面，悪い面を考えてみましょう。

◉ 現代のコミュニティ

例えば都会のマンションを取り上げてみますと，これも1つのコミュニティを形成していると考えられます。そこでも，〈皆一緒〉と〈人それぞれ〉がブレンドされて，マンション住民のコミュニティにおける人間関係について成り立つ倫理を形成していることでしょう。例えば，すでに言及しましたが，「生活騒音についてどう考えるか」「ペットを飼って良いかどうか」等々が，他者危害禁止の倫理をベースにした線引きの対象となって，そのコミュニティにおける合意形成が目指されます。

▶〈人それぞれ〉をよく表した格言に"Live & Let live"があります。訳は「あなたは生きてね，そして他人が生きるのを妨げないでね」でどうでしょう。つまり，「他人に干渉しないように」ということです。

さらには，住民同士の付き合い方についても，あまり疎遠にならないように，ほどほどに知り合いになり，必要に応じて相互扶助が実行できるようにといったことが考えられるでしょう。こうしたことは倫理とまではならないにせよ，住民同士の人間関係が，〈皆一緒〉と〈人それぞれ〉のバランス良いブレンドとなることが好ましいという考えが反映しているのです。

◉ 国家・行政のあり方の基礎にある倫理

　国家・行政のあり方についても，国民・住民同士の関係をどう見るかということが根幹にあり，倫理は国家や行政というレベルでも働いています。

　国家・行政は社会をコントロールする主体です。その機能の1つに，他者危害禁止という倫理を，国家・行政として実現しようとする，個々人のいのち・自由・財産を守る司法・警察・防衛といった仕組みがあります。これは強制力を備えつつ，他者危害を防止しようとしているわけです。〈人それぞれ〉に由来する面と言えるでしょうが，皆で協力して個々人を守るという点では〈皆一緒〉の現れとも言えます。

　他方，相互扶助奨励については，国家・行政として，暮らしやすい（＝QOLの高い），より自由な環境を創るよう，多方面にわたって活動しています。医療や介護は，まさにこの種の国家・行政の事業となっています。これは〈皆一緒〉に由来する面ですが，現在では住民個々の意思を尊重することに留意しつつなされ，〈人それぞれ〉をブレンドしたあり方になっています。

　国家・行政は，以上のような活動をするために，国民・住民から税金・社会保険料を（強制的に）徴収して，財源としています。言い換えれば，国民・住民は，税金や社会保険料を支払うことにより，国家・行政規模でマネジメントしている他者危害禁止や相互扶助奨励に参加している（つまり〈皆一緒〉を発揮している）のです。

　国家は，社会における人間関係をどのようなものと理解するかによって，**高福祉高負担の（福祉）国家**にもなれば，**低福祉低負担の（夜警）国家**にもなります。すなわち，**国民同士を〈人それぞれ〉に傾いた関係とみなす国家**であれば，助け合いは抑えて，各個人の自由を可能な限り広げようとしますから低負担を目指すのですが，その結果財源が小さくなるため**低福祉**になります。福祉という機能はできる限り小さくし，他者危害を抑える機能はしっかり行うので，いわゆる「夜警（のような機能のみ備えた）国家」です。他方，**福祉を国家・行政の事業としてしっかり行おう**とすると，国民同士の関係について〈皆一緒〉の面を強め，財源を国民が負担しますから，**高負担**となります。

　このように，国家における国民同士の関係をどのようなものとして考えるかによって，構想される社会は異なります。人間のあるべき姿と社会のあり方に関して，さまざまな思想が提示されています。以上に関係するものとしては，リベラリズム・リバタリアニズム・コミュニタリアニズムと大別される政治思想が挙げられますが，これらについてはここでは割愛します。

4　医療・ケアに従事する者への社会的要請

　以上のようなことを踏まえて，社会が医療・ケアをどのように位置付けるかによっ

て，医療・ケア従事者への社会的要請，つまり医療・ケア従事者の倫理の枠が決まるのです。

①─────日本における国による医療・ケア事業

　日本は医療や介護を国家の事業として行っています。このような国家にあっては，医療機関ならびに医療・ケア従事者は社会の信任を得て，社会として行う医療・ケア事業を受益者である国民（住民）に対するフロントラインで実行する立場にあります。そういうわけで，社会が各成員に対してどのように関わるべきかという倫理が，医療機関にも医療・ケア従事者にも適用されるのです。

　こうした国のあり方の基礎は日本国憲法において明示されています。まず，第13条では「**生命，自由及び幸福追求に対する国民の権利**」について，「**公共の福祉に反しない限り**」もっとも尊重するとされています。また，この「幸福追求」権の要素と解することができますが，第25条で，国民の「**健康で文化的な最低限度の生活を営む権利**」を認め，続けてこれに呼応して，国が「すべての生活部面について，**社会福祉，社会保障及び公衆衛生の向上及び増進に努め**」ると謳っています。現在，日本では医療は国家の事業となっていますが，ここが憲法上のベースになるでしょう。

　こうして，国家が**国民の生命・健康を支える**ことと人権を尊重することが重なり合って提示されているのですが，国が生命・健康を支える活動は，国民の相互扶助によって成り立つのですから〈皆一緒〉に由来し，人権尊重は国民個々の「生命」（ここでは生活・人生も併せ含む意味），自由，幸福追求」を尊重するのですから〈人それぞれ〉に由来するあり方です。したがって，医療・ケアに従事する者も〈人それぞれ〉と〈皆一緒〉の双方をバランスよくブレンドして，ケアの相手に向かうことが社会的に要請されていることになります。

②─────医療におけるさまざまな社会的要請（倫理）のあり方

　日本におけるこのような要請が唯一のあり方なのではありません。**次頁の図**に示すように，医療・ケア従事者の患者・利用者に対する倫理のあり方は，医療における人間関係についての理解に相対的です。

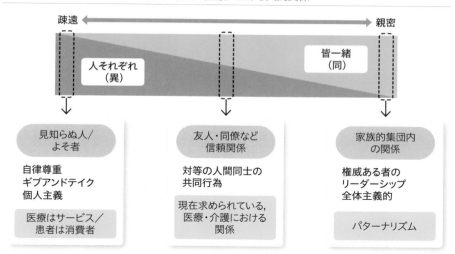

個人・社会・医療における人間関係

◉ パターナリズム (paternalism)

　これは「父 *pater*（ラ）」に由来する「父的な *paternalis*（ラ）」を語源としていますから，「父的なあり方を是とする立場」⇒「父権主義」という意味になります。すなわち，〈皆一緒〉が支配的な伝統的社会においては，医師は患者に対して，子に対する父のような権限をもち，子のためを思って指導する立場にあると考える傾向がありました。しかし，これは医師に限ったことではなく，宗教の聖職者は「神父」「牧師」という語からも見て取れるように，信徒に対して指導的な，子に対する父，羊に対する羊飼いに擬えられてきたのです。

◉ 医療はサービス業

　これとは対照的に，〈人それぞれ〉に傾いた人間関係を標準とみなす社会においては，医療は代価をとって医療というサービスを提供するというギブアンドテイクのあり方と考えられます。そこでは，サービス側は，商品の位置にある医療についての情報を消費者である患者側に提供することが求められます。それを聞き理解した上で，それを選ぶかどうかを決めるのは患者である，といった〈人それぞれ〉が支配的な倫理となります。すなわち，「個人主義」「自律尊重」が強調される倫理です。

◉ 対等の人間同士の共同行為

　これからの医療・ケアには「パターナリズム」でも「医療はサービス業」でもなく，〈皆一緒〉と〈人それぞれ〉をバランスよくブレンドした人間関係へと方向付ける倫理が必要です。日本の国による医療事業の基礎にある憲法もこの2つをブレンドしたあり方を指していました。要するに，医療・ケア提供側は，一方的に指示したり，押し付けたりするのではなく，かといって患者本人が決めるといって，医療・ケアの選択

を患者側に委ねてしまうのでもなく，患者本人にとっての最善を目指して，本人・家族と一緒に考え，話し合い，本人の意思をよく理解しようと努め，それを尊重しつつ，合意を目指すといったあり方が求められます。このことを次章以降でもさらに詳しく考えていきます。

本章では医療・ケア従事者がその活動をする際の倫理について，人間関係一般にみられる〈人それぞれ〉と〈皆一緒〉という対人関係の把握と対人姿勢（相手に対する姿勢）の対の2つのタイプという考えをベースに，私たちの相手との関係の遠近に相対的な姿勢の取り方から，社会のメンバーに対する社会的要請，さらには社会のあり方まで，考えました。

第9章

医療・ケア従事者の倫理

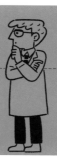

　医療・ケアの場における倫理原則は，医療・ケア従事者が患者本人をケアの相手として働く際に求められる，文脈に応じたさまざまな相手への（倫理的）姿勢をもっとも広く包括するような姿勢のことだと言えます。また，医療・ケア従事者に社会的に要請されているもっとも一般的なことだ，と言うこともできます。第8章までの検討を通して，倫理的に適切な選択・行動を考えるためには，医療・ケア実践に際しての従事者の倫理的姿勢を理解することが基本となりますから，本章以降で医療・ケア従事者の倫理を考えるにあたって，まず倫理原則を考えることから始めましょう。

1　3倫理原則論：〈皆一緒〉と〈人それぞれ〉のブレンド

　私たちの社会は，〈皆一緒〉と〈人それぞれ〉双方をブレンドした人間関係に基づくあり方をしています。ですから，社会が行う医療や介護事業のフロントラインで働く医療・ケア従事者には，〈皆一緒〉と〈人それぞれ〉双方を等分にブレンドした対応が社会的に要請されることになります。これを端的に表現したものが，医療・ケアにおける倫理原則です。これをどのようなものと考えたらよいかを，(1) 医療・ケアの進め方，(2) 目的，(3) 社会が行うケアという3つの観点で検討すると，次の表のようにまとめられます。このようにして見出された〔人間尊重・与益・社会的適切さ〕という3原則のセットを私は以前から提唱しています（以下「3倫理原則論」と略記します）。

医療・ケア従事者への社会的要請（3倫理原則）

❶ 医療・ケアの進め方	❷ 何を目指すか	❸ 社会として行うケア
人間尊重	与益	社会的適切さ
相手を人として尊重する	益になるように＆害にならないように	社会全体を見る視点でも適切であるように
● コミュニケーションを通して	● 相手の最善を目指す	● 周囲への影響に配慮する
人それぞれ	皆一緒	皆一緒
➡ 本人の意思を尊重〔自律尊重〕	➡ 共通の価値観を基準として	➡ 公平に必要に応える／皆で負担／社会的合意に準拠
皆一緒	人それぞれ	人それぞれ
➡ 共感・理解・納得・合意〔ケア的姿勢＜ケアの倫理〕	➡ 本人の人生・価値観を基準として	➡ 第3者の不利益防止／個人の自由を尊重（公共の福祉に反しない限り）

このような結果は，医療・ケア従事者がケアを進めていく際の倫理的な姿勢を枚挙し，それを分類することによって見出すこともできます。つまり，この3つの姿勢〔人間尊重・与益・社会的適切さ〕は臨床現場で大方の医療・ケア従事者がそれとは認識していないかもしれませんが，実際にもっている姿勢であって，「社会の仕組みとなったケアを行うとはどういうことか」についての医療・ケア従事者の認識を表したものだ，と言えます。

　例えば，大方の医療・ケア従事者は，患者ないし利用者に対してケア（医療）を行う際に，ケアである以上「相手にとってできるだけ益となるように」という意図で行うのでなければ，ケアとはいえない，と認識しているでしょう。その際に，その医療・ケア従事者自身は，この認識は倫理に関わるものだとは思っていないかもしれません。それでも，倫理という観点で見るならば，まさに「与益」という倫理原則を自ら身に付け，それに則ってケア実践しているのです。

　前頁の図のそれぞれの項については説明が必要ですが，ここではただ図に記されている言語表現から推し量っていただき，3倫理原則論以外の有力な考え方をまず提示してから，「倫理原則各論（☞p.112参照）」で，詳しく解説することとします。

② 倫理原則をめぐるさまざまな立場

　現在，医療・ケア従事者の倫理原則としては，ビーチャム&チルドレスの4原則論が医学系を中心に医療現場にもっとも広く流布しています[5]。看護系では，フライ&ジョンストンの4+2原則とケアリング（これは原則の考え方とは別に，ケアする側と受ける側の関係等々として見る）を並存させる考え方が有力です（というより，看護系らしい考え方はこれくらいしか見当たりません）。これらについて理解し，前項で提出した3倫理原則論の考え方との異同を検討しておきましょう。なお，これらを比較対照した表を本項の後方に示しておきます（☞p.111参照）

■───ビーチャム & チルドレスの4原則論

　現在，日本の臨床現場や，医療倫理・生命倫理の世界では，ビーチャム&チルドレスの4原則が広く流布しています。これは，次に示すように〈人それぞれ〉に相当傾いた，個人主義的，米国由来の考え方です。とはいえ，4原則に使われる次の用語ないし概念の説明は，フライ&ジョンストンの4+2原則や清水の3原則論にも共通します。

5) T.L. Beauchamp & J.F. Childress：Principles of Biomedical Ethics（1st ed.）.Oxford University Press, 1979／立木教夫, 足立智孝（監訳）：生命医学倫理（第5版）. 麗澤大学出版会, 2009.

◉ respect for autonomy　自律尊重

　自律（自らが自らの道を選択するというあり方／自己決定）を尊重することを指令する原則です。ここからは，患者本人を支配したり，こちらの考え通りに動かそうと押し付けたりしてはいけない，ということにもなります。

　社会のメンバーが自律を発揮すると「それぞれがそれぞれの道をそれぞれ選択する」という〈人それぞれ〉が実現します。米国の社会を形成する基本理念ということでもありましょう。4原則論のベースにある人間理解です。

◉ beneficence　与益（善行）

　相手（患者等）の益となるように／患者のためになるように／患者の最善を目指す原則です。

　この原則は，「善行」と訳されることが多いのですが，「善行」というと，「相手の益になるように」という内容より，相当広い範囲を指すように誤解されるおそれがあります（実際，「嘘をつかない」とか，「誠実にことを進める」といったことまで善行原則から出てくるものであるような発言が，日本では時にみられます）。しかし，beneficenceという語は少なくとも倫理の文脈では，相手の益になるようにするという限定された使い方をしていますので「与益」という訳語を作ってみました。

◉ nonmaleficence　無加害（無害）

　相手の害にならないように／医療ケアの一環としての働きかけが本人の害になってはいけない原則です。

　医療の倫理原則としてこの語が使われる際には，市民の倫理における「他者危害禁止」と同じではなく，あくまでも医療・ケアを遂行する場面におけるものと理解するのが適切でしょう。この原則はすでにギリシアの「ヒポクラテスの誓い」においても「害になると分かっている治療法は決して選択しない，頼まれても人を殺す薬は与えない，妊婦を流産させる道具は与えない」というように謳われています。これらはいずれも医師としての治療活動の文脈におけることで，それを離れた動機による他者に害を加える行動一般を指しているわけではありません。例えば，多くの治療法には益だけでなく，副作用である害やリスクが予想されますし，時には「百害あって一利なし」というような結果が論われたりします。そういう文脈での「害にならないように」という原則と解するのが妥当でしょう。

◉ justice　正義

　現在担当している医療ケアの相手のことだけではなく，第三者のことも考えるよう求める原則です。例えば，公平・公正にことを行う，限りある資源から実行しようとしている医療に必要な資源を使う際に，適切さを確認する（資源の公平な配分），

候補になっている医療・ケアについて社会的に認められているルール（**法・ガイドライン**など）に留意する，といった対応を求める原則です。

②———フライ ＆ ジョンストン：４＋２原則とケアリングの並存

フライ＆ジョンストンは，国際看護師協会（ICN）に倫理の教科書を提供した際に，前記の４原則に次の２原則を追加して，４＋２原則セットを提示しました[6]。この原則の位置付け，特にケアリングを倫理原則と並立させている点は，看護実践のみならず，医療・ケア従事者の倫理を考える際の重要なポイントとなりますので，ここで見ておきましょう。

veracity　**誠実**：相手に対して誠実である⇒真実を話す／嘘をつかない⇒信頼関係を保つ
fidelity　**忠誠**：相手との約束を守る／職業上知り得た相手の情報を他者にもらさない（守秘義務）

フライらが追加したこの２原則は，彼らが依拠しているヴィーチ（R.M.Veatch）によれば，人間尊重に由来するものとされていますので，３原則論の立場からすれば，人間尊重原則に含まれることになります。

さて，フライらは，倫理原則を使う文脈は，「**互いに疎遠な者たちの倫理**」（ethics of strangers＝〈人それぞれ〉に傾いた人間関係において成り立つ倫理）であるとしました。その上で，これに加えて，「**親しい者たちの倫理**」（ethics of intimates＝〈皆一緒〉に傾いた人間関係における倫理）に対応する〈ケアリング〉（☞p.129参照）という視点を加え，両者を並存させることにより，看護の倫理を構成しようとしました[7]。

フライらは，倫理原則としてはビーチャム＆チルドレスの４原則論に若干の補正をしてはいますが，その使い方についてはビーチャムらに異を唱えずに合わせたのでしょう。しかし，看護実践の臨床を考えると，とてもこのような原則志向だけでは看護の適切なあり方を表現できないのです。そこでケア志向の倫理をケアリング等として表現して，原則志向と２本立てにするという道を採ったのだと推察します。

③———倫理原則の性格：行為志向か姿勢志向か

以上で紹介した４原則論および4＋2原則＆ケアリング論に対して，私が提示する

▶"strangers"を「互いに疎遠な者たち」と訳しましたが，「互いに知らない者同士」のほうが分かりやすかったかもしれません。こういう関係だと〈人それぞれ〉に傾く倫理になるでしょう。

6) S.T. Fry & M.J. Johnstone: Ethics in Nursing Practice: a guide to ethical decision making（3rd ed.）. pp.22-6, Wiley-Blackwell, 2008／片田範子，山本あい子（訳）：看護実践の倫理—倫理的意思決定のためのガイド（第3版）. pp.28-33，日本看護協会出版会，2010.

7) 前掲書6) pp.27, 31-2／pp.35, 39-41.

（清水）３原則論の立場はどう対峙しているかを説明します。倫理原則セットに関するこの３つの立場を並べて比較対照した次の図をご覧ください。

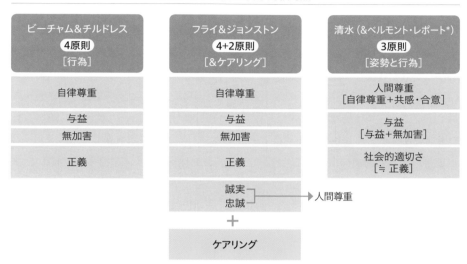

医療・ケアの倫理原則 比較対照

ビーチャム＆チルドレス 4原則 [行為]	フライ＆ジョンストン 4+2原則 [＆ケアリング]	清水 (＆ベルモント・レポート*) 3原則 [姿勢と行為]
自律尊重	自律尊重	人間尊重 [自律尊重＋共感・合意]
与益	与益	与益 [与益＋無加害]
無加害	無加害	
正義	正義	社会的適切さ [≒ 正義]
	誠実 忠誠 ──→ 人間尊重	
	＋	
	ケアリング	

＊ ベルモント・レポート (1978) は，研究倫理に関して〔人間尊重・与益・正義〕の3倫理原則を提唱しており，形式的には清水の3原則と対応しています。ただし，人間尊重の実質は自律尊重（および自律が失われた人の保護）とされるなど，清水の3原則と全く同じわけではありません。

◉ 倫理原則＋ケアリングの2本立て vs. 一体化

　まず，フライ＆ジョンストンの4＋2原則 & ケアリング論に対して，清水の３原則論は，互いに疎遠な者同士の倫理を表現しているとは考えず，３原則のそれぞれを〈人それぞれ〉と〈皆一緒〉のブレンドされた人間関係を前提して提示しています。ですから，原則志向とケア志向の２本立てではなく，両者が一体化した理論になっているのです。すなわち，医療・ケアの進め方に関する**人間尊重原則は，相手の自律を尊重するとともに，共感・理解といったケア的態度で相手に対応し，合意を目指すことを含んでおり，ケアリングを含む**ものとなっています。また，そのような進め方に呼応して，与益原則も社会的適切さ原則も，大方の人々に共通しているであろう価値の物差しや考え方だけでなく，個々人の固有の価値の物差しや考え方をも併せて尊重するものとなっています。そして，こうしたことの帰結として，「医療・ケア従事者は自らの姿勢に倫理原則を体現しつつ，活動を進めている」というように，倫理原則を位置付けているのです。

◉ 自ら選んだ行動原則にして姿勢である倫理原則

　ここで，フライ＆ジョンストンとの異同を離れて，「倫理原則はどういう性格のものか」に関して，倫理原則は，決して医療者の行動を縛って窮屈な思いをさせるようなものではない，ということを強調します。これらは，外から医療者に対して「これ

らを守らないとだめだ」として押し付けられたものでは決してありません。そうではなく，医療者が社会の仕組みになった医療というケアにコミットした時に，自ら選んだもので，いわば自らの行動原則に他ならないのです。

現在，日本の医療現場では倫理原則を個別事例に適用して，どうすべきかと個々の行動を選ぶ，あるいはむしろ評価する際の法律のように扱う傾向が強いと私は感じます。確かに遠い間柄に由来する〈人それぞれ〉＝異の倫理には，元来そのような傾向があるかもしれません。しかし，そこで何か行為をする際には，まず，相手に対する〈人それぞれ〉という姿勢とそれが状況に沿って具体化した意思尊重という姿勢が発動し，そこから具体的な相手への語りかけや行動が結果してこそ，倫理的に適切な行為と言えます。

また，親しい間柄に由来する〈皆一緒〉＝同の倫理は，むしろ相手に向き合い，また寄り添う私たちの関係性，したがって相手にケア的に向かう姿勢に発するものです。理性的に「かくかくのことをしなければ」と考えて行うというより，「なんとかしてあげなくちゃ」という情から発し，「どうしたら良いか」と考える理は後から付いていき，そこから具体的な語りや行動が出てくるわけです。

ですから「やればいいんでしょ，やれば」という気持ちで行動する，あるいは「倫理原則はかくかくだから，しかじかしなくちゃね」と，ルールに縛られているような気持ちで行動するのでは，倫理的に適切な行為にはならないのです。行為の適切さには，姿勢の適切さが伴っている必要があります。

③　倫理原則各論

先に医療・ケアの倫理原則のセットについての代表的な考え方を挙げました。これらは，倫理原則という点ではどれも同類に見えますが，考え方にそれなりの違いがあります。そこで，3倫理原則論の各原則について，少し立ち入って考えておきましょう。

❶────人間尊重と自律尊重

医療の現場で倫理というと，必ずと言っていいほど，「自律」ということが出てきます。自律尊重というのは，相手（特に患者本人）が自分で自分の道を選択し，自分が決めた道を行くことを尊重するということで，前述した3原則論は決してそれを否定していません。「人間として尊重する」の中には，「自律を尊重する」ということも含まれます。しかし，理性的に自分で自分の道を選ぶ，また他者に依存しないで独立して自分の道を行くという性格だけが人間のすべてではありません。私たちは，互いに支え合わなければ生きていけない存在ですし，また，理性だけではなく，感情もあるのです。「血も涙もある」のが人間です。ですから，その「血も涙も」というところも人

間理解に入れないとバランスを欠きます。

　例えば，患者本人に「理屈はこうだから，かくしたほうが良い」と言っても，本人が「理屈はそうかもしれないけど，私はとても今そんな気持ちになれません」などと，感情で応答することはいくらでもあります。そういう人を尊重するには，ただ相手の「私はこうすると決めました，こうしてください」というような意思を尊重するだけではなく，気持ちを尊重するということも必要です。

　また，認知症のため，「こうしたい，ああしたい」と自分のことが選べなくなっているけれど，まだ気持ちはある，ということがあります。嬉しいこと，悲しいこと，嫌なことがあります。「そんな点滴なんか嫌だ」とか，管を鼻から入れられて「なんだか気持ち悪い。抜きたい」とか，そういう気持ちも大事にして尊重しなければ，人間を人間として尊重したことにはなりません。

　しかし，そういうことは「自律を尊重する」というだけでは尽くせません。また，例えばそこに意識不明でただ横になって人工呼吸器で生かされているという人もおられるでしょう。ここに存在している人をどう尊重するのか——こういうことも含めて「人間として尊重する」ということを理解してください。

◉ 自律尊重とケア的態度のバランスある総合

　別の面から言うと，「人間尊重」は，ただ〈人それぞれ〉の枠内で，他者の領域への不干渉に基づく「自律尊重」として解釈するばかりではなく，〈皆一緒〉の下で，「ケア的態度」としても解さないとバランスを欠きます。つまり，自律尊重だけではケア的な態度を表せないのです。医療・ケア従事者が実践しているケアは，決して現に自律した人間ばかりを相手にしているわけではなく，認知症により自分で自分の道を選べなくなっている人に向かうこともあり，あるいは，日頃は自分で自分の道を選びつつ，ばりばり仕事をしているのだけれども，厳しい病気があると言われてパニック状態になって，やたら看護師に当たり散らすというようなことになっている人もおられるかもしれません。そういう人たちを，人間として尊重するというのはどういうことか。あるいは，そういう人たちに対してケア的態度で接するということはどういうことか。そこまで入れて，医療・ケア従事者の接する相手に対する姿勢を，「人間として尊重する」と表現しているのです。

　人間尊重の〈皆一緒〉に由来する面には「相手を理解する・共感する・納得と合意を目指してコミュニケーションを進める」等々のことがあります。相手は自分とは違う考えや希望をもっているかもしれない。しかしそれを聞いてみたら，理解でき，共感できるのではないか，話し合ったら納得ずくで合意できるのではないか，という姿勢が，〈皆一緒〉という姿勢なのです。

◉ 当事者である家族

　意思決定等に際して，当事者といえば第一に患者本人であることには違いありませ

ん。しかし，家族もまた当事者です。ことに患者の疾患が重篤であるような場合に，家族は大いに当事者です。というのも，患者の罹患と療養が家族の人生に大きな影響を与えるからですし，また，家族は患者の療養を支援・ケアし，また代弁する立場にもあるからです。そのような場合には，患者の意思や気持ちと並んで，家族の意思や気持ちも尊重することが求められます。「相手を人間として尊重する」における「相手」は本人だけを指しているのではなく，家族をも指しています。

❷───与益原則

◉ 与益原則は無加害も含む

　倫理原則の第二は，与益原則（beneficence）です。3原則論は，米国から入ってきて流布している4倫理原則のうち，与益（相手の益になるように：beneficence）と無加害（害にならないように：non-maleficence）を併せ含んで理解しています。与益と無加害を互いに独立した2原則として捉えるのではなく，1つの原則の2つの面として捉えるわけです。そこで，治療方針の決定に際しては，候補となるすべての選択肢のそれぞれについて見込まれる良い結果と悪い結果を枚挙した上で，それらの間を比較して，どれが一番良いか（あるいはどれが一番「まし」か）と相対的な評価をすることになります（☞p.152参照）。

　つまり，例えばある抗がん剤を投与すると，がんを叩く効果があり，それが患者の延命につながるという益があるとします。しかし，同時にいろいろな副作用も伴っていて，患者は投与している間つらいことがいろいろあるだろうと，害をもたらすことが予測されます。

　ここで，与益と無加害を相互に独立の2つの原則と看做しますと，この抗がん剤を投与することは，与益原則に適った結果をもたらしますが，同時に無加害原則には反する結果をもたらしもします。さあ，これをどう考えようかということが直ちに問題になります。これに対して，与益原則を，与益と無加害の双方を併せ含むものと捉えますと，抗がん剤がもたらす益と害を併せて，他の選択肢（当の抗がん剤投与をしないという選択肢も含む）と比較考量します。ですから，害があるというだけで無加害原則に反するといったことにはなりません。通常，どの選択肢にも益と共に害もあるわけで，総合的に見てどれがより有益かが問題なのです。

◉〈相対化した与益〉論

　このようなことで，これは与益原則の「相対的解釈」という意味で，〈相対化した与益〉論ということになります。つまり，何かについて他と比べることなくそれ1つだけを取り上げて「良い」あるいは「悪い」と評価することはできず，常に何かと比べて「より良い」ないし「より悪い」という相対的な評価をするしかないという考え方です。

▶念のため。「比較考量」は複数のものを見比べながら検討することです。治療方針に複数の候補がある場合，それぞれの益と害のアセスメントをして，どれが最善かを検討します。第11章3で「相応性原則」として，詳述します。

そうすると，ここで諸選択肢間の比較検討に際しては，評価の物差しが必要になります。

◉ 公共的価値観と個人的価値観

　医療や介護は，何度も申しましたように社会の仕組みとなったケアですから，社会的に認められている価値観に従って評価するべきであって，医療・ケア従事者の個人的な尺度で勝手に考えて良いわけではありません。もちろん，社会的に認められている価値評価の尺度，つまり〈公共的価値観〉は，一般市民の大方に共通の価値観ですから，通常，医療者の個人的価値観とそう懸け離れたものではなく，大体一致します──「元気で長生きするのが良い」というような，ごく普通の考えが中心になります。もちろんそうした公共的価値観に基づけば，いつでも「この選択肢がベストだ」というような判断ができるとは限りません。例えば，「これについては，患者本人がどちらを好むかによって決まる」というような判断になることもあります。この場合，「このような場合は，本人次第だ」という判断自体が公共的価値観に基づいてなされるわけです。

　以上は，本章1に掲げた3原則論の説明図（☞p.107参照）にある〈皆一緒〉と〈人それぞれ〉の両面からの記述のうち，与益原則の〈皆一緒〉の面の解説になっており，共通の価値観を〈公共的価値観〉として説明しています。これに対して与益原則の〈人それぞれ〉の面は，各人がもっている価値観は大方に共通な面が多いとしても，それぞれに固有な面もあり，そういうものとして本人の「個人的価値観を基準にした」本人の人生にとっての最善を目指すということになります。

　例えば，「眠くなっても痛くないほうが良いか，少々痛くても眠くならないほうが良いか」は，まさに人それぞれでしょうし，同じ人でもその置かれた状況，事情によって価値判断が異なることだって想像に難くありません。ここあたりですと，「この点は本人次第」と公共的価値観のほうの尺度と齟齬はきたさないで済むでしょう。しかし時として，医学的には推奨される治療方針を本人が個人的価値観に基づいて嫌がるといったこともあり，そういうケースの中には，公共的価値観と個人的価値観が対立してしまう場合もあります（こうした場合については，後に考えます）。

❸───社会的適切さ原則

　〈社会的適切さ〉の原則は，医療・ケア従事者が自らの医療（ヘルスケア）活動を，ただ当事者である患者・家族と医療・ケア従事者自身という2項関係においてのみ見て終るのでなく，また社会全体の中において見て，適切かどうかをチェックすることを求めるものです。

　例えば，次のようなチェックが求められます。身体に問題を感じて受診のために医療機関を訪れる人々に公平・公正に医療を提供しているかどうか。患者にもたらされ

▶本文では,このあたりで「平等」(equality)は出てこず,「公平・公正」(fairness, equity)が出てきます。平等は,例えば,物を等分に分けるやり方です。公平は,各自の状況を勘案して,各自に同等の結果をもたらすように分けるやり方です。

るであろう益と,社会ないし第三者が被るかもしれない害の双方を考え合わせ,治療が適切かどうか(不公平の排除)。ある薬の量が限られている状況で,その薬を必要とする患者が大量に発生した時,その薬を適切に分配するよう努めているかどうか。また,本人の益になる見込みがないような(つまり,無益と思われる)治療を本人が強く希望している場合,「費用を皆の負担で賄っている医療保険から支出してよいか」と考えることもあるでしょう。社会的に適切かどうかとは,こういった視点で検討することです。

◉ 臨床における社会的適切さ

適切と不適切の間の線引き,治療によって益を受ける側と害を被る側がいる際にどうバランスをとるかといったことは,私たちがどのような社会を選ぶかに相対的です。例えば,医学的にはほとんど効果がないと見込まれる高額な抗がん剤を医療保険を使って投与することは適切か,というものがあります。患者の強い希望に応じて,医学的には有効とは言えない抗がん剤治療を認めた医療者は,単に医学的に有効かどうかに限ってではなく,本人の生き方や人生の最後のあり方についての希望というようなものも含めて,本人にとっての益を考えていることになります。しかし,〈益〉はどのような範囲で評価するのが適切でしょうか。医学的妥当性に限定して評価すれば無益であるが,患者の人生全体から見た益に注目したら有益だという場合に,社会的にはどちらの物差しを採るのが適切でしょうか。

ここで物差しの選び方は,医療保険からどういう範囲で支出するかについて,どのように決めているかによるでしょう。その決め方は,社会がどこまで負担するか,あるいは個人の良い生をどの範囲で社会が支えるかに相対的です。こうして医療保険に限っても,どういう範囲で意義のあることと認めて保険から支出するのか,ということは,まさにどういう社会であることを選ぶかに関わってきます。かつ,このような点について,社会がどのように決めるかは,私たちの社会がどこまで医療費を支出する余裕をもっているかにも相対的です。

このように,社会的視点からの適切さとは,よく考えていくと,ただ「私たちの社会がこうだからこうすべきだ」という話を自分たちだけですればよいというのではなくて,場合によっては広く社会に向けて「こういう社会にしよう」と訴えかけることも含まれるわけです。

◉ 社会的適切さか,倫理外の価値か

「倫理外の価値」とは,医療・ケア活動に際して医療・ケア従事者がとっている倫理的姿勢とは別のカテゴリーの,その活動に向かう姿勢に影響するもののことです。例えば,病院経営上「病院が健全な財政状態であり続けることを求める」という姿勢が選択に影響する場合,「健全な経営状況」という医療・ケア活動の倫理からすれば「倫理外の」価値が,ケアする姿勢に由来する倫理的姿勢とジレンマ状態になることがあ

ります。ただし，倫理外の価値は社会的適切さとの区別が微妙です。

　例えば，「質の良いケアをしようとすると，現状の人員配置では看護師が過重負担になる（⇔公平な配分）」という状況がある場合，「医療機関の収支のバランスを健全に保つためには現状の人員配置が精一杯だ」ということであれば，現在社会が行っている医療事業の診療報酬等の決め方を所与の前提として「社会的適切さ」の問題だと考えられるかもしれません。しかし，もしその医療機関が「利潤を追求するために支出を低く抑えようと現状の人員配置になっている」ということであれば，利潤追求という「倫理外の価値」を社会的適切さの視点より優先しているという問題になりそうです。

　さらに突っ込んで考えると，社会的適切さか倫理外の価値かについては，「人的財源を公平に配分した結果，現状では本人の訴えに迅速に応じ得る人員配置はできない（パイが小さいので配分される量も不十分）」ということならば，「迅速に応じ得る人員配置ができるような配分にするために，社会は医療のための財源（パイ）を大きくせよ」と正当に要求できるかどうかの問題となるでしょう。現在の日本の財政状況ではそこまでパイを大きくできない，ということなら，そこのサービスの悪さは「社会的適切さ」の視点でチェックした結果やむを得ないということになりそうです。「国債を発行してでも財源を充実させる」という方策は，将来世代に借金を負わせるようなことを一方的に行うことは不適切ではないか，という世代間倫理の問題になるでしょう。

◉ 個人の自由：ただし公共の福祉に反しない限り

　以上は，社会的に〈皆一緒〉をどのように実際上発揮して，社会のメンバーの協力により，個人の良い人生をサポートするかということに関わっていました。ここでは最後に，〈人それぞれ〉に関わる点に触れておきます。

　個人が治療を受けるかどうか，どのような治療を受けるかは，通常，人間尊重と与益の2原則がカバーする範囲で対応できることと言えます。これに対して，社会としてどこまで支えるかという〈皆一緒〉の具体化が時に問題になり，それが以上で取り上げた点でした。これに対して，〈人それぞれ〉に関わる問題はというと，次のようなことが該当します。

　COVID-19に罹ったおそれがあると認められた場合，いろいろなやり方がありますが，例えば一定期間は人との接触を避けるために，用意されている宿泊施設に隔離されて，感染が広がらないようにする対応があります。ここで，感染が疑われたある人が，そのように隔離されることを拒否し，自分は自由であり，自由に行きたいところに行くと主張しても，個人の自由が認められる条件「公共の福祉に反しない限り」を満たしていない（周囲に感染を広げることは公共の福祉に反する）とされて，隔離に応じるように強く要請されるでしょう。

4　倫理的に適切な医療・ケアの選択・行動の構造

　本章の最後に，以上で見てきた倫理原則が医療・ケア活動においてどのように活きているか，ないし活かすかを考えておきましょう。

　すでに第1章と第4章で，人間の選択や行動が，

〈状況に向かう**姿勢**〉＋〈状況把握〉⇒ 選択・行動

という構造をもつものとして分析されることを見ました（☞p.2, 57参照）。また第7章では，倫理的に評価されるような選択・行動の構造は，上の構図中の状況に向かう**姿勢**が倫理的姿勢になっていて，次のような構造になることを確認しました（☞p.96参照）。

〈倫理的姿勢〉＋〈適切な状況把握〉⇒ 倫理的に適切な選択・行動

　医療・ケアの活動をこの構造を使って分析すると，自らの選択や行動の意味を理解し，さらに実践的に「どうするか」の検討に使うことができます。

■1───倫理的姿勢と医療・ケアの選択・行動

　医療・ケアにおける前記の構造を使って，医療・ケア従事者の行動を理解し，また倫理的に適切な選択・行動を検討してみましょう。

　まず，次の記述が示す看護師Nさんの行動をNさんの視点で分析するとどうなるでしょうか。

> 〔例1〕Nさんによる振り返り：「深夜に病室を回っていたら，患者Aさんは呼吸が苦しそうだったので，ベッドを操作してファウラー位にしました」

　ここで想定される選択・行動の構造は次のようになっています。

　ここで，❶と❷に入る内容を考えてみましょう。まず，状況把握のほうから考えると分かりやすいことが多いでしょう。

適切な状況把握❷：Nさんは深夜に病室を回って，患者さんたちの様子を見守っています。ある患者さんを見て特に何もなければ，「これで大丈夫だ」と認識し，次の患者さんを見ることになります。そのようにしてAさんのところに来て，様子を見て，次のように考えました。

Nさんの認識：Aさんは呼吸が苦しいようだ & 呼吸は楽なほうが良い & ベッドが平らなままで寝ている&ファウラー位にすると現在よりは呼吸が楽になるはずだ。

倫理的姿勢❶：NさんはAさんを看護ケアの相手として接していますので，ケアする姿勢を継続的にとっています。ここで状況把握が上のようになるのに伴って，ケアする姿勢が次のように具体的になっていきます。すなわち，

- Aさんにとって益になるようにして差し上げたい⇒快適な状態を保てるようにして差し上げたい⇒ 呼吸が楽になるようにして差し上げたい。

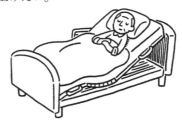

以上のような内容の❶と❷が連動するので，上述のような選択・行動になるわけです。

ということで，以上のプロセスをまとめると，次のようになります。

▶「ファウラー位」とは，ベッドに寝た状態（仰臥位）から，上半身を45度起こした姿勢のことです。腹部臓器による肺の圧迫が軽減するため，呼吸がしやすくなります。

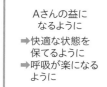

| Aさんの益になるように
➡快適な状態を保てるように
➡呼吸が楽になるように | + | Aさんは呼吸が苦しいようだ
& ベッドが平らなままで寝ている
& ファウラー位にすると呼吸が楽になる | → | ベッドを操作してファウラー位にする |

次の例では，同様の分析をして，どのような選択・行動をするかを考えてみましょう。

〔例2〕「患者Bさんについて，主治医はPという治療を勧めたが，Bさんはそれを受けたくないと答えた。どうしたら良いだろうか」

▶例2は，後にジレンマの例としても出てきます（Bさんではなく，Aさんになっていますが）。その時になったら，ここを思い出してください（☞p.177参照）。

〔例1〕と同様に選択・行動の構造を次のようなものとして，❸❹❺の内容を考えます。

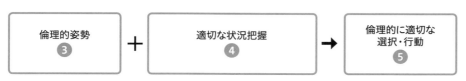

| 倫理的姿勢
❸ | + | 適切な状況把握
❹ | → | 倫理的に適切な
選択・行動
❺ |

本例については，主治医の立場から見ても，その傍らにいる看護師やMSW等，医療・ケアチームのメンバーの立場から見ても，ほぼ次のような思考のプロセスが考えられます。

適切な状況把握 ❹：客観的・医学的には治療Ｐがｂさんにとって最善と思われますが，Ｂさんは「治療Ｐを受けたくない」と言っています。

主治医等の認識：ＢさんがＰを受けたくないのは，「Ｐが自分にとって最善であると分かっていないから」または「私たちが知らないＢさんの都合とか，生き方とか，価値観に基づいて考えるとＰは不適切である（最善ではない）から」だろう。⇒（したがって）ＢさんがＰを嫌がる理由が分かれば，Ｂさんとどうコミュニケーションを続けて合意を目指したら良いかが分かるのではないか。

倫理的姿勢 ❸：ＢさんがＰを避ける意向を示したので，話し合いのプロセスに臨む際の倫理的姿勢（＝人間尊重）が活性化しますが，そこでは医療・ケアを通してＢさんの最善を目指す姿勢も同時に活性化しています。すなわち，

- Ｂさんを人として尊重しつつ医療・ケアを進めたい⇒ Ｂさんの意向を尊重したい ＆ Ｂさんの思いを理解し，Ｂさんと合意しつつケアを進めたい。
- Ｂさんにとって最善の治療・ケアを行いたい。

倫理的に適切な選択・行動 ❺：❸と❹が組み合わさった思考のプロセスからは，次のような選択が行動として考えられます。

- Ｂさんに，何故治療Ｐが嫌なのかを聞いてみよう。

　ここで，ともすると，「Ｂさんに再度Ｐについて分かるように説明しよう」という選択がなされます。そのような選択は倫理的に不適切だとまでは言いませんが，最適とは言えないでしょう。そのような選択の原因としては，❹状況把握のところで，「Ｂさんが嫌がるのはＰについてよく分かってないからだ」という理由だけを認識していて，「自分たちが知らないＢさんの都合や価値観等があって嫌がっているのかもしれない」という可能性の認識が欠けていた，ということが考えられます。かつ，このような可能性の認識が欠けていたのは，「相手を人として尊重する」という姿勢から，この状況におけるＢさんへの姿勢が具体化する過程で，「Ｂさんの思いを理解する」から「人生や価値観を理解しよう」という姿勢にならなかったためのようにも思われます。このように状況把握が適切になり，漏れがないことが，倫理的姿勢と連動もし，結局倫理的に適切な行動にとって重要なのです。

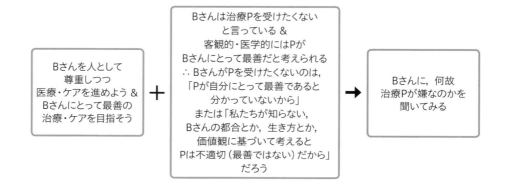

❓ **考えてみましょう**

　次の各例を前述の事例にならって分析し，〔〈倫理的姿勢〉＋〈適切な状況把握〉⇒ 倫理的に適切な選択・行動〕の構造を明らかにし，この状況で，医療者としてはどのような行動が考えられるか検討してみましょう。

❶Cさんは，医学的にはがんの末期と考えられ，有効な抗がん剤その他の治療はもはやないと判断されています。そこで，そのことを説明しても，「新しい抗がん剤を使ってみて欲しい。何もしないで死を待つなんで嫌だ」と訴えて積極的治療を強く希望しています。

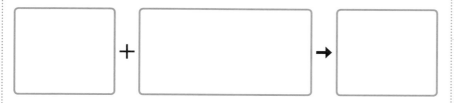

▶考える時向きの，紙に左図のような枠を描くより簡便なやり方が，p.97欄外に出ています。

❷Dさんは，退院に向けて退院後の療養場所について検討中です。本人は自宅に帰ることを希望していますが，介護が必要であり，同居している長男夫妻は共働きであることから，自宅は現実的に無理だとして，Dさんに合った施設で暮らして欲しいと言っています。

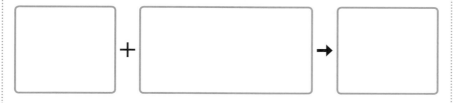

❸Eさんは，高齢による衰えが進んで全介助が必要な状態になり，認知症も進んできています。ここのところ食が細くなってきているのを心配して，家族は胃ろうによる人工的水分・栄養補給を希望しています。しかし，医療・ケアチームは「このような衰え方の場合，本人の食が細くなって食べなくなるプロセスを受け入れて，人工的な栄養補給はしないほうが本人は楽に過ごせる」と考えています。

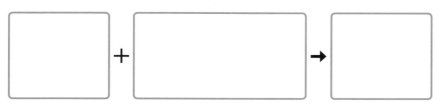

❷──── 倫理原則と倫理的姿勢

　以上の分析では，倫理的姿勢の項に，個別の状況に即していろいろな姿勢が記されました。これらと倫理原則の関係について見ておきましょう。まず，同一の選択・行動の構造については，実質的に同じ構造と理解していても，複数の表現が可能であることを確認しましょう。

◉より包括的な姿勢＋状況把握→より具体的・個別的な姿勢

　状況に向かう姿勢はさまざまに表現されますが，表現が異なる複数の姿勢が，同じ系統の〈より普遍的なもの〉─〈より個別的なもの〉という関係にある場合について，ここで見ておきましょう。
　例えば，ある1つの医療・ケア行為について，次のように複数の分析をすることができます。

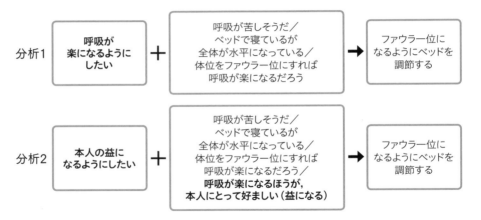

　この場合，「呼吸が楽になるようにベッドを調節する」という行動について，2通りの分析が提示されていますが，両者は実質的に同一です。つまり，双方の分析の状況に向かう姿勢に該当するものの間には，次のような関係があるのです。

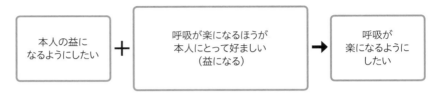

　すなわち，分析2の状況に向かう姿勢と状況把握の一部（太字部分）を組み合わせると，分析1の状況に向かう姿勢が結果します。
　このような場合，「本人の益になるようにしたい」は状況に向かう姿勢の中でも**原則的**なものであり，「呼吸が楽になるようにしたい」はより**個別的な**（特殊な：special）ものという関係になります。

◉ 倫理原則は包括的な倫理的姿勢

　ここで，倫理原則は倫理的姿勢として私たちが体現するもののうち，もっとも一般的ないし包括的なものであることを思い出してください。例えば，前述の例でいえば，

呼吸が楽になるようにしたい < 快適にしたい < 益になるようにしたい

と3つの姿勢を並べてみると，上のように右のほうが左より，より一般的で包括的になっています。

　「快適にしたい」は「呼吸が楽になるように」だけではなく，「寝ていて背中が痛くないように」「食べ物を噛みやすいように」「痛みが緩和されるように」等々を含む，より包括的な姿勢の表現になっています。

　また，「益になるように」は，「快適に」だけではなく，「疾患が治癒するように」「QOLを保ってより長く生きられるように」「より短期間で快復するように」等々，たくさんのより個別的な姿勢を包括しています。

　そして，倫理原則ないしより包括的な倫理的姿勢に，より個別の適切な状況把握を組み合わせると，より個別の倫理的姿勢になる，ということが，先に示した分析の図で示されています（このような関係については，第4章3「行動をもたらす論理」☞p.56も参照）。

　本書は，医療・ケア従事者の倫理について，自律尊重を中心に置く米国由来の医療倫理に対して，「もう1つの道」を提示するという挑戦をしています。本章でその第一歩を示しました。それは自律尊重を否定するのではなく，認めながらも，自律尊重だけでは人間関係を説明できないし，具体的に医療方針を決めるというような意思決定プロセスについて，現実に有効な道を示すことができないとするものです。ここでは〈人それぞれ〉と〈皆一緒〉の人間関係に相対的なブレンドという見方を導入して，自律尊重を〈人それぞれ〉を示すものとし，共感・理解・納得・合意と表現する姿勢を〈皆一緒〉を示すものとして，両者のブレンドを提唱しました。この点は，次章以下にも「もう1つの道」として貫かれています。

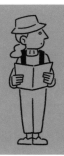

第10章

ケアと徳の倫理

第7章から第9章では，一般市民すべてに要請されているものである倫理について，また，医療・ケア従事者に要請されている倫理について基本的なことを見てきました。これらに続いて本章では，医療も含めて〈ケア〉という語ないし概念によって包括される人間の営みをテーマとすることで，医療・ケア従事者の倫理に別の面から光をあてようと思います。

医療も含め，看護，介護等々〈ケア〉を仕事とする活動が多くありますが，そもそも〈ケア〉とは何をすることなのでしょうか ―― こういう問いに答えることから，前章で登場した医療・ケア従事者の倫理原則を改めて確認します。さらにケアが心の働きと身体を使って行う実際的な働きとにまたがるものであることから，持続的な活動であること，ケアする力は成長していくことなどを見出し，ケアの倫理を新たな視点から理解することを目指します。

1 ケアする姿勢 ——医療・ケア従事者の倫理の起源

1 ——ケアとは

「ケア」は，英語の"care"に対応する日本語となったものです。差し当たって辞書的には，「相手への関心・心遣い／助ける・支える行動」などと説明されます。

◉ ケアの言語ゲーム

しかし，本書をここまで読まれてきたのでしたら，このような説明では終らないとお分かりでしょう。その通りで，まず，ケアについて基本的なことを理解するために，人間の間でどのようなことばと振舞いのやりとりがなされる時に，それを「ケア」というかを考えてみましょう。これについて，私は，次のようなパターンのやりとりが進行する時，私たちはそこで「ケア」がなされていると理解している，と主張します。いかがでしょうか。

ケアのパターン

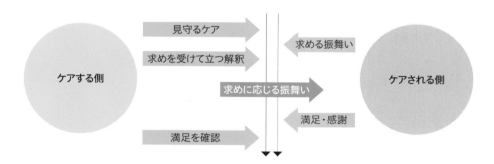

　すなわち，**上図**のようなパターンのことばと振舞いのやりとりを進めている時，左側の人は右側の人を「ケアしている」と私たちは理解します。お母さんが子をケアする場面，看護師が夜中に病室を見回る場面，そして「お肌のケア」まで，例をいろいろ挙げて，確かめてください。第2章で示した母子の図も，このケアのパターンになっています（☞p.12参照　ただし上図と左右が逆です）。第6章の「痛い！」も同様です（☞p.80参照）。

　〈ケア〉はこのようなパターンのやりとりに際して，左側の人が右側の人に対して，

- 持続的に行っていること
- 持続的にとっている姿勢

である，と言うことができます。

2───ケアの倫理の起源

◎〈皆一緒〉が支配的な人間関係におけるケアに関する倫理

　ここから，人間の間でなされることばと振舞いのやりとりが，ケアであるために必要不可欠な要素を割り出すと次のようになるでしょう。

- コミュニケーションのプロセスを通して進める。
- 相手にとってもっとも良いことを考えて行う。

　これが，ケアに従事する者の倫理原則の原初的な形です。というのは，仲間内で援助が必要な者が見つかると，その者に対して援助を実行するでしょうが，それがケアであるために上述の2点が不可欠な要素であるとすれば，それらの要素を備えた行動（ケア・援助）をすることが，〈皆一緒〉が強い社会において，社会的に要請されていることになるのです（「倫理とは人間関係のあり方についての社会的要請である」という倫理の定義に照らして考えています）。

　すなわち，そのような社会では，ケア従事者の倫理原則は，下記のようになります。

- コミュニケーションしながらケアを進めなさい。
- 相手にとって最善になるようにケアをしなさい。

◎ 意思尊重の不在

　この限りでは，ここには本人の自律尊重，意思尊重といった要素は見られません。それは次のような事情によると考えられます。
- ケアは本来〈皆一緒〉が支配的な人間関係において始まった。
- 他方，「相手の意思を尊重する」ということは〈人それぞれ〉由来のもので，〈皆一緒〉に傾いた関係からは出てこない。

　ケアの起源における〈皆一緒〉が強い関係においては，「相手のために良いと思うことをする」という振舞いが，時に押し付けになり，また，相手を支配する・抱え込む，といったあり方になりかねません。つまり，〈皆一緒〉なので，援助する側が相手にとって最善と判断したならば，相手も当然同意見と看做されるわけです。これは，現在でも家族のような親しい関係においては，ともすると出てくる傾向ですが，親しい間柄なので互いに許容しています。また，ちょっとした喧嘩の種になることもあるで

column

正義の倫理／ケアの倫理

　「ケアの倫理」は，ケアに関する倫理を一般に指すのではなく，ギリガン（Carol Gilligan）が，著書において提唱した倫理のあり方[8]を特に指すことがあります。ギリガンは女性における倫理の発達の研究に基づき，道徳教育で有名なコールバーグ（Lawrence Kohlberg）の立場を「正義の倫理」とし，正義の倫理が男性に強く見られるのに対して，女性に強く見られる傾向として「ケアの倫理」を提示したのです。

　正義の倫理は，何かをすべきかどうか，して良いかどうかを，ルールや倫理原則に照らして判断するのに対し，ケアの倫理は相手のニーズになんとか応えようとするとギリガンは指摘します。少年期に，男子はルールに照らして割り切った判断をする傾向にあるのに対し，女子はなんとか助けを必要としている人を助けられないかと逡巡し，ルールに照らした割り切った考え方では済ませられません。コールバークはこのようなことを観察し，道徳意識の発達は女子は男子より遅れるとしましたが，遅れているのではなく，正義の倫理とは異なる倫理をもっているので，そう見えるだけだ，というわけです。

　今ではこの2つの倫理は相反するものではなく，補完関係にあるとみなされています。成人において，男性も女性も双方をもっていますが，相対的にいって，確かに男性は正義の倫理，女性はケアの倫理への傾向が見られる，といった研究が報告されています。

8) C.Gilligan：In a Different Voice：Psychological Theory and Women's Development. Harvard University Press，1982／川本隆史，山辺恵理子，米 典子（訳）：もうひとつの声で─心理学の理論とケアの倫理. 風行社，2022.

しょう。〈皆一緒〉が強い共同体においては，医療に限らず，援助する側からの押し付け，相手の支配といった傾向が自然に出てくるわけで，これこそがパターナリズムに他ならないとも言えましょう。

すでに言及したように，現代社会（少なくとも日本）における社会の仕組みになった医療・介護においては，ケア従事者は，ケアの受け手に対して〈皆一緒〉と〈人それぞれ〉をブレンドした対応をするように社会的に要請されています。そこで，現在社会的に要請されているあり方になるには，前記の原初的な要請を基盤としながらも，ケアの文脈に〈人それぞれ〉を導入することになり，前章の３倫理原則論（☞p.107 参照）のようなことになるわけです。

② 〈ケア〉ということ

ケアについての理解を深めるために，〈ケア〉ということば，ないし概念について見ておきましょう。

◉ care の意味・使い方

まず，英語"care"について見ておきましょう。英語による説明に基づいて，次のようにまとめてみました[9]。

- "care" 動詞（自）：大事だと思う／関心がある／気遣う；世話をする；好きである；（他）気にする／かまう（通常，否定・疑問的に使われる：例 お構いなく！）
- "care for"：大事に思う／心配する／気を遣う／いつくしむ；世話をする／面倒を見る／介護する；手入れをする；関心をもつ；欲する／好む
- "care about"：大切にする／大事に思う／気に掛ける；気にする／心配する；関心がある
- "care" 名詞：心配／苦労；注意；配慮；手入れ；世話／介護；（子などの）保護／監督
- "take care of"：世話をする／看病する／保護する；引き受ける；処理する／対処する

◉ 〈ケア〉に対応する日本語

次に，英語"care"を日本語で説明するというのではなく，日本文化の中で，同じようなことをどのような語を使って表現しているか，をまとめてみました。

- 世話をする／をやく／になる（「世話」は当て字，「忙しい／忙しない」に由来するという）

▶「世話」が「忙しい」からきているとすると，「面倒をみる」「厄介になる」などと並んで，元々は，手数がかかることを次々にいろいろとする（してもらう）という意味合いだったように思われます。

---

9) Collins Cobuild English Dictionary.
https://www.collinsdictionary.com/dictionary/english/care（2021年10月28日アクセス）

● 面倒を見る

　以上は，具体的に行動になったところに目をとめた表現と言えるでしょう。では，気持ちについての表現はというと，次のようなものが挙げられます。

● 気掛り・気懸り，気遣い，心配り

◉ 16世紀末　ラテン語—日本語

　キリシタンの宣教師が日本人の情報提供者とやりとりしながら作った，宗教活動において重要と考えたラテン語と，宣教師の故郷のポルトガル語と，日本語を対照した辞書があります（通称：ラポ日辞書10)）。それを使って，ケアに関係する語を調べてみました。ラテン語と日本語の対応を次に示します（日本語もアルファベットで記されていますので，それを挙げてから，日本語を推定しておきました）。

"cura"（名）：nagueqi, qizzucai; yacu, cocorogaqe（嘆き，気遣い；役，心掛け）
"amor"（名）：taixet, vomoi（大切，想い）　現在は「愛」と訳すのが普通です。
"amo"（動）：taixetni vomo（大切に思う）　現在は通常「愛す」と訳します。

　"cura"は現代のラテン語－英語辞典でも，"care"が一番に出てくるでしょう。ここに出てくる「嘆き」はあたりませんが，「気遣い」はケアの心の動き面を表しています。また「心掛け」は「（しっかり果たすべき）役（目）」と並んでおり，「熟慮した事柄」といった意味合いになるようです*。つまり，「役」「心掛け」は気遣いを十分しつつ行う事柄を指しているので，ケアの行動面を指すと言えるでしょう。

　"amor" "amo"は，現在では通常「愛」「愛す」と訳します。当時は，「愛」に amor に妥当する意味がなかったこともあったでしょうが，選ばれず，「大切」「思い・想い」を選んだわけです。これは適切な選択だったと思います。これらも，動詞の「大切に思う」も，ケアの心の動き面を表す表現です。

　　＊ "yacu"は，辞書の記述からするとポルトガル語の"cargo"（職務，地位）に対応しているので，「役」と解しました。「誠実に果たすべき務め」というような意味合いになるでしょう。このことは，次の"cocorogaqe"（心掛け）が，ポルトガル語"cuidado"（形容詞「入念な，熟慮した」）に対応する日本語であることとも呼応します。

◉ ケアについてのまとめ

　以上から，次のようにまとめました。

ケアする：気持ち面と行動面〔気持ち（相手に対する姿勢）＋状況把握 ⇒ 対人行動〕

---

10) 羅葡日対訳辞書．勉誠社，1979．Dictionarium Latino Lusitanicum ac Japonicum（天草版羅葡日対訳辞書）．1595年刊Oxford大学Bodleian Library蔵の複製。

つまり，"care"には，気持ち・姿勢面（心に掛ける，気遣う，好き）と，行動面（世話する，面倒を見る）にまたがる用法があります。

気持ち面は，「困っている仲間，つらそうにしている仲間，援助が必要な仲間を見ると，放っておけず気懸りになり，『何かしないと』と気持ちが動く」といったことを表現していると思われます。

これは，例の〔〈状況に向かう姿勢〉＋〈状況把握〉⇒ 選択・行動〕という構造に従って分析すると，次のようになります。

状況に向かう姿勢：ケアの気持ち面（気懸り）
状況把握：あの人は困っている／つらそうだ／援助が必要，どうしてあげたら困った
　　状態からぬけられるか⇒こうするのがよい
選択・行動：ケアの行動面（世話する，援助する）

？ 考えてみましょう

家族内や親しい相手との間で，ケアする気持ちが起きるのは，どういう時でしょうか。ケアを受ける側が，嬉しく思う時とそうでない時があるかと思います。どういう時だと嬉しい・嬉しくないですか。

◉ careとcaring：用語の検討

看護系を中心に，「ケアリング」という概念が使われ，単に〈ケア〉という場合と使い分けがされているようです。しかし，この使い分けは著者によっても異なっているように思われ，何よりもこの2つを区別する説明ないし定義がないことが多いのです。以下は，大方こういったことだろうというところを記しておきます。なお，第9章で言及したフライ＆ジョンストンの理論で，看護実践の倫理を原則志向とケア志向の2本立てで考えているところも参照してください（☞p.110参照）。

ここでは，名詞careと動名詞caringの違いについて，一般に言われることを確認しておきましょう。例えば，この2つには，「抽象的概念」を指しているか，「動作」を指しているかの違いがある，あるいは，「決定・完了」か，「未定・進行」かの違いがある，といった説明があります。これは次の場合にあてはまるかどうか，考えてみましょう。もちろん冠詞が付くかどうかで違ってくることもあります。

plan／planning：計画／計画を立てること（計画を立てようと検討するプロセス）
make／making：作成／作成すること（作成するプロセス）
work／working：仕事／仕事をすること
death／dying：死を抽象的に指している／死に向かって生きている状態

以上のような区別をcareとcaringに適用することが可能でしょう。そうすると，次のようなことが言えるでしょう。

- caringを「ケアすること・そのプロセス」と解すると，それはケアを行う側と受ける側の間の時間の流れに沿って，何らかの持続する関係を示していると解することができるでしょう。

- caring は，ケア提供者の身についたケアする能力（次項で登場する用語では「持続的所有力」☞p.132参照）が発揮されて活動しているプロセスとも言えます。

☞p.132参照

column

〈向き合う〉ケア
―〈同じ方向に向かう〉ケアのために

ここでは，コミュニケーションの2つの形を提示し，ケアについて，この2つの形に対応するあり方を考えるためのオリエンテーションとします。2つの形を私は，〈互いに向き合う〉と〈共に同じ方向に向かう〉と呼び分けています。これは差し当たって次の図のように，コミュニケーション中の2者の相対的な体位（互いの身体の向き）についての区別ですが，これは単に身体の問題ではなく，2者のコミュニケーションに対する（心の）姿勢を表してもいると気付いたのです。

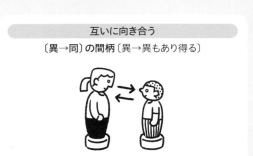

互いに向き合う
〔異→同〕の間柄〔異→異もあり得る〕
差し当たってケアのプロセスもこの体位

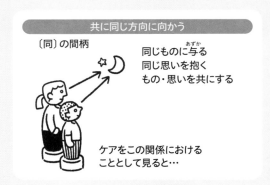

共に同じ方向に向かう
〔同〕の間柄
同じものに与（あずか）る
同じ思いを抱く
もの・思いを共にする
ケアをこの関係における
こととして見ると…

◉互いに向き合う

コミュニケーションのあり方を示す日本語として，「向き合う」という表現があります。「あなたは彼とちゃんと向き合わなければね」などと言う時，この表現は単に身体の向きのことを言っているのではなく，誠実に相手に対してコミュニケーションする姿勢を要請しています。

向き合って話し合うことで，それまで互いに誤解していたことに気付き，分かり合えたり，互いのもっている情報を共有したりする可能性がでてきます。このような動きはまさに，コミュニケーションの語

3 〈徳〉の倫理

1———〈徳〉とは

〈徳〉が漢字であることからも，この概念が中国文化に由来することが分かります（6章2-3「意志の成立」☞p.84も参照）。ただ，本書は倫理に関わる諸概念を欧米の思想伝統から受け継いだ上で，日本語に表れる日本文化に適したものとする方向で考えていますので，〈徳〉を西欧の伝統に沿って理解し，現在欧米でそれなりの研究テーマになっている「徳の倫理＝virtue ethics」も念頭に置きながら，医療・ケア従事者

源であるラテン語"communicatio"の構造からする意味「同じになる／共通になる／共有する」という動きになります（図左の〔異→同〕）。

　ただし，〈向き合う〉からといって必ずしも分かり合う結果になるとは限りません。喧嘩も向き合ってします。うちの猫が2匹で向き合っているのを見ると，私は直ちに仲が良いなとは思いません。これから取っ組み合いが始まるかもしれないからです。

◉ 共に同じ方向に向かう

　このことはあまり認識されていないようですが，相手とのより深いコミュニケーション・分かり合いは〈向き合う〉ではなく，むしろ，2人並んで，同じ方向を向いている（同じものに向かっている）つまり〈同じ方向に向かう〉というあり方の時に起きているようです。うちの猫が2匹並んで寝転んでいて，私が入っていくと4つの眼が並んで私を見つめます。この時，私は「奴らめ，仲良くくつろいでいるな」と感じ取るのです。

　お母さんが「ほら，チューリップがきれいだねえ！」と花壇の赤い花を（手を伸ばして）指しながら，傍らにいる幼児に語り掛けます。いつのまにか，他人が指差すという動作に，指を見るのではなく，指が指している先，その方向を見ることができるようになった幼児は「トゥーリップ，きれい」と応えます。4つの眼が同じ方向（チューリップのほう）に向っています。この時，2人は「きれいだ」という気持ち（情）に共に与っているのです。

　逆に，「別々の方向に向かうようになってしまった」ということが，グループの解散や離婚の理由として語られたりします。こうしたことは，〈同じ方向に向かう〉コミュニケーションが失われることが，親しい人間関係の終りになることを示唆しているようです。

　なお，日本語には「そっぽを向く」という表現があり，コミュニケーションを拒否する態度を表しています。「日本語の語彙ってよくできてるよね」と思う1例です。

　コミュニケーションの2つのあり方に対応して，ケアのあり方にもこの2つの区別ができると思われます。読者の皆さん，考えてみませんか。例えば，「寄り添う」とか「傍らにいる」といった表現は，2つのうちどちらの体位のコミュニケーションが伴うケアになるでしょうか。

にとって意義あるものになり得るとしたら，どういうことになるか，を考えることとします。

　そこで，「徳＝virtue」の概念の歴史を遡って，ギリシアのアリストテレスの用語法から始めることになります[11]。〈徳〉と訳されているのは「アレテー」というギリシア語です。直訳すれば「卓越性」「優秀さ」といったことになるでしょう。アリストテレスは，人として優れた人を「アレテーを備えた人」として，人の優秀さとはどのようなことかを論じています。そこで，「アレテー」について，中国―日本の伝統では〈徳〉にあたると考えたのでした。ただし，アリストテレスの倫理学書の日本語訳では，「器量」という語があてられたこともありました[12]。アリストテレスは，アレテーについて，「ヘクシス（持続的所有力）」と呼ばれる部類の能力としていますので，そこから始めましょう。

　まず，能力・可能性についての次の３つが区別されます。ヘクシスはそのうちの１つです。

◉ 素質＝未開発の潜在的能力：デュナミス（ギ）– *potentia*（ラ）

　例えば，乳児はまだことばが話せませんが，やがて話せるようになると私たちは認めています。しかし，子猫は成長しても人のことばを話せるようにはなりません。このことを，人間の赤ちゃんには「話す素質がある」けれど，子猫にはない，と言うのです。

　また，種子はまだ茎も葉もなく，ましてや花も実も付けていませんが，やがて，芽生えて成長して，花や実を付けます。種子はそのように展開する力を内に秘めていると言えるでしょう。

　こういう乳児や種子の状態自体を「デュナミス（直訳すれば「力」）」と言いますが，この状態はやがて展開して現実になるであろうことが，未展開で，潜在する可能性にとどまっているということなので，これを「素質」，より説明的には「未開発の潜在的能力」と言っておきます。

◉ 持続的所有力：ヘクシス（ギ）– *habitus*（ラ）

　私たちはことばが**話せ**ます。ここで「話せる」は，実際に話していなくても，また寝ている人を指しても，「話せる」と言えるような意味です。乳児の頃は話す力は未開発で素質でしかありませんでした。それが成長とともにだんだん実際に話せるようになり，今や私たちは学ぶことを重ねて，話す力を獲得したので，「その力を所有している」と言えるようになりました。「所有している」とは，「実際に使わなくても所有している・もっているということは持続している」という意味が込められた表現です。

11）神崎 繁（訳）：アリストテレス ニコマコス倫理学．新版 アリストテレス全集 15，岩波書店，2014．
12）加藤信朗（訳）：アリストテレス ニコマコス倫理学．アリストテレス全集 13，岩波書店，1973．

「速く走れる」「料理が上手」というのも持続的所有力を言っています。

◉ 現実に働いている活動：エネルゲイア（ギ）−*actus*（ラ）

　私は今，文章を作っており，パソコンのキーボードに打ち込んでいます。つまり，こういうことができる力を学習して身につけたわけですが（＝持続的所有力），その身につけた能力を現に発揮して活動しています。こうして力が「現実化」して，あるいは「力を発揮して」「実際の活動」になっている状態が「エネルゲイア」＊です。

> ＊この語は，「エネルギー」という外来語として日常的にも使われています。特にダムに水が貯まると「ポテンシャル」が高まり，それを放出しながら発電すると，その貯まった力がエネルギーとなる，というような説明は，ここでのデュナミス＝*potentia*とエネルゲイアとの関係が起源になっている表現です。

　以上のような区分を前提して，〈徳〉は２番目の〈持続的所有力〉に属するものだとされます。では，「話せる」「速く走れる」などと並ぶ持続的所有力であるとすると，徳は何をする能力なのでしょうか。これについて徳は，
- 人として優れた・良いことができる能力

と言われ，徳がある人は
- 「人として優れている・良い」と評価される

と言われます。

　〈徳〉と言うより，「人としての卓越性」とか「優秀性」と言ったほうが分かりやすいでしょう。
　ところで，アリストテレスは「幸福」を次のように説明しています。
- 幸福（eudaimonia）：優れた人間に備わっている徳が働いて現実化している状態

　つまり，徳は人間を優れたものとしているような持続的所有力ですが，この持続的所有力が現に発揮されて**現実に働いている活動**状態になると，それが幸福というあり方なのだ，というのです。

❷───── 徳の倫理

◉ 結果としての行動ではなく，人としての持続的所有力を評価する

　徳は人としての卓越性である，というところから先に進めましょう。「徳の倫理」は個々の行動ないし結果としての活動なり，活動の成果に注目するのではなく，人としての持続的所有力に注目して，これを高めることを目指すという倫理に関する考え方だということができます。アリストテレスは，まさに人として優れた人を念頭に，その倫理学書を書いています。

◉ 〈良い人・優れた人〉

　では，〈良い人・優れた人〉が徳がある人であり，人を良い人としているものが，徳＝人としての卓越性（という持続的所有力）であるとするならば，良い人・優れた人とはどういう人のことなのでしょうか。

　例えば「良い果物」「良い犬」「良い自動車」…なら，どのような果物，犬，自動車かを考えることはそう難しくありません。一般的には「人間にとって役立つ」「都合が良い」「好みに合う」といったことが挙げられ，果物であれば，「甘い」「新鮮」「適度に酸味がある」等々を，自動車なら「速く走る」「安全」「乗り心地が良い」…と挙げることができるでしょう。逆に「悪い果物」「悪い犬」…についても，一般的に「役に立たない」「使えない」「害をなす」…等々と説明できます。

　では人間の場合はどうなるでしょうか。例えば，〈良い人・優れた人〉の持続的所有力として「成績が良い」「仕事ができる」「運動能力が高い」「周囲の人に対してやさしい」「正直」「思いやりがある」「友好的，協調的」…と，いくらでも候補はありそうです。

　ここで，どういう基準で評価をしているかに注目して，これらの持続的所有力を見てみましょう。

基準１：社会に役立ち得る能力。しかし使いようで社会の害にもなり得る知識・技術
基準２：人間関係において，周囲から期待される・歓迎される（高く評価される）能力

　このように検討を始めてみると，そもそも「人としての卓越性」は，先にいろいろと好ましい性格を挙げましたが，それら全部でなくても，担当部分をある程度備えている人であれば，私たちが考える「良い人」ではないでしょうか。

◉ 持続的所有力の倫理と「倫理的姿勢」

　言い換えると，アリストテレスにしても中国―日本の伝統にしても，「徳のある（高い）人」とか「人として卓越した人」というと，それほど多くはいない，人々の中でとびぬけて優れている，理想の人を念頭に置いているように思われます。

　しかし，倫理としては，とびぬけて優れている理想を描くのではなく，誰でも通常の成長プロセスを辿れば，成人といわれる頃にはなれる状態を「良い人」と評価するような徳の倫理にしたほうがよいでしょう。否，こうなると「徳」はますます相応しい語ではなくなりそうで，「持続的所有力の倫理」のほうがよさそうです。

　振り返ってみると，すでに倫理原則およびそれに由来するような倫理的姿勢は，持続的所有力なのです。それは状況把握に応じて活性化するのですが，特に出番がなければ私たちの中で眠っています。しかし，それは私たちが心掛けていることなので，持続的に私たちのうちにあり続けているのです。

　ですから一般倫理について，他者危害禁止とか相互扶助奨励，また〈皆一緒〉と〈人

▶私は「徳の倫理」というのには以前からあまり関心がなかったのです。卓越した人についていろいろ考えても，他人事にしか思えません。でも，「誰でもなれる良い人」の倫理なら本書に入れましょう，と思ったのでした。

それぞれ〉といった倫理的姿勢を身に付け，持続的に私たちが所有するものとしていき，状況に応じて適切に活性化するようになっていけば，社会のメンバーとして「良い人」と評価されることになるでしょう。また，社会はすべてのメンバーにそうなることを要請しているのです。ただし，状況に応じた適切な活性化のためには，倫理的姿勢だけではなく適切な状況把握が伴う必要がありますから，倫理的姿勢と社会における良識を身に付けた人が，「持続的所有力の倫理」が目指す「誰でもなれる良い人」の基準だということになるでしょう。

④　優れた医療・ケア従事者の卓越性の核心にあるケアする姿勢

　前項では，徳の倫理から，まずは誰でもが一人前の成人になった段階で，「人として良い人」とも評価されるような状態を基準にする「持続的所有力の倫理」の提案へと進み，倫理的姿勢がそもそも持続的所有力ないしそれが活性化したものであることを指摘もしました。

❶────優れた医療・ケア従事者

　では，人としての卓越性としての徳に価値を置く「徳の倫理」はやめたのか，というと，そうでもありません。医療・ケア従事者は，その職にある限り，生涯にわたってより良い医療・ケアを目指して自己研鑽をしていくことでしょう。そのようなプロセスにより，より優れた医療・ケア従事者になり，後進から信頼され，目標とされる立場になっていくのです。

◉ 熟練した医療・ケア従事者

　ここで，看護師を例にして，そのような道行きを考えてみましょう。看護師に限ったことではないと思いますが，新人から中堅，ベテランと経験を積むにつれ，単純な1つの行為ではなく，複数の連関するあるいは文脈の違う行為・振舞いを速やかにこなせるようになり，状況を多面的に見て，配慮が行き届いた対応を次々実施するようになり，「熟練した，熟達した」と評価されるようになります。そういう看護師は，文字通り「看護師としての徳を備えている」と言うことができるでしょう。

　しかし，前項終りに「持続的所有力の倫理」で言及しましたように，そういう熟達した医療・ケア従事者にならないと「倫理的に適切ではない」というわけではありません。誰でもが，本書が描こうとしているような倫理的に適切な姿勢をもち，状況把握が適切にできる医療・ケア従事者になれるのです。

　ここで提示しようとしているのは，成熟・熟達と未熟から熟達への道を歩んでいるという評価の問題で，人生を通して到達を目指しましょう，ということです。

▶「卓越した人」は, 倫理外の領域で, 現在も有意義に使われています。徳は, ラテン語で *virtus* で, これを備えた人が *virtuosus* です。ここからイタリア語で（英語でも）virtuoso は, 特に音楽を中心に芸術の領域で卓越した人（巨匠）を指す語になりました。

もう一度看護師を例に出しますと, 看護学生が始めから熟練看護師のように「なっていなければならない」わけではないですし, そもそも, なろうと思ってもなれません。学生時代 — 新人看護師時代 — 中堅 — ベテランと徐々に研鑽を積んで, 進んでいくことが大事です。始めから徳＝卓越性を身につけていることは無理で, 現場で経験を積み重ねていくうちに身についていくものです。ただし, すべての看護師が年を重ねるに従って看護師としての徳を身につけるとは限りません。

❷———ケア・スピリット

◉ 進んでケアする姿勢の芽生えと成長

ここまでに提示したことを, 医療・ケア従事者のケア・スピリットの生涯発達として, 見直しておきます。〈ケア・スピリット〉は, 〈進んでケアする姿勢〉に付けた名称です。進んでケアする姿勢を分析すると, 〔人間尊重・与益・社会的適切さ〕という包括的な3つの倫理的姿勢＝倫理原則になります。

振り返ってみれば, 人は心身の成長に伴い, 幼い時期にすでに, 助けを必要とする人を見ると心が動かされ, 「何かできることをしてあげなきゃ」と対応しようとする情が自然に発現するそうです（第6章2-2「ケアする姿勢の発現と成長」☞p.83参照）。それは群れで生きてきた100万年以上の歴史の中でヒト亜族（の一部）がもつようになった遺伝的性格で, こういう情が生じる遺伝的性質はサバイバルに有利に働いたので, こういう性質をもつ者が生き延びる結果となりました。すなわち, 私たち現存人類です。

そういう, 助けが必要な人を見分け, 助けようとする性格が自然に発現することが, ケア・スピリットの萌芽と言えます。ここでこのような情が発動することが, 持続的所有能力としてのケア・スピリットの始まりです。この芽生えたケア・スピリットは, 家庭内で, あるいは地域のコミュニティ, 学校を通して成長します。単なる情ではなく, 情を理性的にコントロールするということが始まるのです。それを土台として, 医療・ケア従事者を養成する課程で, 社会として行う医療・ケアに従事する者として必要な要素がケア・スピリットに付加されていきます。例えば, 幼かった頃は〈皆一緒〉一辺倒の関係におけるケアだったところが, より適切に〈人それぞれ〉をブレンドした姿勢をもってケアに向かうといったことが付加されるでしょう。現在, そのような段階にいる読者は, 自覚的にケア・スピリットを育ててください。こうして, ケア・スピリットは, 「理によりコントロールされた（ケアに向かう）情」にして「情によって温かくなった（ケアを志す）理」へと成長していきます。

◉ 優れた医療従事者の優れたあり方としてのケア・スピリット

先に熟達した看護師を例にとって徳の説明をしましたが, 例えば医師についても同

様のことが言えるでしょう。例えば，在宅ケアの先輩医師の活動を見て，その適切さ，細やかな気遣い，包容力…に感銘を受け，「私もあの先生のような医師になりたい」と思うことがあるのではないかと思います。そのように思いつつ，優れた在宅医を見ている人は，その医師の〈ケア・スピリット〉の大きさ，豊かさを見ています。その医師は医学的専門性においても優れているでしょうが，それが，医療・ケアの実践に活かされるのは，**ケア・スピリットがその専門性を吸収して一体となっているから**でしょう。熟達した医療・ケア従事者の視点に立てば，「これで自分は完成した」ということはなく，毎日の医療・ケア活動が同時に自己研鑽でもあるのだろうと思います。そのようにして，ケア・スピリットは生涯にわたって成長することと思われます。

◉〔状況に向かう姿勢（倫理的姿勢）＋状況の把握⇒選択・行動〕という構造と　ケア・スピリット

　すでに言及しましたが，状況に向かう姿勢は，状況の把握とペアになって顕在化します。相手の状況を理解することに伴って，〈相手を気遣い，相手とコミュニケーションをしながら，相手にとっての最善を実現するために自分にできるサポートをしよう〉とする姿勢が顕在化するならば，それは，持続的所有力（＝進んでケアする姿勢：ケア・スピリット）が顕在化したということです。新人の頃は，倫理的姿勢はまだ単純で，状況を把握する努力をしなくては，より具体的な「このようにして差し上げたい」という姿勢にはならないことが多いでしょう。それがいつしか，状況を一目で，あるいは短時間で把握し，いろいろ考えることなく，より具体的な目標選択ができ，直ちに「この場合は，こうして差し上げるのがよい⇒こうして差し上げよう」という，より具体的な姿勢になって顕在化するようになります。

　このようにして，ケア・スピリットが単純なあり方からより成長したあり方へと進化するのです。すなわち，相手の状況を適切に把握し，自分に何ができるかを適切に認識し，かつ実行する力（持続的所有力としてのケアする姿勢＝ケア・スピリット）は，だんだん成長していくのです。

　第9章のテーマとした倫理原則と，本章でケアをテーマとしながら取り上げた，ケアする姿勢の倫理およびケア・スピリットを振り返って，これらの関係を整理しておきましょう。これまで述べてきましたように，医療・ケア従事者の倫理原則は，自らの医療・ケア活動が社会として行うケアであるために必要なポイントを示すものであって，医療・ケア活動を通して持続的に自らの姿勢としてあるはずのものです。したがって，**人間尊重・与益・社会的適切さを一体として心掛ける姿勢は，社会として行うケアのケア・スピリットに他なりません。**言い換えると，臨床の倫理原則は，医療・ケア従事者たちの〈**進んでケアする姿勢**〉（＝ケア・スピリット）を，**それを構成する要素に分けて示したもの**です。すなわち，

- ケアの進め方として，ケアする相手を人間として尊重しつつ進める。
- ケアの目的として，ケアする相手にとっての最善を目指す。
- 社会として行うケアであることに由来して，社会的にも適切なケアであるようにする。

　これらが全体として〈進んでケアする姿勢〉を表しています。

　倫理原則は，単に結果として現れた行動がどうあるべきかを要請するものではなく，人間の行為の意味に関わり，**どのような意図・目的で行うか**，どういう**姿勢で相手と向き合い**，また**寄り添うか**，についての指針を示すものです。医療・ケア従事者はケア実践において，自らの持続的所有力を顕在化させたケアする姿勢に，倫理原則を体現しているのです。

第**3**部

臨床の倫理

　第2部の6〜10章では，市民に共通の倫理と医療・ケア従事者がその活動をしている際の倫理について概観しました。市民の倫理は，社会のメンバー間の関係について社会が要請している（大方のメンバーが互いに要請している）ことであり，医療・ケア従事者の倫理は，医療・ケアに従事している際に，患者やその家族に対する関係，また従事者相互の関係について社会が要請していることでした。

　これらを踏まえて第3部では，医療・ケア従事者が臨床の場で患者本人やその家族と関わっていく際の倫理について，より具体的に検討します。すなわち，臨床（の）倫理がここのテーマです。まずは，与益原則に関わる相手の最善を目指すことについて，次に，人間尊重原則が核となる意思決定プロセスについて，最後に，3倫理原則を総合したケアする姿勢を持続的にとりつつ医療・ケアチームで患者・家族と対応していく個々の事例を倫理面を中心に検討する際の進め方について考えます。

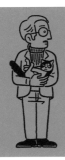

第11章
最善を目指すということ

本章では，倫理原則のうち〈与益〉（相手の益になるように／害にならないように）という姿勢でケアの相手とその置かれた状況に向かう際に，要となる見方を3点にわたって見ていきます。まず，人のいのちを「人生」と見る視点と「生命」と見る視点をどう調和的に組み合わせるかです。第二は，QOL（クオリティ・オブ・ライフ，いのちの質）をどう理解し，医療・ケアの評価に活かすか，です。第三は，選択の候補となっている医療・ケアの方針が，益と害の双方を結果することが予想される際に，益と害のアセスメントをどう進め，どのように最善を見出すか，です。

1　〈いのち〉の2つの層
──生物学的生命と物語られるいのち

私たちは〈いのち〉について考え，語ります。「いのち」と言えば，英語では"life"ですが，日本語では「生活」「生命」「人生」などとことばを使い分けます。特に医療・ケアの文脈では2つの視点ないし2つの層があると言えます。すなわち，身体に注目しつつ「生きている」という時に注目している生命と，「生活し」「人生を送って」いるという際に注目している私たちのいのちという2つです。

◉ 医学的観点：正常・不正常と（自覚）症状のある・なし

例えば，風邪を引いたとします（「風邪を引く」というのは一般市民の表現で，その視点で考え始めます）。熱が出てボーッとしたり，頭が痛くなったり，下痢をしたり，咳が出たりします──こうした症状，自分でおかしいとわかり，つらいと感じる症状を自覚します（＝自覚症状）。そこで，医療機関に受診に行くことになります。すると，医師は体温計や血圧計などを使い，身体の状態を客観的に測定します。さらに必要な時には，X線，CT，超音波等々で身体内部の状態を探り，また，血液や尿を調べるかもしれません。その結果どこかに「不正常」なところが見つかると，医学的な知識に基づいて「この不正常な点が，患者が自覚する症状の原因だ」と判定したり，この不正常な状態の原因をさらに推定して「これこれの疾患が原因です」と説明したりします。この時，医師が科学としての医学，つまり生物学に基づく医学の知識や技術を用いて調べているのは，人間の身体です。医師は身体の生命のメカニズムに注目して，「ウイルスに感染している」とか「がん性の腫瘍がある」などと診断を下し，身

体のメカニズムが原因となって患者に症状が生じていると理解しています。これを〈生物学的な見方〉と言っておきます。

◉ 生活についての語り

　他方，患者本人は，「頭が痛くてつらい」とか「身体がだるくて仕事にならない」などと言っていますが，それは本人の日々の生活，大きく言えば人生の中で，こうした症状がどのように害になっているかの発言です。日々の生活ないし人生の中で，自分がこう生きたいと思っていることの妨げになるから，そうした症状を害だと評価します。こうして本人が症状について語る時には，人生や生活について語る文脈の中で語ることになります。

いのちの二重の見方

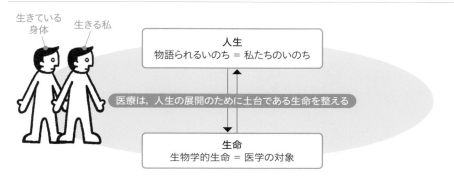

人生
物語られるいのち ＝ 私たちのいのち

医療は，人生の展開のために土台である生命を整える

生命
生物学的生命 ＝ 医学の対象

生きている身体　生きる私

▶左の図の2人に見えるイラストは，人に向かう時に，目に見える身体に焦点をあてる場合と，人として関係し合う私やあなたに焦点をあてる場合とで，見えているものが重なり，かつずれていることを表現しようとしたものです。

◉ 評価の尺度としての人生

　「ウイルスに感染している」とか「がん性の腫瘍がある」といったことは，生物学的な観点で考える限りにおいては「良い」とも「悪い」とも評価されません。それは，単に事実（の記述）に過ぎないからです。しかし，私たちは通常，その事実に基づいて，「悪いこと」「困ったこと」が生じていると評価するでしょう。それは，ウイルスに感染した人やがん性の腫瘍を抱えた人の日々の生活について，また人生について考えるからです。このことを確認するために，次のようなウイルスを想像してみましょう——これに感染すると，頭の回転が良くなり，元気が出て，かつ延命にもなる，という，良いことづくめの結果となります（あくまでも仮定の話です）。それに感染した人の身体には，確かに普通の人とは違ったこと，つまり不正常なことが起きているのです。しかし，それが感染した人に対して都合の良い結果しかもたらさないとしたら，人はこのウイルスの影響を排除したいと思うでしょうか。むしろ，皆このウイルスに感染したがるのではないでしょうか。

　医学が，血液の成分や細菌やウイルスに感染しているかどうか，がん性の細胞があるかどうかなどを調べている時に注目している生命は，生命体としての身体です。他方，私たちが自分の生活や人生を生きるという時に，私たちは医学が注目している生命と全く別のものではないとしても，いのちの別のアスペクト（見方／見え方／相）

に注目しているのです。そして，そちらのほうが身体の状態についての評価の根拠になっているのです。

◉〈生きている〉と〈生きる〉

　いのちの2つの層の違いは，〈生きている〉と〈生きる〉の違いだと言うことができるかもしれません。〈生きている〉いのちは，私たちがそれを選んだということなしに，自然にあります。心臓が動き，全身に血液が回り，末端までの細胞に栄養と酸素を補給するといったこと，それによって身体全体が統合ある1つの生命として生き続けるということは，私の意思から独立して進行しています。私が手を動かそうと思って動かす時には，手を動かし何かをする，あるいは無為に手を動かすといった，私の意思と意味付けが一方にありますが，その際に神経にパルスが走り，ある筋肉が収縮し，別の筋肉が弛緩するというような，身体に起きているレベルの動きは，私がそうしようとしてさせていることではありません（例えば随意筋の動きの場合，私は「右手を挙げよう」と思ってそうしたとしても，「かくかくの随意筋を収縮させよう」とは思っていないのです）。要するに「身体は生きている」のであり，この場合〈生きている〉は状態を表す動詞です。この意味で〈身体的生命〉とは〈生きている〉いのちであるということができるでしょう。

　これに対して，「私は生きる」という時には，〈生きる〉は積極的な行為が継続的になされていること，主体である私が時々刻々生きる途を選び，歩んでいることを語っています。身体を動かし，さまざまなことを積み重ねつつ，私は生活します。私は，生活を構成する諸要素に意味を与え，あることは意図的にしたことだが，別のことは意図的ではなく，ついやってしまったこと，偶然起こったことだ，などと説明します。そうした説明の連鎖を大きくまとめていえば，「私は生きようとして生きる」ということになります。

　生活を構成する細分化して把握された行為の1つひとつに意味を与えること，また生活全体に意味を与えることは，私の生についての物語りを創ることに他なりません。「生きる」という題の物語りです。いのちのこのアスペクトを〈物語られるいのち〉と呼ぶのは，こういう意味においてなのです。

◉物語られるいのちである人生

　では，〈物語られるいのち〉については，身体的な生命と比して，何が言えるでしょうか。「人生」とか「生活」とかいう場合の「ライフ」は，ただ身体が「生きている」というだけのことではありません。ここでまず，生活と人生の連関について，

「生活が積み重なって人生となる ⇔ 生活は人生の一断面である」

と言っておきます。

次に，人生（生活）と生命の関係については，身体的に生きていることを下敷きとして，「どう生きるか」が問われます。身体的生命を〈生物学的（＝biological）生命〉と呼んだことと対比して言えば，人生ないし生活と呼ばれるいのちは〈**人生の物語りの主体である（＝biographical）いのち**〉であると言うことができます。

〈biography〉は「伝記」と訳されますが，ことばの成り立ちから言えば「生＝ビオス（ギリシア語）」＋「誌・叙述＝グラフィア（ギリシア語由来のラテン語）」です。「どう生きたか，何をし，どのような道を辿ったか」ということを語る，そういう語りにおいて語られているものこそ，〈**物語られる＝biographicalいのち**〉（＝人生）なのです。

私たちは〈生きてきた〉し，これからも〈生きるでしょう〉。こう語る時の〈生〉は，〈毎日の生活──現在何をしているか・しようとしているか──私の一生〉という，時の流れに沿って物語られるナラティブないしストーリーのサブジェクトです。「こういうことをした」「ああいうことがあった」…という物語りの積み重ねが1つの人生となります。こうして人生は物語られるものなのです。私自身が私の人生について物語りを創りつつ生きている，ということでもあります。ここがまた身体的生命と違うところです。身体的生命は私が物語りを作らないと生きられないようなものではなく，私の思いから独立して生命としてあり続けるからです。

◉ 他者から独立した生命──相互に浸透し合ういのち

身体的生命ないし生物学的生命に特徴的なこととして，身体的には私たちは他者から独立して存在している，という点があります。この生命については，少なくとも母体から独立して（＝誕生して）以降は，他者の身体に起きたことが即私の身体に影響することはありません。生命は互いに独立して存在しており，それぞれの個体がそれとして完結した1つの個体になっています。

これとは対照的に，私の物語られる人生は他者のそれと浸透し合い，交差し合っています。私たちは各々が勝手に自らの生について物語り，それら物語りの間には何の関係もないというわけにはいきません。互いの物語りを聞き合い，相手の物語りと自分の物語りの調整をしています。私の人生の物語りと，誰か私と関係がある人の物語りとは，全く調和するとまではいかないにしても，それなりに辻褄が合っているのでなければ，良好な関係を保って共に生きることは成り立たないからです。

ここに，二人称的場面の起源を求めることができるかもしれません。私の語り「私はあなたにこの本をあげる」は，あなたの語り「私はあなたからその本をもらう」と調和します。このような調和の確認をし，食い違いがあれば調整をし合いつつ，私たちの共に生きる関係ができていくと言えましょう。ここから，人の死もまた，二人称的な交流が断ち切られることとして理解されることにもなるのです（☞p.205参照）。

◉ 物語られる人生の土台としての身体的生命

人生としてのいのちは身体的生命に支えられており，これなしにはあり得ません。

「私が生きる」ためには，「身体が生きている」のでなければならず，その逆ではありません。生命は人生の土台なのです。ただし，このことが，物語られるいのちと身体的いのちが別々にあった上で，前者が後者に宿っている，というような二元論的なあり方をしているということを意味するのではありません。言い換えれば，私が身体の内部に宿っている，のではありません。確かに，私はこの身体以外の何者でもないのです。ですが，「私」が指しているものと，「この身体」が指しているものとは全く同じかというと，そうでもないのです。例えば，「この身体」を主語として，これについて語られるすべてのことは，私について語ることができそうです。しかし，私を主語として語られることのうちには，「この身体」について語られないことも多々あります。身体についても語られ得る事柄は，先の「生きている」の系列に属する事柄であり，私についてのみ語られ得る事柄は，「生きる」の系列に属する事柄です。

〇 **この身体は大きい，色黒だ，ゆっくり動く → 私は大きい，色黒だ，ゆっくり動く**
　しかし，
✕ **私（医師）は患者を助ける，幸せを願う → この身体は患者を助ける，幸せを願う**

　とはいえ，「助ける」や「幸せを願う」ことも，身体なしに成り立つことではなく，この身体のさまざまな動きがあって初めて成り立つわけです。
　「生きている」系列の語は，もともと三人称で語られるところで意味が決まるものであるのに対し，「生きる」系列の語は，一人称（ないし二人称）の語りに由来するものだと言えそうです。すなわち，「生きる」ことは，私（ないし私たち）が私（たち）について物語り，私（たち）の活動を意味付けるという現場において成り立っているのです。

● 人の価値の源は人生

　以上で，「生命は人生の土台である」ことを確認しました。ここから，「生命の価値の源は人生である」ことが理解できます。例えば，「生命維持をすれば生命を延ばすことができる」場合には，いつも生命を延ばすという選択が適切なのでしょうか。これについて「イエス」と答える場合，生命の価値は生命自体に由来するという考え方に立っていると思われます。でも，そうなのでしょうか。
　ここまで人生と生命を区別しながら見てきたことは，私たちにとって価値の源であるのは，私たちの人生であるということなのではなかったでしょうか。日本社会で公共的事業である医療・ケアに携わる際には，一人ひとりの人生を最善にすることを目指すことが，与益原則から言っても妥当です。私たちが望むところを「元気で長生き！」と言い，ただ「長生き！」と表現しないのは，人生のより良い展開のためには，ただ長いだけではだめで，日々内容のある生活を積み重ねることが必要だからです。そのためには，「元気で」と表現される環境が必要です。これは本人の体力だのADLだのということだけを考えて言っているのではありません。身体という環境，それを

取り巻く環境，人的な条件を含め，全体が本人を「元気」にしていることが，人生の充実を可能にするのです。例え身体全体の随意筋が麻痺しても，周囲の環境でそれを補うことができれば，本人は元気で「良い人生」が可能になります。

　ですから，人生こそが価値の基であって，生命は人生のより良い展開を可能にする重要な因子の１つであるから，価値があるのです。言い換えると，

医療は人生のより良い展開を目指して，生命を整える

というあり方が適切だということになります。

　考えてみれば，医学的に生命をコントロールする際に使っている医療における共通の価値観は，一般市民の共通の価値観（例えば，「元気で長生き」）に基づいて採られたものです。ですから，大体において，「医学的にはこれは妥当」という医療方針は，人生の最善にとっても妥当します（例えば，大方の場合は，生命を延ばす効果をもつ方針が，人生の良さにとって妥当）。ただ，時に，延びた人生の内容を考え，「生命を延ばす方針とは別の方針を採ったほうが良いかな」と思われること，本人の人生についての考えや価値観により「この人の価値の物差しで測ると，生命を延ばす方針は最善とは言えないな」と考えられることがあります。こうした場合もあることに留意して，「本人の人生にとっての最善が最終的な価値の基準だ」という考え方で，医療・ケアに臨みましょう。

　あるガイドラインは，こうしたことを踏まえて次のように示しています。

　「生きていることは良いことであり，多くの場合本人の益になる——このように評価するのは，本人の人生をより豊かにし得る限り，生命はより長く続いたほうが良いからである。医療・介護・福祉従事者は，このような価値観に基づいて，個別事例ごとに，本人の人生をより豊かにすること，少なくともより悪くしないことを目指して，本人のQOLの保持・向上および生命維持のために，どのような介入をする，あるいはしないのが良いかを判断する」[1]

▶人生と生命の区別と重なりをしつこく説明したのは，生命を対象としている医学をベースにした，医療・ケアの実践に際して，人生にとっての最善を目指して，生命をコントロールするという構造の理解のためです。

② クオリティ・オブ・ライフ＝QOL

　前節では，医療・ケアの領域で人にとっての良いあり方（well-being）を考える際に，人生（生活）にとっての最善が基本になり，生命の状態の医学的な評価も，人生にとっての最善のためには生命がどういう状態であることが望ましいかという観点でなされるのだといった点を提示しました。

---

1) 日本老年医学会：高齢者ケアの意思決定プロセスに関するガイドライン—人工的水分・栄養補給の導入を中心として．本ガイドラインの概要「2．いのちについてどう考えるか」．p.5，2012.
https://www.jpn-geriat-soc.or.jp/proposal/pdf/jgs_ahn_gl_2012.pdf（2021年12月4日アクセス）

ところで，医療・ケアの領域には，QOLという評価の指標があります。大まかな流れとしては，医療は従来「できるだけ長く生きられる」ということ，つまり生の量を評価の物差しにしてきたのです。しかし，いくら長く生きられても，その中身がつらいだけの日々であるならば，それは本人の人生をより良くしているとは言えないという疑義が出され，生の質も評価するようになりました。「生の質」つまり「クオリティ・オブ・ライフ＝QOL」です。ここでは，このような評価についてどのように理解し，人生にとっての最善を目指す文脈でどう活かすことができるかを考えます。

◼──────QOLとは何か

◉「いのちの質」ということ

　さて，医療が目指す生の良さをただ量だけに目をとめて評価するのでは十分ではなく，質の観点でも評価しなければなりません。こうして〈quality of life〉（QOL），つまりいのち（ないし生）の質が登場します。では，「質」と訳される"quality"はどのように使われる語でしょうか。まずqualityは，何かについての「どのようであるか」（という意味での「質」）を意味する語です。qualityの元になっているラテン語は"quails"で，これは英語の"how"に該当します。つまり，「何であるか（what）」と区別して「どのようであるか（how）」を問う際に使われます。「何？」に対しては「血液です」と答えるとして，その血液は「どのよう？」と問われると「Naが高いです」「成分のバランスが崩れています」等々と答える時，「血液の質を語っている」のです。

　そこからさらにqualityは，日本語でも「質が良い・悪い」というように，特に「品質」を意味する使われ方をします。そこで〈quality of life〉は，生について「どのようであるか」ということを踏まえて，良し悪し（質が高いか低いか）の評価に関わる用語となっているのです。

◉ QOLは主観的なもの？ 客観的指標となり得るか

　QOLが医療の領域で使われる際には，医療の対象となる個人について，その生ないし生活の質を評価するものです。では，どのように評価するかというと，本人が自らの生に満足しているかどうか，どのくらい満足しているかという主観的満足度によるという考え方が強くありました。

　しかし，医療・ケアとしてはQOLを高め保持するために，現状や医療・ケアがQOLに及ぼした効果を客観的に測りたいのですから，主観的な評価に終ってしまうのではまずいのです。そこで，QOLをなんとか客観的指標にできないかと模索するということがありました。少なくとも，医療・ケアが目指す人生の最善のためには，満足度といっても，どういう理由であれとにかく，本人の満足の程度をQOLの尺度とすることでは済まないのです。例えば，宝くじに当たったといって喜び，大いに満

足している状態はQOLが高いと言えるかというと，それは医療・ケアが適切な活動をするために役立つ情報ではないでしょう。しかし，痛みや吐き気など不快な症状はあるか，自力で歩けるか，イライラや不安はどうか等々は，本人の生に関する満足度を左右する因子になり，かつ，医療・ケアがなすべきことを知るために有益な情報となるでしょう。このようにして，満足度と言いながら，宝くじが当たったための満足はQOLに関わるとは考えず，痛みをはじめとして，前述したような状態はQOLに関わる満足度の因子と認めるというように，(主観的) 満足をどういう理由によるかにより，切り分けているのです。

なお，社会学においては，QOLはある生活環境 (例えば，あるコミュニティ) がそこで生活する者にどれほどの質の良い・悪い環境を提供するかを評価する際の指標でした[2]。どのように評価するかというと，その生活環境で生きている人が満足しているかどうかという主観的評価をデータにする立場と，その生活環境がもっている条件を客観的に分析して質の高さを評価する立場がありました。このあたり，医療におけるQOLの理解と平行しているところがあります。

以上のことから，満足度は主観的なものではあるが，QOLを客観性のある指標にしたいということをめぐっては，私たちは次のように考えることを提案してきました。

▶四半世紀ほど前，ある市の郊外の大規模宅地開発について，都心に張り出された広告のキャッチは，「〇〇パークタウン──クオリティ・オブ・ライフを追求する街づくり」でした。

◉ QOLは生の環境の評価

「私たちは生きている」という時，私たちがそこで生きている世界は私たちの生の環境です。宇宙とその中にある地球は私たちを大きく取り囲む環境ですし，地球上の私たちが生活している地域の自然も，人間社会も，私たちが直接やりとりしている人々との人間関係も，地域のスーパーマーケット，医院，美容院等々の状況も，私たちの生の環境です。ここで，私は私自身の身体と心の状態も私がその中で生きる環境だと考えます。

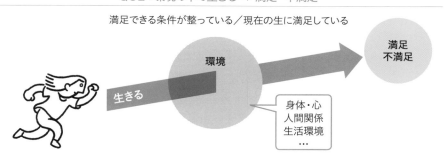

QOL：環境の中で生きる ➡ 満足・不満足

満足できる条件が整っている／現在の生に満足している

生きる　環境　満足　不満足

身体・心
人間関係
生活環境
…

ここでQOLという評価のあり方について，まず次の点を提示しておきます。

• QOLは生きる環境を評価するものであり，その環境において生きた結果の満足度

2) 金子 勇，松本 洸 (編著)：クオリティ・オブ・ライフ──現代社会を知る．福村出版, 1986.

により評価している。

● 人がある生の環境において生きた結果、満足できるような環境であれば、その人の
QOLは高いという。

　この点の理解のためには、一般に何かの質の良し悪しを評価する時のことを考えて
みるとよいでしょう。例えば、「この苺は良い苺だ」と話す時、話し手は苺の質を評価
しています。それは「私は食べたところ満足した」「あなたも食べるならきっと満足す
るだろう」ということに他なりません。苺は人にとって「食べ物」です。そこで苺の
質は、食べた人が満足したかどうかによって評価されます。そこで、「良い苺だ」は、
満足をデータとして、食べる対象である苺の質を評価していることになります。同様
にして、自動車は「乗り物」ですから、ある自動車に乗った人が乗って満足したかど
うかによって、その質が評価されます。また、家は住処（＝住む所）ですから、そこ
に住んで満足したならば、「この家は良い」と、家の質を評価することになるのです
（このあたりのことばの意味については、第2章2で示した「数・種の名前」「動詞」
も参考にしてください☞p.16, 18参照）。

　質を評価する時のこうした関係を、〈生の質〉に適用するならば、「生きたところ満足
した」「生きるならば満足するであろう」ということから「生の質が高い」という評価
が出てくることになります。「良い家」の例と対比すると、〈住む〉に対応するのが〈生
きる〉です。では、〈家〉に対応するのは何でしょうか――家に対応するのは、私たち
がそこで生きるところ、すなわち〈生きる環境〉に他なりません。

　こうして、先に提示した「QOLは生きる（＝生の）環境の評価」だということが確
認できます。

◉ QOL評価に影響する因子は客観的に見出される

　次に、満足は主観的なものなのに、それを医療やケアの評価に使えるか、という問
いに向かいましょう。これについてもまた、まず苺の場合を考えます。

❶苺は食べ物です。多くの人が食べて満足する（＝「これは良い苺だ！」と言われる）
　ような苺は「質が良い」「良質」「高品質」などと言われます。

❷そこで、苺を作る側は考えます：「どのような性質の苺だとより多くの人により満
　足してもらえるかな？」⇒こうして、大方が満足するような苺の性質を調べて、「甘
　い、ただ甘いだけではなく、スッキリ感がある、果肉が水分をしっかり含んでい
　る…」といった条件を見つけます。そして、そのような条件を備えた苺を作ろうと
　して、工夫します（品種改良、環境：ビニールハウス、育て方…）。

❸そうした努力の結果、そのような条件を備えた苺ができると：「これは良い苺です
　よ！（食べてみてください、きっとご満足いただけますよ！）」と、人々に勧める
　（宣伝して売りに出す）ことになります。

▶ここでは「良い苺」を例
にして「食べておいし
い」という満足から始
めて考えていますが、
同様のことを、お好き
な例を選んでやってみ
ませんか。「良い自動車」
「良い住宅」「良い医療
者」等々。

❶の食べた人が満足したかどうか，どのように満足したかは，確かに主観的なことなのですが，❷で作る側が「大方が満足する苺の性質を調べる」というところで客観的な見方になってきます。調査により，多くの人に満足してもらえる苺の条件は，もはや主観的な記述ではなく，「糖度○％以上」とか，「成分にかくかくの物質がしかじかの量含まれる」といった客観的なものとなっている場合もあるでしょうし，そうでなくても単なる個々の主観的判断を超えた条件になるのです。そして❸で作出すると，「この苺は良い苺の条件を備えている」ということから，「食べたら，満足するだろう」という意味での「良い」という用法による「この苺は良い苺ですよ」という推薦の発話になるのです。

QOLについても，これと全く同じことが言えます。対応させて記すと次のようになります。

❶大方が生きた結果満足するような生の環境は「クオリティが高い（＝QOLが高い）」と言われます。

❷そこで患者のQOLを高め，保ちたい医療・ケア側は考えます：「どのような条件を整えれば，人生・生活に満足してもらえるだろうか？」。そこでQOL評価を左右する条件を抽出しようとし，その結果「痛くない・快適，自由に動ける，やりたいことができる…」といった条件（＝QOLを高くする因子）を見出します。さらに，そうした諸因子について，医学的な対応が望まれるものを初めとして，例えば「どのようにすれば，がん性疼痛をコントロールできるか」などと，一般的な対処法を研究開発します。

❸QOLが低下している人に，その低下の理由を調べた上で：「この対処法，あの対処法を施すと，QOLが高くなりますよ（ご満足いただけますよ），おやりになりませんか」と勧めます。

以上から，生きた結果満足するかどうかは主観的なことであるとしても，抽出された大方の満足・不満足を左右する因子（＝QOLの因子）は主観的とは言えないことが明らかです。

◉〈自由である＝やりたければできる〉がQOLを左右する包括的条件

では，QOLの諸因子について何かそれらを包括するような形を見出すことはできないでしょうか。つまり，満足を結果するような諸因子が共通にもっている性質はないでしょうか。これについては次のように考えられます。

生きた結果の満足度を左右する因子を包括的に言えば，どれほど自由であるか，また人生のチャンス・選択の幅がどれほど広がっているか，である。

言い換えれば，いろいろなことが〈できる〉こと，それをすることを妨げ，あるい

は束縛する要素がない，またはあっても〈できる〉ようにサポートされていることが，生の環境が〈良い〉ことの条件なのです——これはアマルティア・センの〈capability〉という概念とも通じる理解になります[3]。

　例えば，痛い，だるい等々の身体的苦痛は，人をその意に反する不快な状態に閉じ込めるという意味で，自由を奪うものです。また，苦痛があるために，有意義な日を過ごせないという意味でも，その人ができることを狭めます。その他，自由に動けるか，それとも寝たきりであるかという身体的機能の評価や，心理的に不快な状態にあるかどうか，家族と交流ができているかということ等々がQOLの実際の評価において注目される観点ですが，これらを通して，〈やりたければできる〉（＝自由である）ということが共通の物差しになっていると言えるでしょう。なおここで，〈やりたければできる〉は単に当人にそれをやる能力があるというだけではなく，そのやりたいことを実行するための条件（環境）が整っていることをも含むこととして提示しています。

2──── 医療の目標と身体環境

　ここで，医療という活動について基本的なことを考えておきましょう。まず，医療は何らか相手（患者）の〈良い生〉を実現しようとする活動だということには異論はないでしょう。そうであれば，先に出てきた〈生きる環境〉に関係する活動です。では，生きる環境の中でも，医療が注目するのはどの部分でしょうか。身体という環境に違いありません。身体がどのような状態であるかということは，私の生の条件の一部分で，私が生きる環境を構成する重要な要素です。ただ，医療は私の身体だけに特化して注目するかというと，必ずしもそのように身体と他の条件を明確に切り分けることはできませんから，医療は時に身体環境の周辺の部分にも介入します。

　また，医療は，「人が現在どれほどのことができるか」という，現時点での選択の幅（＝QOLの包括的因子）だけを問題にするのではなく，今後の推移に注目して，将来にわたって人のQOLが高い状態が持続することを目指してもいます——このように理解すると，医療の目標は次のように定義できます。

医療は，身体環境を中心として人の今後のQOLをできるだけ高くし，かつ余命を長くすることを目標とする。

　このことを理解するために，次の図に示す，人のQOLの時間的推移をグラフに擬（なぞら）えて表した概念図を用いて考えましょう（ただし，これは定性的なものであって，定量的なものではありません）。例えば，定期検診で私の胃にがん性腫瘍が見つかった

3) A Sen：Inequality Reexamined, Harvard University Press, 1992／池本幸生，野上裕生，佐藤仁（訳）：不平等の再検討──潜在能力と自由．岩波書店，1999（岩波現代文庫，2018）．

としましょう。私には自覚症状はまだありませんが，医師は私の状態が良くないと評価します。放置すれば，今後だんだんに症状が出てきて（QOLが下がり），やがてそう遠くない将来に死に至ると予想するからです（図中の「放っておいた場合」の進行）。

医療の目的

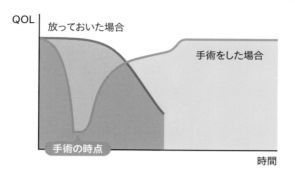

ですが，医師はまた，私の場合は早期発見なので，根治手術ができるとも診断します。手術をするのだから一時的に私のQOLは相当下がるでしょう。苦しく，また動けない時期を通らねばなりません。ですが，だんだん回復し，QOLも高まり，延命も達成するでしょう（図中の「手術をした場合」の進行）。

さて，ここで医療がしたことは，QOLの時間経過によってグラフ上に画された部分の面積をできるだけ大きくすることだと言えます。この面積をできるだけ大きくすると言い表せば，このことは上図のような治る疾患だけでなく，治らないものにも，また風邪の症状を緩和するような治療の場合にも，すべての医療行為の目標にあてはまります。このように，医療がしていることは，QOLと時間という物差しを使って理解することができます。福祉などの場合も同様のことが言えるでしょう。

◉ 身体環境と他の環境との連続性

医療が評価する生の環境は身体という環境を中心としたものですが，身体という環境とそれを取り巻く環境との間は連続的です。例えば，身体的な障害ゆえに「できない」という状態にあるとしても，それは身体に直接介入して，（手術などにより）障害を取り去る仕方で動けるようにするという方途しかないわけではありません。身体外の環境設定（車椅子が使えるようにする，車椅子でアクセスできるように道路を整える等々）によって，〈できる〉ようにする（つまりQOLが高くなる）という方途も可能です。このように，QOLを考える環境の範囲は問題に応じて変わってきます。

ですから，医療は身体環境を中心とすると言っても，それだけでは適切な医療になりません。他の諸環境につなげるように，あるいは，生活という観点での環境における「私のQOL」をターゲットにするのですから，医学以外の要素も十分考慮しなければならないのです。

▶考えてみれば，私たち人間は環境に働きかけて，自然のままでは〈できない〉ことが〈できる〉ように，つまりQOLを高くするようにしてきたのです。原生林を切り拓き，道路を造って速く歩けるように，等々。

◉〈できるほうが良い〉が〈できなくても良い〉

　以上，〈できる〉かどうかを尺度としてQOLを評価することを提示しました。では〈できる〉ことがなくなってもなお，その人の生を「良い」と肯定することができるでしょうか。あるいは，〈できる〉ことのない人生は良くないのでしょうか。これに対しては〈在る・居る〉ことが〈できる〉と言える限り，〈できる〉ことが大いにあると考えましょう。

「私はここに居ることができる──居て良いと皆が私を肯定している」

ということが，人の生を支えます。「私は今のこの私を肯定できる」のか，それとも「もうこれでは私の尊厳は失われた」のか，あるいは「居心地が良い」かどうかといったことが，この視点での評価に属します。QOLのこのアスペクトは，〈できる〉ことが当人から引き剥がされる人生の最終段階に表面化することが多いのですが，すべての人にとって自らの生を評価できるかどうかの根底にある要素であり，ことに重篤な障害をもつことになった人において，この観点は重要です。

　〈居ることを肯定できる〉ということは，自分の世界における位置付けの理解と対になっています。この対は，患者のいわゆるスピリチュアルな面の核心を構成していると考えることもでき，QOLにスピリチュアルな面を認める場合には，ここに注目することが適切でしょう（☞p.264参照）。

　このように見てくると，QOLは結局，身体をベースにし，それに依拠しながら生き，物語りを創っていく人の人生に注目して，その視点から生の質を測る際の指標です。権利と言い，尊厳と言い，またQOLと言っても，みな物語られる生にまつわる価値に他なりません。

▶「私の尊厳は失われた」という時の「尊厳」については，いずれ説明します。ここではご自分のイメージで良しとしておいてください（説明は☞p.260。ただし今見なくてもよいかと）。

③　益と害のアセスメント／相応性原則

　医療・ケアにおいて相手の最善を目指すという与益原則を自らに体現しつつ，どのような医療・ケアをするかを考える際に，治療・ケアの候補となっている選択肢について，益と害を枚挙して最善のものを選ぶということは，常に行われていることです。このことは，医療・ケア従事者側の共通の価値観に基づいて検討する場面であれ，その検討結果をベースにした上で，本人の人生や価値観を基準にして，その本人の人生にとっての最善を検討する場面であれ，なされています。どの場面にせよ，今考えている選択肢の中でどれが最善か，あるいはどれがましかを考えないと，先に進めません。

　それぞれの場面で，どの選択肢を選ぶかを示すのが，**相応性原則**（principle of

proportionality）です。このやり方をまず平たく説明しますと，

〈やり過ぎ〉も〈やらなさ過ぎ〉もダメ，〈相応しい（ちょうど良い）＝proportional〉と
ころをやれ

ということになります。以下，少し立ち入って考えましょう。

◉ 鎮静の益と害をどう考えるか

　相応性原則により考えるということが実際になされた例として，緩和医療における
鎮静（sedation）を取り上げて考えましょう。これは患者本人の苦痛をどう緩和する
かということに関わる例なのですが，がん治療のプロセスをモデルにして考えると，
近い将来の死が医学的に避けられない状況になると，つらい諸症状が出てくることが
多く，例えば，疼痛であれば初めは非麻薬系の鎮痛薬でコントロールできていたとこ
ろが，これでは済まなくなり，麻薬系の鎮痛薬で初めてコントロールできるようにな
ります。ここまでの対応で最期までいければ良いのですが，いろいろな条件で鎮痛薬
その他の通常の薬剤では症状が緩和されず，本人は大変つらい状況になってくると，
鎮静，つまりつらいと感じる意識を低下させることで，苦痛の緩和を図るということ
が選択肢になってきます。

　ここで鎮静に固有の問題があります。すなわち，〈意識レベルを下げる〉という対応
は，患者を人間らしい生から遠ざけるというマイナスの効果をもつ介入です。ですか
ら，そういうマイナスの効果により緩和というプラスの結果を得ようとするやり方に
抵抗感をもつ医療者もいますが，一般的には「ある治療が好ましい効果（益・メリッ
ト）と好ましくない効果（害・デメリット）の双方を伴っている時に，患者にとって
何が最善かをどう考えるか」というタイプの問題になります。この点について，日本
緩和医療学会のガイドラインは，相応性原則に基づく考え方を提示しています[4]。

　ここでの益は苦痛の緩和ですが，害は意識レベルを下げるので人間らしい活動がで
きなくなることと言えるでしょう。しかし，この害を理由に鎮静を選ばなかったら，
本人は耐え難い苦痛の中に置かれ続けるのです。また，鎮静にもいろいろなやり方が
あり，意識レベルをどれだけ下げるかについても複数の選択肢があります。そこで，
候補となる選択肢を枚挙して，それぞれの益と害を挙げて比べた場合，苦痛の緩和を
達成する選択肢の中で一番害が少ないものを選ぶ，という考え方になります。そし
て，この考え方が相応性原則に則っているのです。

4）日本緩和医療学会ガイドライン統括委員会（編）：がん患者の治療抵抗性の苦痛と鎮静に関する基
　本的な考え方の手引き 2018年版．Ⅵ章 倫理的検討．金原出版，2018.
　https://www.jspm.ne.jp/guidelines/sedation/2018/index.php（2021年12月4日アクセス）

相応性原則は，国際的な政治状況の中で使われることもある原則です。例えば，某国が大量破壊兵器を隠し持っていて，放置すると国際平和を乱す行動にでるおそれがあるので，その大量破壊兵器を無力化するために，通常は許されない先制攻撃をかけるのは正当だ，といった主張において使われています。こうした場面で相応性原則は，

ある目的（この例の場合は，平和の維持）を達するために必要最小限の介入（先制攻撃をかけること）が許される

と定式化されます。相手の悪性度が高ければ（つまり大量破壊兵器を隠し持っている），それに相応して，強い対応（通常は許されない先制攻撃）が許される，と表現されることもあります。医療現場の例で言えば，この程度の進行度であれば，乳房を温存する手術で対応できるという場合，乳房を切除する手術は〈やり過ぎ〉だとされる，とか，悪性腫瘍なので，患者の身体全体にも害をもたらす（つまり副作用が大きい）抗がん剤という〈強い対応〉もやむを得ないというような考え方がこれに該当します。

鎮静についても，通常の疼痛コントロールでは緩和できないほどになってきたので，緩和という目的達成のために，〈より強い（つまり，伴う害やリスクも大きい）対応〉である鎮静がやむを得ないことになる，という相応性原則に則った考え方がされるのです。もちろん，「鎮静以外には緩和の手立てがないという状況にならないように，もっと前の段階から苦痛緩和のプロセスを考えよ」ということは言えるかもしれません。そういうプロセスを辿れたら，確かに鎮静は最期まで対応の候補にはならなくて済むでしょう。ただ，ここでは「鎮静以外の対応では，苦痛が緩和されない」という状況になったと仮定して考えているのです。

◉ 選択肢間の比較が必要

ある事態に対する対応が相応なものであるかどうかは，その事態の〈悪性度〉と，今候補となっている1つの対応の〈強さ〉とを見るだけでは決まりません。つまり，候補になっている当の対応だけでなく，他の選択肢と比較してみなければなりません。〈悪性度〉とか〈強さ〉といった見方がすでに，そういう複数の選択肢間の比較を含意しています。伴う害がより少ない（よりマイルドな）他の選択肢では対応できないので，より強い選択肢が選ばれるのです。言い換えれば，

可能な治療の選択肢を枚挙し，それぞれがもたらすであろう益（良い結果）と害（悪い結果）を挙げて，それらを全体的に比較して，もっとも良いもの，あるいはましなものを選ぶ

▶「相応な」(proportional)対応は，要するに，「やり過ぎ」も，「やらなさ過ぎ」もダメ，「ちょうどよい程度の（過不足ない）対応」のことです，というと分かりやすいでしょうか。

ということが，相応性原則のより一般化した表現になります。

達成したい目的（得たい益）が決まっている場合は，同じ益をもたらす諸選択肢のうちでは，害がもっとも少ないものを選ぶ

というやり方だとも言えます。そこで，苦痛の緩和を目指す場合，通常の疼痛コントロールが有効であるうちは，意識が下がるという害を伴う鎮静は〈強過ぎる〉対応として退けられます。通常の疼痛コントロールでは耐え難い苦痛が緩和されなくなって初めて，鎮静という選択肢が許容されるようになるのです。

　現在可能な選択肢の中からもっとも良いもの（あるいはましなもの）を選ぶという，相対化する見方で解された相応性原則は，「意識が低下する」ことは一般には悪いことだが，「耐え難い苦痛が続く」よりは良いとか，「死期が早まる」ことは一般には悪いことだとしても「苦しいだけの生が長引く」よりは良いというように，結果の良し悪しを相対化する評価を伴ってもいます。可能な諸選択肢のうちでどれが比較的良いかということです。言い換えれば，ある治療についてかくかくの害があるとネガティブに考えた場合に，常に「ではそれをしないとどうなるのか」をも考えて，「しないよりはしたほうがまだ患者にとってベターなのではないか」と問わなければなりません。つまり，医療者は「益を求め，害を避ける」という姿勢を，相対化された与益（無加害も含む）原則として，「より害がないように，より益になるように」と相対的に考えるのです。

◉ 次元の違う価値を比べる難しさ

　加えて，比べるべき益・害の間は尺度が異なるため比べようがない，という場合が多いです。こういう場合には，**本人がどちらを好むかという尺度**しかないでしょう。薬Aは「痛みをしっかり緩和するが，眠くなる」，Bは「眠くならず，読書等を続けられるが，耐えられる程度の痛みが残る」という場合，どちらが良いかは本人次第でしょう。さらには，**一長一短で本人にも決められない**という場合もあるでしょう。しかし，人生における選択にはこうしたことはつきものであって，私たちは他の場面では一長一短である選択肢から１つを選んでいるのです。「よく比べた上で決断」に至るよう，共に考え，合意形成を目指しましょう（詳細は12章 ☞ p.157参照）。

◉ 結果プラス意図

　鎮静を選択する際には，一般に「通常の手段では耐え難い苦痛はもはや緩和できない──鎮静によれば耐え難い苦痛を緩和できるが，意識が低下する」という状況認識が伴っているでしょう。これは，これからすることの選択肢と，それがもたらすであろう結果の予想からなっています。そこで鎮静を選択し，実行する際に，医療者はこの状況認識に基づき「苦痛を取り去るために意識を低下させる」と〈意図しつつ〉，こ

れを行うはずです。ここで〈意図〉は，自らが為す行為をどういう行為として把握しているかを，あるいはどういう結果を目指す行為であるかを表しています。

このように，ここで結果について語ることは，意図について語ることと表裏一体なのです。換言すれば，見た目には同じ結果をもたらす鎮静をするにしても「患者の苦痛を緩和するために意識を下げよう」としているか，「周囲のものが見ているのがつらいから，痛がる振舞いをなくすために意識を下げよう」としているか（つまりこれらが意図を示す文言なのです）は，倫理的に大いに異なります。益と害のアセスメントをして，諸選択肢の中でもっとも良い，ないしはましなものを選ぶという相応性原則の考え方を背景にすると，**意図は，最善として選んだ選択肢のもろもろの益と害を，行為の理由の中でどう組み立てるかを示すものとなるのです。**

▶相応性原則により最善の途を選択するという考え方は，通常，ただ結果により行動の評価をするという立場になります。しかし，私はここで，選択した行動を実践する際には，意図も評価するという立場を示しています。

以上，人生と生命（医療は人生のできるだけ良い展開のために生命をコントロールする），QOL（人生の選択の幅がどれほど広がっているかが評価の基準），益と害のアセスメント（相応性原則により選択肢のうちでもっとも良い，ないしはましなものを選ぶ）の3点にわたって見てきました。このような観点と，価値評価の2つの基準（共通の価値観／個々人の価値観）とを組み合わせて，医学的最善ないし人生にとっての最善を考え，医学的最善をベースに本人の人生にとっての最善を基準にして選択することが，与益原則に基づいて「益になるように，害にならないように」を考える際のプロセスとなります。加えて，選択のプロセスは本人を中心に関係者が話し合って合意を目指す意思決定プロセスに他なりません。この意思決定プロセスについては，改めて次章で見ることにします。

第12章
意思決定プロセス

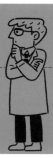

　私たちは日々，数多くの意思決定プロセスを辿って，自らが行うことを選んでいます。朝起きて，「何を着ようか」「何を食べようか」から始まって，あらゆる意識的行動を選ぶ際にはそれなりのプロセスがあります。意思決定プロセスは大きく分けると，自分独りで決めればそのまま実行できる場合と，関係者の間で一緒に決めないと実行に移せない場合があります。医療・介護の意思決定プロセスは後者に他なりません。

　臨床において要となる意思決定プロセスは，医療・ケア従事者が患者本人および家族と一緒に進めるものであり，これをどう進めていくかを検討する営みが「臨床倫理」の要となります。

　例えば，医療方針の選択という重要な問題があります。がんが見つかったとして，手術をするのか，抗がん剤投与か，あるいは両者，さらには放射線を併用するのか…と選択肢が挙げられ，医療者は医師を中心に，最新の知見に基づいて，当の患者の病状に対してどの選択肢が最善かを考え，患者・家族と話し合いを通して合意を目指します（下図）。

　また，こういう医学的知見が基礎になるような選択ばかりではなく，例えば人生の最後の時期を在宅で過ごすのか，施設型のホスピスに入るのかといったものや，身体的には厳しい状態で本人が桜を見に行きたいと言っているがどうしよう，といったことも，本人の良い生にとって重要な方針選択であり，臨床倫理の検討対象となります。ここではこうしたことをすべて含むような視野で，意思決定のプロセスについて考えます。

皆で決める場合

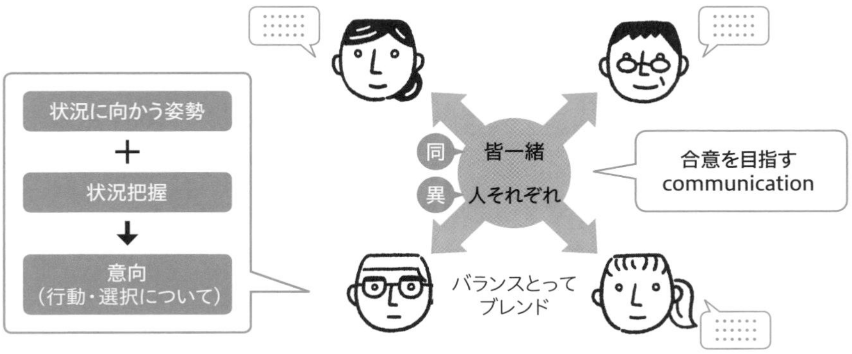

状況に向かう姿勢
＋
状況把握
↓
意向
（行動・選択について）

同
異
皆一緒
人それぞれ

合意を目指す
communication

バランスとって
ブレンド

自分独りで決めれば済むことについては，〔〈状況に向かう姿勢〉＋〈状況把握〉⇒選択・行動〕という構造で理解できます。

　人間の行為には，独りではなく，複数の人間で一緒に行うものがあります。そのようなものについては，何をどのようにするかを共同で決めるプロセスが伴ってきます。ここでは，参加している者のそれぞれに「自分としてはかくかくしたい（して欲しい）」という意向が生じるプロセス〔〈状況に向かう姿勢〉＋〈状況把握〉⇒意向〕と，各人の意向を調整して，何をするかを共同で決めるプロセスがあるわけです（**前頁の図**）。このプロセスを，治療方針を決める場面で考えてみましょう。

1　インフォームド・コンセントと説明−同意モデル

◉ パターナリズム

　すでに**パターナリズム**について基本的な説明をしましたが（☞p.105参照），パターナリズムが明らかになるのは，意思決定プロセスにおいてです。これは，「医師は専門家で何が最善かを一番よく知っているのだから，お任せしましょう」──というような立場で，医師が患者の病状を調べ，診断を下し，最善と考えられる治療を選んで実施します。患者に対しては「こういう治療をしましょう」と説明はするでしょうが，決めるのは医師であって，治療については医師に裁量権があるとする立場です。先にも言及しましたが，このような権威をその道に優れた人・専門家に認める傾向は，〈皆一緒〉が支配的な共同体では自然なことでした。

　しかし〈人それぞれ〉が主張され，認められるようになった現在では，パターナリズムはそれこそ前世紀の遺物のように見られるようになったのです。

◉ インフォームド・コンセント

　「インフォームド・コンセント」は，本来は医療方針の決定に際して，患者が自分の状態や治療について「よくわかった上で」（informed：伝えられた情報を理解し，使えるようになっている状態），医療者から提案された治療（の1つ）を自分に対して実施することに「同意する」行為（consent）を指す用語です。医療者は，ある治療が本人にとって最善であると判断したからといって，勝手にそれを実行するのは不適切であって，本人の「よくわかった上での同意」を得た上でなければ，その治療を行ってはならない，という考えが，この用語に伴っていたのです。この考えは，まさに前述のパターナリズム的な意思決定プロセスに代わるものとして登場しました。

　しかし，この語が日本に導入された時に，インフォームド・コンセントは「説明と同意」のことだと解説されたため[5]，「説明と同意」全体を指す和製カタカナ英語「インフォームド・コンセント」ができたのです。現在でも，多くの医療機関で，医師が

患者・家族と面談をして説明することを「IC」（informed consentの頭文字）などと呼んでいます。これは不適切ですから，今後はこういう使い方はしないと決めましょう。皆さん一人ひとりがそのようにしていけば，やがて医療側から患者側への説明を「IC」ないし「インフォームド・コンセント」と呼ぶ習慣は絶えることでしょう。

▶欧米の用語を日本に移入する際に，ここで指摘しているような誤解が生じることがあるのです。「インフォームド・コンセント」の場合は，これをキーワードにして，医師に説明を奨励しようとしたということが背景にあります。余計な思惑が入るといけないのかも。

◉ 説明−同意モデル

　加えて，「説明と同意」と解説されることによって，日本の医療現場において，これが意思決定プロセスの構造を示すものであるかのように使われるようになりました。つまり，治療方針決定という場で，医療側の役割は「候補となる選択肢について，適正に説明する」ことであり，患者本人は「それを理解して，どうしたいか（家族と話し合うなどして）決める」というプロセスが想定されるようになったのです。この場合，医療側は許容できる選択肢の範囲を決めています（**医師の裁量権**）――本人はその中から希望するものを選び（どれも選ばないと決めることもあり得ます），選んだことについて医療側に実行することの同意を与えます（**患者の自己決定権**）。

意思決定のプロセス

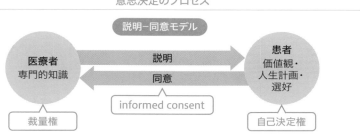

　〈説明と同意〉というプロセス把握は，医師の裁量権と患者の自己決定権の間に境界線を定めて，意思決定を両者が分担するというような考え方が背景にあり，〈インフォームド・コンセント〉が日本に輸入された際に，これも伴って入ってきました。このような考え方は「**調停**」の発想です。放置すると両者が衝突しかねないので，それを避けるために境界線を定めて，棲み分けようというのです。棲み分けの結果，決定も双方で分担して行うことになります（〈**決定の分担論**〉と呼んでいます）。

　私は初めてこの考えに出会った時に，医療側と患者側の調停という発想に反発しました。両者が信頼関係をもってことを進めていくことを志向するのとは逆方向だと思ったわけです。もちろん，〈説明と同意〉という枠組みは，従来の**パターナリズム**からすると前進には違いありません。しかし，真に人間中心の医療を実現するには，さらに理論的にも実践的にも前進しなければならないでしょう。

5）日本医師会生命倫理懇談会：「説明と同意」についての報告．1990．

◉ 代理決定・事前指示

「本人が決める」ということから，本人が意思表明できない時（つまり自己決定権を行使できない時）にはどうしようかを，予め考えておくやり方も考えられています。例えば，本人が元気なうちに「自分が意思決定・表明できなくなった時には，誰が代わりをするのか」を予め決めたり（代理人指名），「どうして欲しいか」を予め意思表明しておいたりする（事前指示）という考え方です（下図）。

説明−同意モデルの〈自己決定〉と事前指示

▶説明−同意モデルは「本人が決める」が基本ですから，本人が決定できない場合は代わりの者が「代理決定する」ということになります。これはあくまでも「本人が決める」が基にあるからこうなるのです。

> 「説明−同意」モデルに伴ってなされる説明
> ❶ 本人の意思確認ができる時 ➡ 本人が決める
> ❷ 本人の意思確認ができない時 ➡ 家族／代理人が決める
> ❸ それもできない時 ➡ 本人の最善を判断
>
> ここから，本人が意思表明できない場合に備えて
> − 事前指示の薦め：❷や❸を家族や医療者がしやすいように，本人は予め意思表明を！
> − 代理人を選んでおく

2 情報共有−合意モデル

❶──── 決定の分担論から共同決定論へ

◉ 情報共有から合意を目指すプロセス

ここで，〈説明と同意〉というプロセス把握を乗り越えるものとして，〈情報共有から合意へ〉というプロセス把握を提示します。このプロセスの要は，まず，医療者は一方的に説明するばかりでなく，患者本人の個別の事情，価値観・人生観などについて本人側からの説明を聴く必要があり，そのようにしてお互いのもっている情報を共有するという点です。

もう1つの要は，どちらに決定権があるかとか，どちらの考えを優先するかといった考え方ではなく，コミュニケーションを通して合意に至る努力をするということです。つまり，医療者もこれが良いと思い，患者側もこれが良いと思う，そういう双方の納得ができてこそ，合意なのです。すなわち，決定は双方が分担して行うのではなく，共同で行うという，〈共同行為（決定）論〉ということになります。

こうして，まず〈情報を共有する〉，それから〈合意を目指す〉というプロセス把握になるわけです。これを「情報共有−合意モデル」と呼んでいます。この考え方は欧米で「共同意思決定プロセス」（shared decision-making）として提示されてきたもの

と結果的には親和性の高いものですが，日本で独自に発展してきました。「説明−同意モデル」が日本に導入された時に，それに反撥して，いわば「もうひとつの道」として提示されたという経緯があります[6]。説明−同意モデルが〈人それぞれ〉が支配的な思想を意思決定プロセスに適用していることを批判し，医療・ケア従事者と本人・家族の対等の「信頼関係」を保ちながら，〈皆一緒〉と〈人それぞれ〉のバランスのとれた関係を，最初から志向する立場を表現したものです。

　情報共有−合意モデルを医療方針の決定に適用しますと，次のようなことになります。医療チームと患者・家族の間で，医療側は特に医者を中心にしてただ説明するだけではありません。「現在のあなたの病状はこうで，こういう治療方針があってこういう良いところがあります。しかし，こういうリスクもあります」と説明することと並んで，患者・家族の思いを聴こうとする姿勢が大事になります。

◉ 双方向の情報の流れ

　医療チームから患者に向かってなされる説明の基本にあるのは最善についての一般的な判断で，医療の世界でevidence based medicine（EBM）と呼ばれるように，科学的な証拠（エビデンス）に基づいた一般論です。他方，患者・家族から説明されるのは，自分たちにはこのような人生の事情があるといったことです。例えば，「私はこれだけ歳を取ってきたからそういうきつい手術などは受けない，そのためにがんが少しずつ進行しても寿命だと思って生きたい」というような**人生観**，人生計画であったり，**価値観**であったりするでしょう。つまり，医療チームから患者への説明は科学的，つまりは「生物学的」（biological）なものですが，患者・家族から医療チームへの説明は人生計画，あるいは自分はこのように人生を生きているというような「人生記述的」（biographical）なものだ，と言うこともできるでしょう。

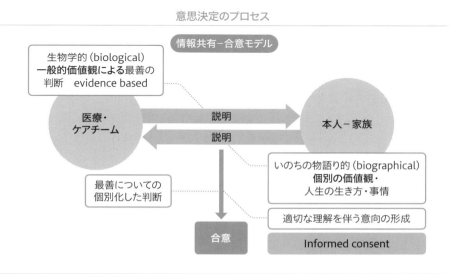

意思決定のプロセス

情報共有−合意モデル

生物学的（biological）
一般的価値観による最善の判断　evidence based

医療・ケアチーム

説明

本人−家族

いのちの物語り的（biographical）
個別の価値観・人生の生き方・事情

最善についての個別化した判断

適切な理解を伴う意向の形成

合意

Informed consent

6）清水哲郎：癌告知とinformed consent ─哲学の立場から. 漆崎一朗（編著）：癌とQuality of Life, pp.328-9, ライフ・サイエンス, 1991.

医療チームは確かにエビデンスに基づいた説明ができますが，「こういうタイプの病状だったらこういう治療が適応です」といった一般論になります。ですから「この人にとって本当に最適かどうか」は，未だ判断されていません。また，場合によってはエビデンスに基づく説明の限りでは2つの治療方針の候補があり，どちらがいいとも一般的には言えない，ということもあるでしょう。いずれにしても「**一般的にはこうだ**」ということから，「**この人の場合はこうだ**」という**個別化**が必要なのです。患者・家族の生活にどのような事情があるか，どういう姿勢で生きているか，何に価値を置いているかなどを聴くことが，個別化した判断のために肝要になります。

◉ 合意を目指すコミュニケーション

　両者が説明し合って，情報を共有するという点と並んで，そこから始まる**合意を目指すプロセス**が大事です。ここでは，医療チームは，患者・家族の事情を加味した上で，エビデンスに基づく一般論を見直し，患者・家族の個別の事情をうかがった上でも同じ結論になるか，それともそういう事情だったら別の結論になるかと，最善についての個別化した検討をします。

　他方，患者本人は，重篤な病の場合は特に，自分の現実を突きつけられて葛藤があるでしょう。しかし医療側から聞いた情報を消化して，気を取り直して「このように生きていくのもひとつの人生だ」と思って，自分の新しい道を決断していくに至るプロセスを辿ることになるでしょう。そのように道を辿ることが期待されます。自分の事情をよくわかった上で，自分のそれなりの意向を形成していくプロセスが本人の側にはあります。家族も，本人の最善と家族の事情を考えるプロセスを辿ります。

◉ インフォームド・コンセントの新しいあり方

　情報共有−合意モデルにおいては，合意が成り立った際に患者本人がしていることが〈インフォームド・コンセント〉です。説明−同意モデルにおけるインフォームド・コンセントとどう違うのかというと，説明−同意モデルにあっては自律尊重がほとんど唯一の原則のようになっていますから，医師は説明はしますが，よく考えて決めるのは本人だということで，本人の選択を誘導したり，一方にプッシュしたりすることが避けられる傾向にありました。そこで説明をした上では，「よく考えて決めてください」と，いわば決定を丸投げするのです。本人を自律した人間として扱っており，その考えを支配しないように気を付けているといえばそうなのでしょうが，医学の専門家でもない素人が「決めてください」と言われても，困ってしまう場合が多かったと言えましょう。ですから，そういう自分独りで決めることが苦にならない人であるか，近くに一緒に考え，頼りになるアドバイスをしてくれる友人等がいれば良いのですが，そうでなければ，決めたとしても心細いことになるわけです。

　これに対して，情報共有モデルは医療・ケア側が説明をするだけでなく，本人や家族の人生や価値観を聴き，本人の志向をベースにした上で，その本人には何が相応し

いか，「あなたらしい」と言えるかを一緒に考え，時には「そういう生き方をお望みで
したら，こちらのほうがあなたらしいように思いますが，どうでしょうねえ」などと
助言もしてくれます。そして，本人がどういう考えである方針を選ぼうとしているか
を理解して，「あなたらしい選択だと思いますよ」などと支持してくれます。エンパ
ワーのプロセスだとも言えるでしょう。

　ですから，合意が成り立った時，本人は「これにします」と選択を表明するでしょ
うが，「皆が支持してくれている」「家族も納得している」という理解が伴っているの
で，「これで良し」と思っていられるのです。そういうわけで，ここでの「インフォー
ムド（コンセント）」には病状や治療についての情報がわかっているということに加
え，「医療ケアチームにも支持されている」等の情報もわかっているという意味も込め
られていると考えましょう。

▶情報共有−合意モデル
では，本人が決定に参
加できる場合でも合意
を目指すのですから，
本人が参加できない
場合，家族等が果た
すのは，「代弁者」「代
わりの参加者」の役割
です。

❷———情報共有−合意モデルが伴うもの

◉ 意思決定のプロセス：倫理的視点からのまとめ

　以上，情報共有−合意モデルについて概観しましたが，このような意思決定プロセ
スは，倫理的にはどのような意味をもっているかを，3倫理原則論（☞p.107, 112参
照）の観点で確認しておきましょう。

　まず，**人間尊重原則**を具体化している点として，本人や家族とのコミュニケーショ
ンを通して合意に至る道を考えていくプロセスであることを挙げることができます。
双方で一緒に「こうしましょうね」と決めることを目指すわけですが，それは，別の
面から言えば，自分が置かれた厳しい状況を本人がなんとか切り抜けること（coping）
をサポートするということでもあるわけです。

　それから，そういう双方向の対話ですから，一方的にこちらがいいと思っているこ
とを相手に押しつけるということは不適切です。場合によっては相手の思いを聴いて
こちらが納得し，「そうか，こちらが初めにいいと思っていたことは少し違うかもし
れない，ご本人の言う通りかもしれない」と思うこともあり得るのです。そのような
柔軟な対応により「コミュニケーションを通して合意に至るには，どうしたらいいだ
ろう」「どうやってこれからコミュニケーションを進めて行こうか」と考えるのが，ポ
イントの1つです。

　次に，**与益原則**に該当する点として，「本人にとって一番良いようにする」というの
は，医療者はいつも考えていることです。これも倫理的な検討の1つのポイントで，
ここで一般論と個別化した判断とを自覚的に分けて考えると良いでしょう。すでに触
れましたように，一般論のほうは，医療的あるいは医学的な判断が中心になる治療の
問題でしたらEBMが志向されるわけです。価値観としては大方に共通の一般的価値
観を基準にします。しかし，これで終るのではなく，本人の個人的な事情や家族の思

いを加味し，本人の個人的価値観を基準にして，本人にとって何が大事かを考えていくという，個別化のプロセスが続きます。

　もちろん，本人の個別な事情や価値観を考慮してもなお，エビデンスに基づいての最善が最善なことは動かないこともあるでしょう。しかし，ただエビデンスに基づいて「これが最善だ」と決めてしまうのではなくて，「ご本人や家族の事情もよくわかりました。その上で，やはりこれがいいのではないでしょうか」という判断に至ることが，医療者としては大事だろうと思います。

　そうでないと，患者からすると「この人たちは自分たちの事情を全然考慮に加味しないでただ医学的なことだけで割り切っている，自分たちの人間としてのあり方が尊重されていない」といった思いになってしまうのではないかと思います（これは人間尊重原則に関わるポイントですね）。

　最後に，**社会的適切さ原則**に関わることとしては，合意を目指す話し合いのプロセスにおいて自分たちがしようとしていることを社会全体の中で見て，適切かどうかをチェックすることになります。

◉ プロセスはダイナミック

　ここで「合意ないし解決を目指して話し合っていくコミュニケーションのプロセスはダイナミックなものだ」ということを確認しておきましょう。

　例えば，私たちが考える本人にとっての最善はこういうことだけれども，本人は嫌がっている。本人の意思が優先だから本人が嫌なら仕方ない，などと話を進めていくのは，「フローチャートを辿るような静的（スタティック）なもの」です。ですから，〈ダイナミック〉ということで，本人は今のところ嫌だと言っているがやがて変わるかもしれない，あるいは自分たちも今はこれが最善だと思っているけれども，本人とよく話し合って思いを聴いてみたら，「そうか，そのように患者さんや家族が思っているのだったら私たちも納得できる，患者さんのおっしゃることに同意したほうがいい」などと変わる可能性がある，そのような相手とのやり取りを考えています。

　それから，本人や家族は初めから「かくかくの価値観・人生観に基づいて行動しています」などと固まっているわけではありません。突然，「あなたの右足に骨肉腫が見つかりました。この広がり具合だと右足を切断する必要があり，しないと身体全体に転移していってしまうおそれがあります」などと言われて初めて，自分の右足を切断した人生について考え出すのではないでしょうか。誰でも「自分はこういう状態になったとしてもこういう生き方がある」と，例えばスポーツ選手が「スポーツばかりが自分の人生ではない」などと，初めから思っているわけではありません。そういう現実を突きつけられて動揺し，そんなことだったら「私は生きていても仕方がない」などと一時は思うでしょう。それを思い直して，そういう厳しい状況の中で生きる新たな道を見出していくわけです。それで，自分の人生計画や人生観が変わるようなプロセスを経て，患者は新しい道を進もうと思い，「では，先生のおっしゃる通り手術

をします」などと決断していくわけです。

　このように，本人は，特に厳しい病気であればあるほど，そこで葛藤し，変わって
いくわけです。この意味でもプロセスはダイナミックなものです。それを単に「患者
の価値観に従って方針を決める」などと言ってしまうと，本人が厳しい状況に投げ込
まれ，新しい道を模索している状況を見過ごしてしまうことになります。意思決定
プロセスは，同時に本人が厳しい道を通り抜けて新しい道へと向きを変えるのを支援
するプロセスでもあって欲しいのです。

◉ 倫理も人間関係に相対的にダイナミックに動く

　倫理も本人・家族と医療チームの関係に相対的に動くものです。皆さんは，本人と
意見が違っているところから出発して合意を目指そうという場合に，それまでに長い
付き合いがあって信頼関係ができ上がっている時には，相当入り込んで言えますが，
外来で初対面の患者に向かってはそうは言えないというようなことがあるのではない
でしょうか。より親しい間柄の中で働くような，「ここまで言える，踏み込める」とい
うことがあります。初対面でしたらもう少し遠慮があるでしょう。それでも踏み込む
と，相手から「あなたは何の権利があって私の中にそんなに入り込んでくるのか」と
言われるかもしれません。

　また，何かトラブルがあって，患者が病院あるいは医療チームに対して不信感を
もっているというような場合には，それなりに相手と自分たちの距離が広がります。
その広がった距離だとどこまで入り込めるかの話になるでしょう。

　いずれにしても，話し合いの中でより親しい信頼関係になることを目指しつつ，あ
るいはそういう関係を保とうとしながら，皆さんはコミュニケーションのプロセスを
歩んでいくでしょう。そういう意味では，親しい間柄で成り立つ〈皆一緒〉の倫理を
前提にするというか，それを目指しながら話し合いをしていきます。

　しかし，どこかでやはり相手と自分は違う，同じ考えをもっているわけではない，
同じ考えにはならないことがわかったとなると，疎遠な間柄の〈人それぞれ〉の倫理
が強くなってきます。

　〈皆一緒〉の倫理−〈人それぞれ〉の倫理については，すでに説明しました（☞p.98参
照）。前者は，相手と自分は同じことを考えている，同じ価値観をもっている，ある
いは私たちがこの患者はこうなったほうがいい，例えば目が見えないよりは見えたほ
うがいいと価値評価していたら，本人も同じように価値判断しているだろうという前
提で話を進めていきます。

　他方，自分たちはこのように思っているけれども相手は全然違う価値観をもってい
るかもしれないといった，〈人それぞれ〉というあり方を前提にする場合もあるでしょ
う。例えば，輸血をしないと生命に関わる場合，私たちは輸血をしなくてはと思いま
すが，相手は宗教的な確固とした信念に基づいて，たとえ自分の生命に関わるとして
も輸血は嫌だと主張している場合です。その時，相手と自分は違う価値観や世界観に

立っている。これは，相手が自分の信仰を捨てでもしない限り一緒にはならないわけです。こういう場合，相手と自分は違う，異なっていることを前提にした倫理に従って問題解決をせざるを得ません。

このように，コミュニケーションのプロセスにおいて，相手と自分の関係の遠近を測りながらどう対応するかを考えるのですが，〈皆一緒〉の倫理−〈人それぞれ〉の倫理のバランスが変化することもあります。そういう意味でもダイナミックなのです。

◉ 情報共有−合意モデルが適さない場合

ここまで述べたことは，医療・介護の意思決定プロセスはどのような場合も「情報共有−合意モデル」によらなければならないということではありません。そうできないこともしばしばあります。例えば，救急救命の現場では「本人や家族とよく話し合って決めましょう」などと言っていたら，手遅れになってしまいます。

そこで，まず，こういう場合の基本的な考え方を下図の「一般的考え方」に示しておきます。

情報共有−合意モデルが合わない場合

一般的考え方	話し合っている余裕がない危機管理的状況
● 本人の意思・気持ちに反しない範囲で，本人の最善を目指す ● ただし，合意がなくても，社会的視点で許容限度を越えた不適切な（＝反社会的な）結果にならないような行動を選択する ● 情報共有−合意モデルに則ったコミュニケーションの可能性を開くように動く	−救急救命 ● まずは救命を目指す対応 ➡ 見通しが立ってきたところで，家族等と〔情報共有−合意〕プロセス −危機管理的状況で，救命はできないと医学的に判断できる場合はしないこともあり（cf. トリアージ）

より具体的には，以下のような場合はそれぞれの状況に応じた対応が望まれます。

危機管理的状況においては，平時の標準的あり方とは異なる対応が必要となります。ここでは，**まずは救命を目指す対応**をできるだけ速やかに行うことが必要です。

そして，そのような敏速な対応をしばらくしていると，患者本人の状態と**今後の推移について見通しが立ってきます**から，そうなったところで，**家族等と〔情報共有−合意〕というプロセスを辿る**と良いでしょう。

◉ 意思決定のプロセスは，同時にケアのプロセス

例えば，重篤な病であることが知らされ，自らの人生計画を大幅に書き直さねばならないような治療方針が提示されたというような状況で，気持ちが落ち込み，気持ちを切り替えて，この状況に対処すべく歩み出すことができないでいるといった時，そのあり方は非効果的コーピング（ineffective coping）とされます。患者は厳しい状況に置かれ，右に行くか，左に行くかの選択を迫られています。その状況に立ち向かい，自分の行く途を見出し，選んでいくという対処が，コーピングと呼ばれるあり方

です。患者がなかなか決められない，あるいは状況を受け入れて対応する決断ができ
ないとなると，コーピングがうまくいっていないのです。こういう状態になった患者
や家族を支えることは医療・ケア活動の1つに違いありませんし，看護師や医療ソー
シャルワーカーはもちろん，医師にとっても，これに対処することは自分たちの務め
だと思われるのではないでしょうか。

　こうして，本人や家族，特に本人が自分の途を選んでいくことをどのように支える
ことができるかは，医療者として考えるべきこととなります。ですから，医療方針に
ついての意思決定のプロセスである限りは，医療者と本人・家族が共同でこの道を歩
んでいき，なんとか「そうだね」と言い合えるように考えていますが，こうした臨床
倫理的な営みは，同時に，相手が自分で自分の道を選ぶことができるように支援して
いくプロセスでもあって，この意味ではケアのプロセスでもあるのです。

　コーピングがうまくいっていないという場合に限らず，意思決定のプロセスを本
人・家族が辿ることを支えるケアは，医療者がいつも留意すべきことです。本人・家
族が自分たちの置かれた状況を適切に理解して，それに対して自分たちらしい「こう
したい」という意思が形成できるように支援するということです。

◉ 相手の思いを理解するために

　では「どう支援するか」ですが，ここでは，何よりまず相手の意向（意思）の共感的
理解に努める，ということが出発点となるということだけを指摘しておきます。
　ところで，「ここで私はどうしたいか」という意向ないし意思は，

状況に向かう姿勢（価値観・人生観）＋状況把握（認識）⇒ 選択・行動（意向）

という構造に従って分析することができます（第1章1-1，2☞p.3参照）。例えば，骨
肉腫が見つかり，転移を防ぐために右脚を切断する必要があると言われたスポーツ選
手が「走れなくなった人生なんて生きていても仕方ない」として，手術をしたくない
と言い張っている場合は，次のような構造が見えます。

状況に向かう姿勢：スポーツが生きがい（走れない人生は生きるに価しない）
＋状況把握：転移を防ぐためには右脚切断が必要で，それをしないとやがていのちに関
　わる
⇒意向：右脚を切断する手術は受けない

　この場合，本人の状況把握に問題があるわけではありません。周囲の者は本人の状
況に向かう姿勢（この場合は，「生きる姿勢」あるいは「価値観」ということができる
でしょう）が変容することを期待するでしょう。他にも生きる途はあると思い直して
欲しいわけです。

あるいは，〔〈生きる姿勢〉＋〈状況把握〉⇒〈意向〉〕という構造がくずれてしまっている場合もあります。自分の置かれた状況の厳しさのために，そのことについて考えようとしない，考えたくないとして，対話を拒否するとか，なげやりになっているといった場合がこれです。

このような分析をしながら，患者の思いをどう受け止め，どう応じて行こうかと考えていきます。

もう1つ，入院中の患者が自分の病状について理解できていなかったために帰宅の機会を逸してしまったという例が第1章にありますので，確認してください（☞p.5 参照）。

③　合意を目指す検討：意思決定支援のプロセス

情報共有−合意モデルによる意思決定プロセスを進めて合意を目指す際には，特に医学的観点における最善の判断と，本人の人生にとっての最善の観点での意向とが一致することを目指すことになります。そのプロセスで本人の意向が本人の人生や価値観と調和したものとなるよう支援することが，意思決定支援の中心となるでしょう。この点をより明確にするよう検討していきます。

■1───医学的妥当性の判断

治療方針を選ぶプロセスで，医療側は本人の病状を見極め，今後の推移を予測しつつ，エビデンスに基づき，医学的観点ではどうすることが最善かを判断します。医学的にはどうすることが妥当かの判断という意味で，「医学的妥当性の判断」と呼んでおきます。

◉判断のためには基準となる価値観が必要

「どうすることが良いか，最善か」という価値判断をするわけですから，価値を測るための基準ないし物差しが必要になります。医学は科学ですから，事実についての判断は科学的に行いますが，本人にとって良いかどうかの価値判断は科学の範囲ではできません。そこで**社会通念**に含まれる大方に共通の価値観を採って，医学のことばに翻訳し，評価の基準とします。例えば，大方の共通の望みが「元気で長生き」であることから，これを「QOLを高く／生命予後を長く」と医学の語彙に合うように翻訳し，使っているのです。

こうした価値観は，**文化相対的であって緩やかに変動**します。「元気で長生き」は一般市民の間では安定した価値観と言えるかもしれません（☞p.144参照）が，「**元気**」と「**長生き**」が両立しない時はどうするかというと，「**ポックリ寺**」信仰などを見る限り

では，一般には「元気でなくなってまで，長く生きたくはない」という気持ちがあるように思われます。しかし，医療に望むこととなると，最近まで（状況によっては現在でも），「できるだけのことをして長く生きられるようにして欲しい」という声が大きかったので，医療も「延ばせる生命は延ばさなければ」という考え方で治療選択をするのが主流でした。これに対して，「生命の長さを基準にするのではなく，人生にとっての最善（例えば充実した人生）を基準にする」傾向が段々有力になってきています。このように変化しているのです。

　以上，基準となる価値観があって初めて，医学的知見と個別の事例の医学的に適切な把握から評価（医学的観点ではどのような治療選択を推奨するか）が帰結します。

◉ 医学的推奨のあり方

　あえて単純化して考えますと，ある治療等についての医学的推奨のあり方は次の3通りになります（ただし，これら3つの間は連続的で，画然としたものではありません）。

ⓐ **選択を推奨**∵他の身体状況は良好なので，当該治療により単に生命が延びるだけでなく，人生のより良い展開が可能

ⓑ **選択・不選択は本人次第**∵医学的にはどちらが良いか断言できない → 本人の人生観・価値観に相対的

ⓒ **不選択を推奨**∵疾患ないしフレイル（老いによる身心の衰え。より詳しくは☞p.233参照）が相当進んでいるので，当該の治療はかえって本人を害するおそれが大きい

❷───本人の人生と価値観⇒個別の意向

　情報共有－合意モデルによる意思決定プロセスにおける，合意を目指すコミュニケーションにおいて，医学的妥当性の判断と本人の意向が一致していない状態に合意が成り立つことは困難です。ですから，本人の意向が適切に形成されるよう支援することは，本人の意思決定支援にとって重要なポイントとなります。ここで「意向の適切な形成」とは，決して医療側の思惑に合った意向を本人がもつということではありません。そうではなくて，本人の内部で整合的な意向が形成されることを指しています。そこで，次のようなポイントが挙げられます。

● 本人の人生と価値観が（公共の福祉に反する，または不健全なものではない限り）本人にとっての最善を探る際の基準になる。

● （意思決定支援として）本人の人生・価値観と本人の個別の意向との整合性を確認する。

　─両者の間に不整合が生じている場合，整合的になるように支援（話し合い）する。

　─医学的妥当性・適切性の提示に対応して，本人の人生・価値観が動くこともある。

これらについて，いくつか注を付けておきます。まず「公共の福祉に反する」とは，本人の人生の生き方や価値観が実践されると，周囲（社会）に害を及ぼすおそれがあるような，人生観や価値観を言います。〈人それぞれ〉すなわち各自が思い思いの考え方で生きることを医療・ケアは認めて，それに基づいて本人の最善を本人と一緒に検討します。ただし，社会に害を及ぼすようなものまで認めて，それに沿った人生を支援するわけではない，ということです。

「人生・価値観と個別の意向との整合性」とは，一般市民は医療・ケアの専門家ではないので，自分の生き方についての基本的な線と個別に医療・ケアを選択する際の意向とが整合的になっているとは限らないので，医療・ケア側でそのあたりを注意するのがよい，という趣旨です。そこでもし，人生の生き方や価値観と個別の意向とが調和していない場合は，調和したものとなるように，話し合いの折に話題にし，サポートすることになります。

「本人の人生・価値観が動く」とは，人生の生き方や価値観は，通常，個別の判断や選択・行動よりも安定的に持続するものだと考えられますが，厳しい疾患に罹り，治療や今後の人生を考える過程で，生き方や価値観に合わせて個別の意向が決まるとは限らず，逆に意向に合わせて生き方や価値観が変わることもあります。医療・ケア側はそういう可能性をも想定しておくとよい，という趣旨です。

❸───本人の人生・価値観による最善と医学的妥当性の間

次に，医学的妥当性と本人の意向およびその基礎にある人生・価値観を組み合わせて，合意を目指す話し合いを考えます。次に，医学的推奨〔前述の@ⓑⓒ〕と，差し当たっての本人の意向との間の一致・不一致の組み合わせを**表**にして示しておきます。

医学的推奨	本人の意向	一致・不一致
ⓐ 選択を推奨	選択	一致→ ❶
	不選択	不一致→ ❸
ⓑ 選択・不選択は 　本人次第	選択	― → ❷
	不選択	― → ❷
ⓒ 不選択を推奨	選択	不一致→ ❸
	不選択	一致→ ❶

◉本人の意向と医学的推奨の一致・不一致は，プロセスの一断面

上の表は，話し合いのある時点で，医療側の考えと本人の意向の間が不一致かどうかを場合分けしたものです。まず，話し合いの初期の一致・不一致では一喜一憂しないようにします。今後いくらでも変化する可能性があるのですし，本人も十分考えた

結果の意向というより，まずは直感的に好き嫌いを表明している可能性も大いにある段階だからです。話し合いが進んだ段階で不一致❸である場合，本人の意向の理由をよく知ることにポイントがあることが多いでしょう。次の点も考慮してみるとよいでしょう。

- 「医学的推奨」は社会の価値観を基準にした評価ですから，話し合いのプロセスで，本人の人生・価値観を考慮しつつ，本人にとっても妥当するかどうかをチェックし，個別化していく必要があります。
- 「本人の意向」は，話し合いのどの時点のものかで変わる可能性が十分あります。話し合いを通して，informedな意向になっていくように支援します。
- 「本人らしい」選択ができることを目指して話し合います。「本人らしい」ということが，人生・価値観と整合的な個別の意向であることを指す表現だと考えます。

以上を前置きとし，ここからはこの表の区分に従って，コミュニケーションの進め方についてポイントを示します。

❶ 医学的推奨と本人の意向が一致している場合

この場合，両者の結論が一致している，あるいは少なくとも不一致ではないのですから，もう合意に達したようなものだ，と安易に考えないように，注意が必要です。合意を目指すコミュニケーションは，両者のただ見た目の結論が一致することを目指すのではなく，両者が納得していること，結論だけでなく，その結論に至った理由についても両者の考えが調和的であることを，つまり真の合意を目指します。

そのためには，特に本人の意向が治療・ケアに関して，状況をよくわかった上での（informedな）ものであることを，本人の人生・価値観と整合的であることも含めて，確認する必要があります。そして，結論は一致しているとしても，本人が病状や治療について誤解をしているとか，本人の意向が本人の望む生き方等と調和的でないなどの齟齬が認められた場合には，そこをサポートするコミュニケーションを進めます。その結果，本人の意向がinformedなものになった時に，その意向は当初医療側と一致していたと思われた内容とは違っているかもしれません。しかし，そのほうが表面的な一致で是として先に進めてしまうより，人間尊重の視点からいっても，与益の視点からいってもはるかに適切な結果だと言うべきです。

なお，前述の経過を辿って，次のようなことがわかることもあるでしょう。

❶ 医学的推奨と本人の意向が一致しているが，本人の理由は医学的妥当性とは別の文脈にある

例えば，次のような場合がこれに該当します。

〔例〕医学的推奨に基づいてではなく，「自分のために使う予定の社会的資源を他のために使うことを希望する」といった理由で，不選択の意向を表明した。

このような場合，その意向が自律を発揮した真意であること，また人生・価値観（反社会的ではない）と整合的であることを確認します。さらには，本人が医学的視点からの推奨についても理解した上で選ぶほうがベターですので，この点についても話題に出します。

❷ 医学的推奨が⑥選択・不選択は本人次第の場合

❶と同様，関係者間の齟齬がないからといって結論を急がないで，本人が自らの人生・価値観と整合的に考えを進め，関係の諸情報を分かった上で（informedな）当の意向に至ったことを確認します。

なお，医学的判断が⑥の場合でも，どの程度の⑥と考えているかにより，本人との話し合いの内容が異なることがあります。すなわち，⑥と@ないし©との間は連続的ですから，エビデンスによれば⑥だが，医療・ケアチームとしては，@または©に近い⑥と考えていて，「本当は，選択を勧めたい／選択しないほうがよいと思っている」といったことがあります。また，チーム内でもこの点については意見が分かれている場合があってもおかしくはありません。こうした対応は，本人がどのように考えているか，その時点でどうしたいと思っているかによっても違ってきますから，チーム内の話し合いと理解の共有が大事です。

❸ 医学的推奨と本人の意向が不一致の場合

これは，医学的には@選択を推奨するが，本人の差し当たっての意向は不選択である場合と，医学的には©不選択を推奨するが，本人の意向は選択である場合が該当します。

こうした不一致の場合，**本人の人生・価値観に合った方針を探す中で，合意（一致）を目指す**ことが核となるでしょう。というのは，医学的推奨は大方の人々に共通の価値観を物差しにして評価した結果ですから，本人がその共通の価値観とそれほど異ならない人生観や価値観をもっている場合，齟齬が生じているのは，本人の人生・価値観と意向との間が調和的でない（特に病状や治療に関して何らかを誤解している）ことが考えられます。または，本人の人生・価値観に共通の価値観とは異なるところがあり，そこから推奨と一致しない意向が結果しているのかもしれません。いずれにしても，本人の思いを尊重しつつ，まずは理解に努めることがポイントとなるでしょう。

ここで，**医学的推奨は絶対ではないことに留意することが大切です。本人の生き方**や価値観を基準にして選択肢を医学的に再評価してみるといったことも，相互理解を深め，合意に近づくきっかけになる可能性があります。

❸´ぎりぎりまで話し合っても，医療側の推奨と本人の意向の間の不一致が解消しない場合

この場合は，合意を目指すコミュニケーションの進め方の中で，重要なポイントだと思われます。というのは，ぎりぎりまで合意に至っていないのですが，現在が「ぎりぎり」だということは，つまり，ここで合意に達していないからといって選択肢のどれかを選ぶことをしないとしたら，それが1つの道を選んだことになるという状況だということです。こうした場合に言及して指針を示しているガイドラインは，現在のところ老年医学会のガイドライン[6]のみだと思います。これの趣旨を解説しておきます。

❸´-1 医学的にはⓐ選択を推奨——本人の意向は不選択という場合

医学的には推奨されるが，本人が拒否している→本人が嫌がる医療・介護行為を強行することはできない。

除外条件：第三者に許容限度を超えた害が及ぶおそれがある場合

これについては，次のような例を挙げておきます。

〔例1〕輸血をしなければ死が見込まれる場合でも，本人が宗教的信念（人生・価値観）に基づきそれを拒否している→輸血を強行することはできない。

〔例2〕人工栄養を続ければまだ2年くらいは生きられるし，つらさも和らげるケアが可能であるが，本人の人生・価値観からすれば，そのような生命の延長はしたくないと持続的かつ明晰な意向を示している→生命維持の強行はできない。

〔例3〕相当悪性で治療法も未知の新型の感染症に罹ったおそれが認められる患者が，隔離されることを拒み，自由に活動することを主張した→半ば強制的にであっても，隔離と治療をすることが求められる——放置すれば周囲の人々への害が甚大になるおそれがあるから（前記「除外条件」が該当）。

ここでの考え方を一言にまとめれば，

医療側は自らの価値観を相手に押し付けない

ということになります。ぎりぎりまで話し合っても合意に至っていないのですから，医療側の価値観と本人の価値観は両立できず，衝突しています。この時，医療側が何らかの治療・ケアをする提案をしているケースですから，それを強行することは本人に医療側の価値観を強制することになるので，してはならない，というわけです。なお，〔例2〕の人工栄養の場合は，医療側の共通の価値観をバージョンアップすれば，

6) 日本老年医学会：高齢者ケアの意思決定プロセスに関するガイドライン—人工的水分・栄養補給の導入を中心として．1.10 ぎりぎりまで解決できない場合は，次のような考え方で対応する．p.7，2012．https://www.jpn-geriat-soc.or.jp/proposal/pdf/jgs_ahn_gl_2012.pdf（2021年11月1日アクセス）

ぎりぎりまで至らなくても合意できるようになる見込みがあります。

　また，〔例3〕の感染のおそれがある患者を隔離する場合は，「強行できない」ということの除外基準が該当しますが，「第三者に許容限度を超えた害が及ぶおそれがある」は，社会的適切さ原則から出てくるもので，ここでは医療者は自分たちの価値観を押し付けているのではなく，社会的にどうすることが適切かという点で，本人に「公共の福祉に反する」ほどの自由はない，と判断しているのです。

❸-2　医学的には©不選択を推奨——本人の意向は選択という場合

①本人が希望しているが，〔医学的・人生の観点でも無益〕または〔益の可能性はあるが，重大な害のリスクもある〕という場合→本人の希望に応じなくてもよい。

　これは，例えば次のような場合のことです。

> 〔例4〕本人はまだ試していない抗がん剤を投与することを希望したが，本人の身体状況に鑑みれば，医学的に見て無益で，本人の人生・価値観に基づいても益があるとは認められない→投与に応じなければならないわけではない（＋医療資源の公正な配分を考えると，このような資源の使い方についての検討も必要）。
>
> 〔例5〕宗教的信念に基づき輸血を拒否する患者が，成功すれば本人の益になるが，生命に関わる出血のリスクもある手術を無輸血で行うよう希望した→応じなければならないわけではない。

②本人が希望しているが，〔本人に益とのバランスを超えた害をもたらす〕または〔第三者に許容限度を超えた害が及ぶ〕→本人の希望に応じるべきではない。

　除外条件：本人の希望に沿わないことがより大きな害をもたらす結果となると見込まれる場合

　応じるべきではない例として下記を挙げておきます。

> 〔例6〕本人は，このような状態で生きても意味がないという理由で「安楽死」を希望したが，社会が採る価値観に基づけば，それは本人が今後考えを変えて尊厳を回復して残りの人生を送る可能性をつぶすことになるので，それに直ちには応じないで「一緒にもう少し考えましょう」と応じた。

　ここでの考え方を一言にまとめれば，

医療側は自らの価値観に反することを実行するように強制されない

ということになります。ここで扱ったのは，医療側は，相手から「応じなければならないわけではない」ないし「応じるべきではない」と評価される治療・ケア等を実行するよう要望されている場面です。ここでこれに応じることは，医療側の共通の価値

> ▶前頁の「医療者は自らの価値観を相手に押し付けない」と，ここの「自らの価値観に反することを実行するよう強制されない」とを対にして理解しましょう。要するに，互いに「自らの価値観を相手に押し付けるな」という〈人それぞれ〉の対応です。

観とは両立しない相手側の価値観に基づく治療等を自ら選択・実行することになり，それは自らの価値観に反することになります。「応じなければならないわけではない」と評価されるケースでは，医療側は相手に応じようとする価値観をもっているなら，応じてもよいのですが，「応じるべきではない」ケースでは，共通の価値観によれば許容できない行動を求められています。この場合，相手の価値観は，社会的適切さの観点で，公共の福祉に反すると判断されるようなものであるはずです。

　以上，合意を目指すコミュニケーションのプロセスについて，場合分けをしながら，概観しました。

　本章では意思決定プロセスについて，本人を中心にしながら関係者がコミュニケーションを通して合意形成するという情報共有－合意モデルの考え方から，本人の選択（＝意思決定）を支援するプロセスまで，少しくどいかなと思いつつ，全体像を描いてみました。意思決定支援というテーマは，第15章に続いていきますので，そこと併せてお考えいただくとよろしいかと思います。

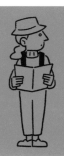

第**13**章
臨床の倫理的事例検討

　本章では，臨床倫理をテーマとして，臨床場面で医療・ケア従事者が患者本人を中心とし，患者の家族も交えて医療・ケアを進めていく際に，個々の場面でどのように対応するかを考えます。ケア的姿勢をとって「どのように対応するのがよいか」と考え，自らのとる行動を選択するならば，そのような選択・行動は必ず倫理的な意味をもつもの（倫理的評価ができるもの）となります。なぜならば，その行動を選択するプロセスで，倫理的姿勢をとり，その姿勢に対応する状況把握をしているからです。

　以下ではまず，医療・ケア従事者として，臨床場面で「どうしようか」と考える際の選択・行動の構造（☞p.118参照）に基づく，ジレンマに適応した「ジレンマ構成法」を取り上げます。

　次に，医療・ケア従事者が医療・ケアチームとなって，本人や家族とコミュニケーションを進め，さまざまな課題に対応していくプロセスを想定して，そのために「どのようにしていけばよいか」を検討するためのツール「臨床倫理検討シート」による検討の進め方を提示します。

1　ジレンマの把握をベースにした検討

　倫理に限らず，一般に「ジレンマ」とは「あちら立てれば，こちらが立たず」という状態で，どうしたらよいか困惑してしまう状態のことです。臨床現場においても，医療・ケア従事者はしばしばジレンマ状態になって「どちらを選んでも問題が残る（倫理的にまずい事態になってしまう）」と困ってしまうことがしばしばあります。ここではそういう場合，〔**倫理的姿勢＋適切な状況把握⇒倫理的に適切な選択・行動**〕という選択・行動の分析を応用して，❶どのようなジレンマ状態かを明らかにする，❷ジレンマを解消する途を探す，という手順で，検討をするやり方（「ジレンマ構成法」と呼んでおきます）を提示します。

❶────倫理的ジレンマに対する対処の基本 (ジレンマ構成法)

◉ ジレンマ

ジレンマについては，第4章3-2「両刀論法（ジレンマ：dilemma）」(☞p.59参照)
で，基本的なことを見ておきました。ごく簡単に要点を復習しておきますと，ジレン
マは次のような構造をしていました。

> ### ジレンマ一般の構造
>
> 〈状況に向かう 姿勢〉✚〈状況把握〉➡ 選択・行動
>
> 〈おいしいものが食べたい〉✚〈このケーキはおいしそうだ〉➡ 食べる
>
> 〈太りたくない〉✚〈このケーキを食べると太るおそれがある〉➡ 食べない

この例の場合，ケーキを目の前にして，私にはいろいろな状況把握が生じていま
す。そのうち，私の選択・行動に影響する主なものは次のようになるでしょう：
「私はこれを食べてもよいのだ」「おいしそうだな」「食べると太るぞ」。また，こう
した状況把握と組み合わさって選択をもたらす，状況に向かう姿勢として，「おいし
いものを食べたい」「太りたくない」が活性化しています。これらの姿勢のそれぞれと
状況把握が結びつくと，「食べる」と「食べない」という相反する選択が並行して結果
してしまいますが，双方を同時に行うことはできないので，私は差し当たって選択が
できず，どうしようかという迷いが生じます。こうした「あちら立てれば，こちらが
立たず」状態を「ジレンマ」と呼ぶのでした。

▶ 臨床現場で「ジレンマ」は，「どうしたらいいか迷ってしまう」くらいの意味で使われる傾向があるようです。ここで，困ったり，迷ったりしている中身をはっきりさせましょう。そうすると，ここで説明しているジレンマが見えてきます。

◉ 倫理的ジレンマとその構造

ジレンマの一般的構造を前述のように理解した上で，〈倫理的ジレンマ〉と呼ばれる
ものについて定義すると，次のように言うことができます。

倫理的ジレンマとは，複数の両立しない〔〈状況に向かう 姿勢〉＋〈状況把握〉⇒ 選
択・行動〕の組み合わせが並立している際に，その複数の〈状況に向かう 姿勢〉のす
べてまたは一部が〈倫理的姿勢〉である場合のことです。

例えば，次のようなケースは倫理的ジレンマになります。

〔例1〕患者Aさんについて主治医はPという治療を勧めたが，Aさんはそれを受
けたくないと答えた。どうしたら良いだろうか。

これについて，主治医ないし主治医と一緒にＡさんの担当をしている医療・ケアチームのメンバーの立場から考えてみましょう。この事例についての説明からわかる限りで彼らの状況把握を枚挙すると，次のようになるでしょう。

「医学的にはＰという治療がＡさんにとって最善である」「ＡさんはＰを嫌がっている」

　これらの状況把握はそれぞれ，「Ａさんの最善を目指したい」（＝与益原則），「Ａさんを人として尊重しつつ医療・ケアを進めたい」（＝人間尊重原則）という倫理的姿勢と結びつきますから，これらの倫理的姿勢が各メンバーの中で活性化するでしょう。このようにして次の２つの組み合わせが成立します。

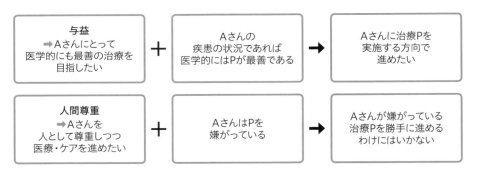

　このようにジレンマの構造を明らかにしてみると，このジレンマが与益原則と人間尊重原則の間で，「あちら立てれば，こちらが立たず」状態になっているという性質のものであることがわかります。

◉〈倫理的〉ジレンマへの対応

　倫理学のテキストなどで，倫理的ジレンマが登場すると，直ちに「どちらの原則が優先か？」と順位を付けて，優先順位の高いほうの筋に従うといった手順を勧めているのを見かけますが，医療・ケア従事者であれば，このようなやり方で納得できる結果になることはないでしょう。「どちらを優先するか」の前に，「ジレンマを解消する途はないか」を考えましょう。その際には，事例のタイプはさまざまですから，検討の際の眼の付け所もさまざまです。

❶ 対立する２つの選択・行動の筋のそれぞれについて考える

　本例のような比較的分かりやすい例でも，ジレンマとしての構造を明示的にする際に，事柄を単純化しているところがあります。そこで，単純化したままで検討を進めると，「どちらが優先？」といった話にすぐなってしまうのです。そうならないように，それぞれの筋が決して一筋縄ではいかないことを確認しましょう。例えば，次のように検討の筋を辿ってみましょう。

〈与益〉の筋

　ここでは「医学的最善」に絞って与益を考えています。しかし，Aさんにとっての最善を医学的妥当性という観点に限定して考えているから，Aさんの意向と衝突しているのかもしれません。医学的妥当性は判断に際してベースになりますから，これを押さえることは重要ですが，これだけで評価が決まるわけではなく，重要なのはAさんの人生にとっての最善でした。ここを押さえないうちは，本当にジレンマ状態なのかどうか，確定しないでしょう。また，「医学的にはPが最善」という状況把握に関して，Aさんがよくわかった上で嫌がっているとも限りません。

〈人間尊重〉の筋

　AさんがPを嫌がっているという把握から，本人の意向に反する治療を進めるわけにはいかないという選択・行動になるのは，人間尊重の「相手の意向を尊重する」という面に則った結果です。しかし，人間尊重の別の面には，「相手を理解する，共感的に対応する，合意を目指す」等の姿勢があります。このような面も，医療・ケアチームがAさんと向き合う際には発揮しなければなりません。

❷ 次に行うことを見出す

　前述の確認から，〈与益〉の筋から見えてくる「Aさんの人生にとっての最善」と「医学的最善についてのAさんの把握」というポイントは，〈人間尊重〉の筋から見えてくる「Aさんの考えを共感的に理解し，合意を目指す」というポイントとジレンマ状態どころか，見事に一致します。そうすると，ここから出てくる「次の一手」は，Pを嫌がっているAさんの考えを理解しようとすることに他なりません。すなわち，「何故嫌なのかをAさんに聞いてみる」です。聞いてみると，もし，「Aさんが医学的にはPが最善であることについて誤解している」と確かめられたら，誤解を解くための方策へと進むでしょう。また，「Aさんの人生や価値観に基づくとPは最善ではない」と分かったら，P以外に医学的にも妥当でAさんの人生や価値観とも調和的な治療の候補を探して，それについてAさんと話し合う，というように進むでしょう〔本例は第9章4-1で挙げた例2（ここではBさんとなっています）と同じですが，分析の仕方が違いますので比較してみるとよいでしょう☞p.119参照〕。

　これはほんの1例です。衝突している2つの倫理原則の衝突している面とは別の面を参照すれば，いつでも次の一手が見つかるとは限りませんが，「衝突している複数の姿勢のどちらが優先か」などというところから始めるのだけはまずいことはわかるのではないでしょうか。

2───ジレンマのさまざまなタイプ

　ジレンマにはいろいろなタイプがあります。それらへの対応の仕方を理解するヒン

トになるように，〔例1〕とは違うタイプのジレンマの例を分析してみましょう。

〔例2〕Bさんは某疾患により急性期病棟に入院して治療を受けていたが，医学的には退院が可能となった。しかし，Bさんは自宅に戻ると家族に負担がかかるので，日常生活が自立してできるようになるまで入院継続を希望した。しかし病院としてはその社会的責務からして，医学的対応が終った患者には退院してもらい，必要な患者を受け入れられるようにしたい。

❶ ジレンマの構造を把握する

　ジレンマを適切に把握するためには，当該の状況でジレンマを感じている人の視点に立って状況を見ることが肝腎でした。そのようにして見ていきましょう。まず，このようなケースに直面すると，医療・ケア従事者は本人Bさんの希望にできるだけ沿いたいと思うでしょう（人間尊重）。また，「家族の負担にならないように，自分の身の回りのことをスムーズにできるようになるまで入院して世話になりたい」というBさんの気持ちもわかるでしょう。つまり，Bさんだけを見て，その最善を考えれば，「退院の時期をもう少し先延ばしにする」という選択が良さそうに思えます（与益）。

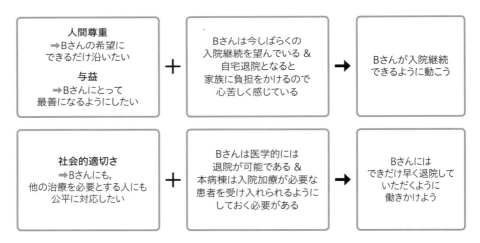

　他方，医療機関としては，ここは急性期病棟である以上，入院して治療を受ける必要のある人たちを直ちに受け入れられるようにしておくことが社会に対する責務です。ですから，退院が可能になっているBさんには退院していただき，入院加療が必要な人に場所を譲っていただきたい，ということになります（社会的適切さ）。以上をジレンマとして明示すると，上図のようなことになるでしょう。

❷ ジレンマへの対応を考える

　Bさんにとっての最善を医療・ケア従事者が考える際に，他の人々の最善を差し置いてBさんの益だけを考えてよいものではありません。

ですから，もう入院の必要はなくなったBさんが入院し続けることによって，入院を必要とする他の急性期患者の入院を妨げることにはならないようにする必要はあるでしょう。ただし，病棟の空きベッドは通常は一定数あるので，病院側も通常はある程度の余裕をもって退院調整をするわけです。また，急性期病棟は退院していただくけれど，即帰宅とはせず，療養病棟に移る可能性や介護関係の施設に一旦入ってリハビリをしてから自宅へ，といったスケジュールを考えることもあるでしょう。このような提案をしてBさんが納得して選ぶことができ，Bさんにとって良く，かつ急性期病棟入院が必要な他の患者さんを妨げない道を考える意思決定プロセスが望まれます。

◉ 倫理外の価値が対立する分析も可能

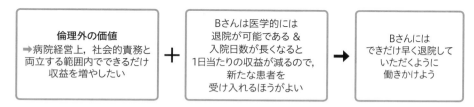

なお本ケースの場合，「入院が長引くと1日当たりの診療報酬の単価が下がり，病院の収益の観点で不利になる」といった理由で退院を望む，ということが実情であれば，ジレンマ構造の2つ目の筋は，上図のようになるでしょう。なお，ここの「状況に向かう姿勢」の項に，〔倫理外の価値〕というカテゴリーが出てきます。これについては，第9章3-3「社会的適切さ原則」のところで基本的な説明をしています（☞p.115参照）。

◉ 倫理的ジレンマのタイプ

ジレンマの〔例1〕は，〈人間尊重（という姿勢）〉と〈与益（という姿勢）〉が衝突しているタイプで，簡単に言うと「医療者が考える本人の最善」と「本人の意向」が対立していたのでした。また〔例2〕では，〈人間尊重＋与益〉と〈社会的適切さ〉が衝突しています。このように臨床場面の倫理的ジレンマにはいろいろなタイプが見出せます。
　それらを見ていくと，まず，2つの原則間の単純な衝突とは限らないことがわかります。「人間尊重⇔与益」「人間尊重⇔社会的適切さ」等と単純に2つの原則間の衝突のように書きましたが，具体的事例では，「本人の意向でもあり，本人の価値観からすれば最善の治療」と「医療者が考える本人の最善の治療」とが両立しない，すなわち，〈人間尊重＆与益（本人の価値観による）〉⇔〈与益（一般的価値観・医学的観点による）〉というように複数の原則が組み合わさった対立が生じていることも多くあります。逆に，1つの原則の下での複数の倫理的姿勢が対立している場合もあります（例えば，ある人の元気だった頃に予め話し合って合意していた〈かつての意向〉⇔〈認知症が進んだ現在表明している希望〉）。こうした対立関係の構造を分析することで，ジレンマを克服する途が見えてくることもあります。

また，対立する一方は倫理的姿勢であり，倫理原則の下にあるが，他方が**倫理外の価値**であることもあります。〔例2〕は退院を先に延ばしたい患者のケースで，差し当たっては〈人間尊重＆与益〉⇔〈社会的適切さ〉として理解しました。この対立のうち〈社会的適切さ〉のほうは，医療機関としての社会的責務の観点で，「本人の希望に応じて入院延長をすると，入院が必要な他の人々が入院できなくなる」という状況把握をしたのでした。しかし，ここを「在院日数が増えると収益に響く」と状況把握すると，状況に向かう姿勢として「医療機関の収益を増やしたい」という少なくとも臨床倫理の視点では〈倫理外の価値〉が〈人間尊重＆与益〉と対立してジレンマを構成することに言及しました。

医療機関によっては，これが本音であるところもあるかもしれませんが，そもそもなぜ入院期間が長引くと入院1日当たりの診療報酬の単価が下がるかといえば，急性期病棟に長く入院している患者には医学的には必要がない入院継続の場合があるので，人的資源をはじめとする医療資源をそれほど使わなくてもよいということでしょう。そのようにして医療行政のほうで退院を促進し，**入院加療が必要な患者のために病床を空けておく**というインセンティブを付けているということでもあります。つまり，診療報酬を設定する側からすれば，この点も〈社会的適切さ〉を理由としていることになります。

また，「入院患者の益を目指し，丁寧なケアが行き届くように看護師の人員配置をしようとすると，現状の看護師の態勢では，過重負担になる」といった問題がある場合，状況把握の要点は「丁寧なケアをすることが本人にとってより良い」⇔「現状の人員配置では看護師が過重負担になる」という対立となり，〈与益〉⇔〈社会的適切さ〉のジレンマになります。しかし，もし経営側が「利潤を追求するために支出を低く抑えようとして現状の人員配置にした」のであれば，「利潤追求」という〈倫理外の価値〉が〈与益〉と対立するタイプのジレンマであることになるでしょう。

▶医療機関としての責務や採算が絡むと，本書の範囲では扱い切れないことになりそうです。ここでは，こうしたことも含めて，ジレンマのかたちを構成してみるところまでで，止めておきます。

3──ジレンマが解消しない場合

これまで見てきたように，倫理的ジレンマの構造を明確に把握すると，そのジレンマを解消する途を探ることができるようになります。多くのケースはこのような探り方でジレンマを克服することができるでしょう。でも中には，どうしてもジレンマが解消しない場合があります。そういう場合に初めて，両立しない2つの姿勢ないし選択・行動の構造の間で，どちらかを選ばなければならなくなります。

どうしてもジレンマが解消しない場合，このような進み方は仕方ないことです。しかし，間違わないでいただきたいのは，そのような時「こちらの姿勢のほうが**優先順位が高いから，それに基づくこちらの選択肢を選ぶのが正しい**」ということではない，という点です。「正しい」ではなく「やむを得ない」のです。また，やむを得ず一方を選びましたが，これにより「ジレンマがなくなる」わけではないのです。

◉ 身体抑制のジレンマ

　関係者間の意見が対立していて合意に至らない問題ではなく，皆が同様にジレンマを感じている場合の例として，身体抑制*をめぐるジレンマを取り上げます。身体抑制においては，〈人間の尊厳（人間尊重）〉⇔〈安全確保（与益）〉間で，「あちら立てれば，こちらが立たず」状態になります。一般的には，次の2つの選択・行動の構造間のジレンマとして解することができるでしょう。

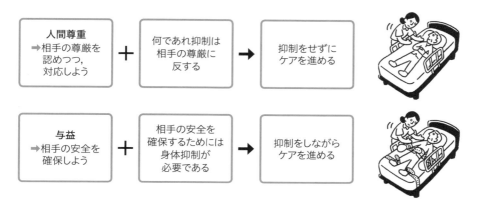

*　身体抑制とは，身体の動きを物理的に制限する「身体拘束」に加え，離床センサーや監視カメラ等による行動の抑制を併せ含む用語です。

安全確保のほうを選ぶことがやむを得ないとなるための要件は，次の通りだとされています。

身体抑制がやむを得ないと認めるための3要件[7]

切迫性：利用者本人または他の利用者等の生命または身体が危険にさらされる可能性が著しく高いこと
非代替性：身体拘束その他の行動制限を行う以外に代替する介護方法がないこと
一時性：身体拘束その他の行動制限が一時的なものであること

　ここでは，これらの要件を前提した上で，次のように問うてみましょう。

● 3要件を満たしているケースでは，「**尊厳より安全確保を優先する**」ことが正しいので，ジレンマ状態にはならないのだろうか。

7) 厚生労働省「身体拘束ゼロ作戦推進会議」：身体拘束ゼロへの手引き──高齢者ケアに関わるすべての人に，2001.
https://www.fukushihoken.metro.tokyo.lg.jp/zaishien/gyakutai/torikumi/doc/zero_tebiki.pdf（2021年11月2日アクセス）
なお，日本看護協会「安全確保と倫理」も上記冊子を踏襲している。
https://www.nurse.or.jp/nursing/practice/rinri/text/basic/problem/anzen.html（2021年11月2日アクセス）

● ジレンマが続くかどうかはともかく，こういったケースに慣れれば葛藤を感じないで済むようになるのだろうか。

私がここで言いたいのは，「抑制がやむを得ない場合の要件を満たしている場合は，尊厳より安全確保を優先→これによりジレンマを克服した」と考える決定プロセスを辿る限り「抑制ゼロ」は実現しないだろう，ということです。

本人の安全確保のために身体抑制を選ぶという場合，やむを得ずだとしても，抑制することで尊厳に反する対応を選んだということは消えない事実です。

▶この文脈の「尊厳」は，p.152の欄外で言及した「尊厳」とは意味が違います。相手を尊い価値ある存在，大事にするべき相手として尊重することが，尊厳ある相手に対する，適切な姿勢です（詳しくは後に説明します☞p.260参照）

ですからジレンマは続きます。それが，今後同様の事態になった場合に抑制なしに安全を確保できるやり方を求める積極的な探求へと私たちを向かわせるのです。そうです。「安全と尊厳が両立するような途はないか」という探求の結果，やがて両立する途を見出し，それを実行するに至ることができれば，ジレンマは解消します。

◉ 人間は万能でない

やむを得ず複数の社会的要請のどれかを採り，他を捨てる選択をすることもあります。振り返ってみれば，私たちは現時点でいくつものジレンマを抱えつつ，医療・ケアをしているのではないでしょうか。そうではあるけれども，常に，両立する道を探求する姿勢こそ，倫理的に適切と評価されるでしょう。「人間は全能ではない，やれることには限界がある」ということを認めつつ，でも，だからこそ謙虚に「より良い道がないかどうか，探求し続ける」ことが人間に，ことに臨床の倫理原則を体現しつつ，医療・ケアに向かう人々にできる最善の姿勢でしょう。

以上，ジレンマの解消について「どちらを優先するか」と直ちに考えるのではなく，より高度な視点を見出してジレンマを超える途を見出そうと試みました。また，ジレンマを抱えたまま，やむを得ず一方を選択しなければならない場合についても見てきました。ジレンマ構成法で考えることは有益で，ことに倫理的問題を「ジレンマ」として把握する習慣がある方には実践しやすい方向だと思います。

とはいえ，「ジレンマ構成法」は，必ずしもすべての事例についてベストな検討法とは言えません。「問題をジレンマとして把握する」という前提で事例を分析しようとすることが，記述された事例のありのままを素直に理解することを妨げるおそれがあります。事例をジレンマとして把握できたとしても，そのジレンマ自体は，把握したとほぼ同時に解消する途が見え，しかしながら，もっと別のポイントこそ当の事例を難しくしている点であったということもあるでしょう。

ですから，事例のもっているジレンマの構造が実際に考えるポイントとなる場合にも，そうならない場合にも通用し，ジレンマ構成法も検討の1つの方法として使える，より汎用性のある事例検討法を次に見てみましょう。

2 臨床倫理検討シートを使った検討

　ここでは，事例検討を支援する汎用性のあるツール「臨床倫理検討シート」の概要を紹介します[8]。これは，すでに解説した「情報共有－合意モデル」（☞p.160参照）と「人の価値の源は人生」（☞p.144参照）という考え方をベースにした事例検討の進行を支援するものです[9]。検討シートは，「事例提示シート」「益と害のアセスメントシート」「カンファレンス用ワークシート」の3種類で構成されています。

　これらは基本的に臨床現場で，医療・ケア従事者が患者本人やその家族と，医療・ケアをめぐるさまざまな問題をテーマとするコミュニケーションをしながら合意形成していく過程で，医療・ケア従事者たちが「どのようにしていくか」を検討するためのものです。

　第9章から第12章で概観してきたように，医療・ケア従事者たちは，臨床の3倫理原則をケア実践に際して自らの姿勢として体現し，適切に状況把握しつつ，3原則と状況把握から派生する，個別ケースに特化したさまざまな倫理的姿勢をとり，状況把握と組み合わせて，個別の選択・行動をしつつあります。そういう姿勢で個別ケースを検討していることが，以下の事例検討の前提になっています。

　ここから，3種のシートについて順に概観します。

1──── 事例提示シート

◉ 事例をナラティブとして共有することを目指す

　事例提示シートは，事例検討のベースになる事例の理解を支援するツールです。その事例に関する医療・ケアチームの担当者がシートに記入し，臨床での検討の際にはチームメンバー（場合によってはプラス若干名）が話し合いながら，それぞれのもつ情報を記述内容に加えていきます。

　また，研修会などその事例の医療・ケアに加わっていない参加者が多い場合は，参加者たちが事例を理解するために必要な質疑応答などにより，経過の共通理解を目指します。

　報告者が経過を記述する時，書かれた経過は報告者によるナラティブ（物語り）と

---

8) 臨床倫理検討シートによる事例検討の進め方や，これを使ったさまざまなタイプの問題への取り組みについて詳しくは，次の書籍を参照。清水哲郎，会田薫子，田代志門（編）：臨床倫理の考え方と実践─医療・ケアチームのための事例検討法. 東京大学出版会，2022.

9) 以下の説明は臨床倫理プロジェクトが公開している，検討の進め方・検討シートの使い方の簡易な説明をプロジェクトの許諾を得て提示したものです（ごく一部に改変あり）。下記から，検討シートそのものと一緒にダウンロードできます。
臨床倫理ネットワーク日本　http://clinicalethics.ne.jp/cleth-prj/worksheet/（2022年2月1日アクセス）

なります。報告者はその問題意識を検討の参加者に分かってもらおう（共有しよう）として，事実を取捨選択して筋のあるまとまった形を創り，物語るのです。

　　次に事例提示シートの様式を示します。

〔臨床倫理検討シート〕事例提示シート

検討内容　前向きの検討：方針の決定／医療・介護中に起きた問題への対応
　　　　　　振り返る検討：すでに起こったことを見直し，今後につなげる

記録者 [　　　　　　　]　　日付 [　　年　月〜　月]

〔1〕**本人プロフィール**

---

〔2〕**経過**

【本人の人生に関する情報】

---

〔3〕**分岐点**

◉ **各記入項目について**

検討内容：前向きの検討・振り返る検討

• 検討の種類によって，どちらかを○で囲みます。

　　前向きの検討：「これからどうする？」を含む場合

　　振り返る検討：過ぎたことを省み，今後に備える場合

〔1〕本人プロフィール

• 本人の年齢・性別・家族構成・職業等について，簡潔に記します。既往症等は，ここに記すことも経過の冒頭に記すこともあります。臨床現場のカンファレンスの場合は実名でよいのですが，開かれた場で検討する場合には，匿名性を高めるために，「Aさん，男性，70代後半」などと工夫して記します（次の経過も同様）。

〔2〕経過

• 時間の流れに沿って，医学的なことも，患者や家族のことばや振舞い，またコミュニケーションの流れも併記します。

• 経過の理解は，検討のための基礎になります。参加者は事例全体の流れをつかみ，報告者が検討したいと思っている点を理解するとともに，自分なりに事例について考え始めます。

• 臨床現場において担当チーム内で検討する場合は，個人情報が盛り込まれた記述と

▶事例の提示は特に変わったこともなさそうだ，何も事例提示シートなど作らなくても，と思われるかもしれません。が，事例を記述するとはどういうことか，どのようなことに留意するか等を共有するためのシートとお考えください。

なるため，情報が漏れないように十分配慮します。話し合いにより，チーム全体が共有するナラティブとなることを目指します。より広い範囲の参加者による検討の場合は，年月日，登場人物の氏名等，個人が特定されないように配慮します。

- 経過を記した後，これを見直して，検討したい分岐点を見出し，そこに〈1〉〈2〉などと記します。

- 「分岐点」とは「別れ道」であり，これからどう進むか，複数の選択肢があり，考えて選ばなければならない状況・時点を指します。また，すでに選んで進んだが，その選択について振り返って検討したいという過去の分岐点が挙げられることもあります。

【本人の人生に関する情報】

- 事例の経過に入れるエピソードではないけれども，本人の人生，生き方や価値観について（場合によれば，家族についても）聞き取ったことをメモしておくところです。ちょっとした情報でも，本人の最善を考える上で参考になるかもしれません。

〔3〕分岐点

- 〔2〕経過に記した分岐点〈1〉〈2〉等について，それぞれどういう内容の分岐点かを簡潔に記します。

- 事例検討の大半は，「これからどうするか」「あの時，あれで良かったか」という問いが検討のテーマになります。したがって，ここには事例の報告者やグループの問題意識が簡潔に提示されることになります。

2 ─── 益と害のアセスメントシート

◉ 最善を見出す検討

どのような事例であれ，患者本人にとって最善で，家族にとっても良い，少なくとも許容できる選択を目指す以上は，候補となる選択肢を挙げて，そのうちのどれが一番良いか（ましか）を検討する必要があります。どれが最善かは一目瞭然だという場合でも，本人や家族にわかりやすく説明できるように，また疑義が出た時に答えられるように，準備しておく必要があります。こうした点を支援するツールが「益と害のアセスメントシート」です。次項 3 で見るカンファレンス用ワークシートを使って検討している途中で，「どれが最善か」を確認する必要があるとなった場合に，このシートを使って検討します。通常は，「医学的にはどれが最善か（A1）」の検討か，「本人の人生にとってはどれが最善か（E1）」の検討の際に，使うことになるでしょう。

益と害のアセスメントシートの様式と，各項目の記し方を示します。

〔臨床倫理検討シート〕益と害のアセスメントシート

選択肢	この選択肢を選ぶ理由／見込まれる益	この選択肢を避ける理由／益のなさ・害・リスク
❶		
❷		
❸		
⋮	⋮	⋮

〔選択肢〕

　どのような選択肢かを簡潔に記します。左欄には選択肢の番号（❶ ❷など）を記入します。

〔この選択肢を選ぶ理由／見込まれる益〕

　この選択肢を選ぶことに傾ける理由を記します。例えば，この選択肢がもたらすと見込まれる益など。

〔この選択肢を避ける理由／益のなさ・害・リスク〕

　この選択肢を選ばないように傾ける理由を記します。この選択肢がもたらす害やリスク（有害性），選んでも益が見込まれない（無益性）など。

- 「医学的にはどれが最善か（A1）」の検討の一環として，医学的・標準的最善の判断のために選択肢の比較をすることになった場合には，検討している事例の中心人物（患者本人）の身体状況（病状等，精神の状況も医学的検討の対象になる限りでここに含めます）に関して，一般的に見込まれることを中心に「選ぶ・避ける理由（メリット・デメリット）」を記します。

- 「本人の人生にとってはどれが最善か（E1）」の検討において本ツールを使うことになった場合には，この段階までに挙げられた選択肢を比較します。この場合，メリット・デメリットは，医学的・客観的見地からのものの他に，本人の人生や，家族の都合なども併せて考えることになるでしょう。この場合，「誰にとっての益か」を区別し，各メリットないしデメリットの冒頭に〔家○〕〔本×〕等と略記します。

- まず医学的観点でのアセスメントをし，次に，本人の人生にとっての最善を考える場面になってさらなるアセスメントをするという場合もあります。この場合には，本人や家族の状況や意向等に由来する新たな選択肢があれば追加し，挙がっている各選択肢に追加するメリット・デメリットを，どの見地からの，または誰にとって

の益・害かを区別しながら記します。

◉ 1つの選択肢だけでは，最善かどうかわからない

「この抗がん剤を使えば，延命効果が見込まれますし，つらい症状も軽減するでしょう──でも，使っている間は副作用がなかなか厳しいです」という説明だけでは，これが最善かどうかわかりません。なぜなら，もし同じような効果が見込まれ，副作用は軽い抗がん剤が他にあるなら，そちらのほうがより善いとなるからです。複数の選択肢の中から相対的に最善な選択肢を選ぶことについては，第11章3「益と害のアセスメント／相応性原則」を参照してください（☞p.152参照）。

3───**カンファレンスにおける検討とカンファレンス用ワークシート**

「カンファレンス用ワークシート」は，事例について共同で検討するカンファレンスでの使用を想定しています。「事例提示シート」の記述を見ながら，次に示すような順序で参加者と話し合い，その要点をワークシートに記入していきます。途中で，先の「益と害のアセスメントシート」を使って，選択肢を比較することもあります。

◉ 検討の進め方概観

ワークシートの各項目がシート上にどう配置されているか，および項目間の関係を示す図を掲げます。

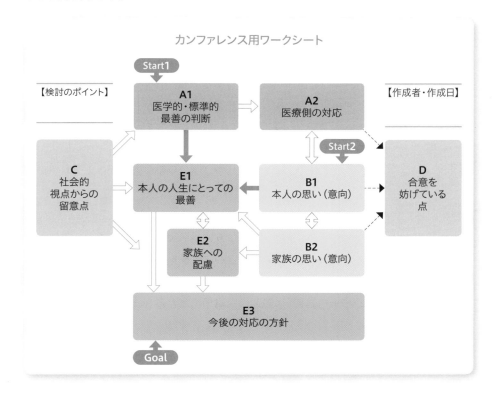

事例について検討したい点に注目しながら，以下の順序で検討する各項目について，確認できること，検討が必要なことを挙げ，検討が必要な点について検討します。

❶ A1-A2

「医学的にはどうなのか」（医学的妥当性）を検討し，これまで医学的判断に基づいて医療・ケア側がしてきたことを振り返ります。

❷ B1-B2

本人および家族の思いや意向の理解を深めることを目指します。本人や家族が実際に語ったこと（ないしその要約）を記しますが，ただそれで終りではなく，語りの下にある思いを人生や価値観まで含め，理解しようとします。

❸ C，D

以上のA系列，B系列の検討の間で必要に応じて検討します。C「**社会的視点からの留意点**」では，今検討している事柄に関して，医学的判断および本人・家族等の意向以外に，今後の選択ないし方針を左右するようなポイントがあれば挙げ，D「**合意を妨げている点**」では，医療・ケアチーム，本人，家族の間の合意を妨げているポイントがあれば挙げます。

❹ E1-E2

　A系列，B系列，そしてC，Dの検討を踏まえてE1，E2の検討に進みます。E1では，医学的妥当性と本人の人生・価値観・当該の事柄についての意向とを踏まえ，**本人の人生にとって最善**の道を探ります。E2では，**本人にとっての最善を実現するために，家族に対して手当てすべきこと**などを検討します。

❺ 最後にE3

　E1，E2の検討に基づき，**これからどのように対応していくかを整理してまとめます。**

　各項目の検討にあたっては，事例についての情報が記されている**事例提示シート**をよく読み，当該項目に該当する点，検討する点を見出します。必要に応じて，**益と害のアセスメントシート**を活用して，選択肢間の比較をした上で，その結果をカンファレンス用ワークシートの検討に反映させます。

◉ **項目別記入の仕方**

　以下，各項目について簡単に説明を加えます。

【検討のポイント】

　〔事例提示シート〕の〔3〕分岐点を基本にして，グループの検討の趣旨を簡潔に記します。これを随時参照することで，話し合いの方向がずれないようにします。

〔A1〕医学的・標準的最善の判断〔必須項目〕

● 検討テーマに関連した医学的情報をまとめて記します。
● 事例の経過で主治医等がどう判断していたかを書いた上で，それが適切かどうかを検討する，という場合もあります。

▶このあたり，A1，B2，E3と，記号がいろいろ出てきます。記号を使わなくても済むかもしれませんが，「まずA系列，次にB系列の検討をして…」という流れを身につけるために，と考えたのです。

- 標準的最善の判断：現在，医学的に本事例のような病状について一般的に最善とされている選択肢のことです。
- 「益と害のアセスメントシート」を適宜使用し，選択肢を挙げて利害を比較検討します。

〔A2〕医療側の対応

- 〔A1〕に連動して，本人・家族側にどう働きかけたか，要点を記します。
- 医療側→本人・家族の対応で検討すべきことがあれば記し，検討を加えます。

〔B1〕本人の思い（意向）〔必須項目〕

- 事例の経過に現れた，本人の理解・意向や表明された／隠れた気持ちをまとめて記します。気になった点などを中心に，本人の思いの理解を深めようと努めます。
- 本人の人生にとっての最善を考える際に，本人の人生や価値観について理解することは基礎になります。それらを本人が表明している希望や好み，エピソードなどから探ります。

〔B2〕家族の思い（意向）

- 本人について〔B1〕で記したこと，検討したことと同様のことを，家族について記し，検討します。
- 特に家族が，医療側から見て奇異に思われる言動をしている場合，思いについての理解を試みることは，検討全体の中で要となる場合がしばしばあります。

〔C〕社会的視点からの留意点

- 「社会的視点」というと難しそうに思われるかもしれませんが，要するに「医学的にはどうなのか」と，それを踏まえた医療・ケア側の対応は〔A1〕と〔A2〕に，また本人・家族の事情は〔B1〕と〔B2〕に書かれるので，その他の目下の選択なり判断なりに影響しそうな事柄があれば，「社会的視点」と言えるかどうかはさておき，〔C〕に記しておきます。
- 例えば，社会的公平・公正，第三者の利害，利益相反，社会資源の配分・活用，また，法，ガイドライン，社会通念等に関係することなどです
- 医療機関としての制約に関わること（入院日数など），利益相反に関係しそうなこと（主治医が研究に参加している治験の被験者になるかどうかなど）等も，〔A〕ではなく，〔C〕になります。

〔D〕合意を妨げている点

- 医療側，本人，家族および意思決定に参与するその他関係者の間で，合意を目指す際にネックとなっていること（合意を妨げる点）があれば，記しておきます。
- 合意を妨げる点がジレンマとして把握される場合は，この欄が適当です（本章１のジレンマ構成法を使います）。

〔E1〕本人の人生にとっての最善〔必須項目〕

- 〔A1〕と〔B1〕，必要に応じてさらに〔B2〕を併せ，本人の人生にとって，何を目指すこと，どのような選択をすることが最善かを総合的に検討します。つまり，

▶要するに，（A）医学的にはどうなのかを押さえた上で，（B）本人の人生と意向を理解し，両者を突き合わせて，（E）本人の人生にとっての最善を実現する方針を立てる，という大筋に留意して，検討を進めるのです。

〔生命についての医学的判断を押さえた上で，人生の最善についての検討で結論を出す〕＆〔情報共有－合意モデル〕に則った検討の核心になります。

〔E2〕家族への配慮

- 〔E1〕と〔B2〕から，本人の人生にとっての最善を実現するとともに，家族の人生にとってもマイナスにならない配慮を検討します。
- 例えば，家族の過重な負担を避ける手立て，また家族の悲嘆・不安等へのケアなど。

〔E3〕今後の対応の方針〔必須項目〕

- 〔E1〕と〔E2〕の検討を踏まえて，これからどのように本人・家族その他関係者と対応していくかを枚挙し，配慮すべき点があれば併せ記します。
- 〔E1〕と〔E2〕に記入したことの一部をピックアップして，箇条書きにする場合もあります。できるだけ，「何をするか」をより簡潔かつ具体的に書きます。「直ちに実行すること」「関係者と調整しできるだけ早く実行すること」「将来の事態を予想し，そうなったら実行すること」等に分けて記すと，きれいに整理できるでしょう。分け方は工夫してください。

以上は「前向きの検討」を念頭に記しました。「振り返る検討」の場合，前向きの検討を参考にしつつ，「これから実行すること，起きると見込まれること」ではなく，「すでに実行したこと，起きたこと」を検討するということに留意します。すなわち，

- 経過全体を振り返って，良かった点，別の対応もあり得た点に注目します。
- 今後同様の事例に対する際に，目下の振り返りを踏まえると，どのような点に留意するのがよいかを検討します。

❹───── モデル事例の検討

ここで，１つの仮想事例をモデルにして，実際に検討シートを使ってみましょう。

◉ 事例提示シート

まず，事例提示シートに記入したものを次に示します。これをご覧になると，どういう事例であるかがわかります。以下のシートについてもこのモデル事例を使っていきます。

〔1〕本人プロフィール

Aさん，85歳男性。妻（80歳代前半）と2人暮らし。息子夫妻（孫2人）が近所に住んでいる。

〔2〕経過

X年Y月Z日　嗄声により受診，検査の結果喉頭がん（以下の説明に示すような進行状況）と診断。

同月Z＋4日　主治医と本人・妻が面談。担当看護師も立ち会った。

主治医の説明は次の通り：

①手術（失声，永久気管孔を伴う）プラス放射線により，根治手術とまでは言えないとしても，相当程度人生の延伸が可能であり，これが一般的には最善でしょう。

②放射線治療だけだと，そう遠くない時期に再発するおそれがあります。

③特にがんに対抗する治療をしないでいくと，必ず腫瘍が大きくなり，嗄声がひどくなり，呼吸困難になることが予想されます（こうなった場合には，緩和ケアにより，できるだけつらくないように努めますが）。

　医師の説明を受けて，本人は手術に伴う後遺症についてより詳しい説明を求めた。失声や永久気管孔が生活にもたらすことなど説明を聞いて，「この歳になって術後のそういうつらさは耐えられないので，手術は受けたくありません」と，意向を表明した。

　すると，一緒にいた妻は，「お父さんそんなこと言っても，死んじゃったら仕方ないじゃないの。手術を受けて，長生きして欲しい」と本人の翻意をうながした。

　夫が，手術によって失声・永久気管孔など日常生活に差し障る状況になることを訴えると，妻は「それでも死ぬよりはまし」と応じた。〈1〉

【本人の人生に関する情報】

- 本人は定年まで高校教師（生物）をしており，定年後は社会活動を続ける傍ら，園芸や畑仕事を趣味にしていた。読書が好きで，「広く世界を知る」ことを目指して，割と固い傾向のものを読んでいる。
- 妻「これまで夫になんでも頼ってやってきたので，いざ倒れられると，どうしたらいいか戸惑ってしまうのよ」（以上，担当看護師がそれぞれ本人から聞き取り）

〔3〕分岐点

〈1〉医師とAさん本人，およびAさんとその妻の間の意見の不一致が面談時に明らかになった。今後どのように対応したらよいだろうか。

◉ カンファレンス用ワークシートに沿った事例検討

　前頁の事例提示シートに示したモデル事例について，あるグループが検討した経過をカンファレンス用ワークシートに沿って追っていきます。

【検討のポイント】

　事例提示のところで，担当の医療ケアチームから示された検討したいポイントを踏まえて，次のように記入しました。

> 医学的には最善とされた治療を，高齢による衰えを理由に避ける本人，勧める妻を含め，合意をどのように目指すか。

A系列の検討

〔A1〕医学的・標準的最善の判断

　事例提示を踏まえて，医師が面談時に示した治療の候補とそれについての経過予想をまとめて記した。

> 治療方針について，❶手術＋放射線，❷放射線のみ，❸経過観察＋症状コントロールを比較し，主治医は，❶が医学的・標準的には最善と判断した。

　ここでグループの中から「医師がここで示した，治療方針❶の説明はこれでよいのだろうか」との疑義が出されました。その疑義について説明を求めると「高齢による衰えのため，若い人であれば何でもない手術が響く可能性があるのではないか」とのこと。

　そこで，治療方針について，益と害のアセスメントシートを使うこととしました。医師の説明をベースに益と害のアセスメントシートに書き込んでみたものを**次頁の表**に提示します。さらに，図中のマーカー部分，つまり❶のマイナス面は，医師の説明には出ていなかったところを，グループから「こういうマイナス面がある」と指摘されて書き込んだものです。

　このアセスメントに基づき，〔A1〕のすでに記入した内容に加えて，次の検討結果を記入しました。

> 〔検討〕アセスメントを行ったが，❶のマイナス側理由は無視できないのではないか。プラス側理由だけで，これが相対的にベストだと言うのはまずい。本人の人生観・価値観とそこからくる意向次第とすべきだろう。

選択肢の益と害のアセスメント（A1検討段階）

選択肢	この選択肢を選ぶ理由／ 見込まれる益	この選択肢を避ける理由／ 益のなさ・害・リスク
❶手術＋ 放射線	・後遺症によるつらさはあるが，それを克服できれば内容ある人生の延伸が見込まれる。 ・高齢による衰えも見込まれるので，最期まで再発しないで済むかもしれない。	・失声 & 永久気管孔による日常生活のつらさ・QOL低下 ・高齢による衰えの影響で，術後の回復が遅くなるなどのマイナス面が強く出る，ないし年齢による衰えのほうが先にきてしまうかもしれない。
❷放射線のみ	治療中はつらいことがあるだろうが，手術による後遺症のようなことはないので，自宅でこれまでのような生活が可能。	そう遠くないうちに，再発する可能性があり，嗄声がひどくなったり，呼吸困難になったりするおそれがある（緩和ケアで対応）。
❸経過観察＋	すぐ自宅に戻って，これまでの生活を続けられる。	・腫瘍は確実に増大して，つらい症状が出てくる（緩和ケアで対応）。 ・生命予後もあまり長くは見込めない。

　カンファレンス用ワークシートによる検討が続きます。次は〔A2〕です。

〔A2〕医療側の対応

　対応のまとめとして，

│　主治医は治療方針についての医学的判断に基づき，方針❶を勧めた。

とした上で，〔A1〕の検討結果を受けて，

│　〔検討〕〔A1〕の検討からすると，❶を勧めた点は？

と記し，他の対応もあり得たのではないかという疑問を含ませました。

B系列の検討

〔B1〕本人の思い（意向）

　本人の思いをまとめた上で，グループメンバーたちは，これは本人としてはもっともなことだろうと，評価しました。

　ここで，あるメンバーから，本人の手術を避けたいとした理由は本心だろうか，という疑義が出されました。これには，シートには記しませんでしたが，発言者の次のような趣旨説明が付いていました。

　本当は，手術を受けて声を失う等が起きると，家族（妻）の負担が大きくなることを避けたいという思いが本人にはあるのだが，それを言うと妻は否定するだろうから，自分がつらいという理由にしたのではないか。

　これらをまとめて，次のように記入しました。

- 本人は，加齢による衰えを理由に❶を避けたいと考えている。ここで示される意向とその理由はもっともであると思う。
- 本人が手術を嫌がっているのは，高齢と後遺症だけが理由なのだろうか。この点は確認するのが一番。

〔B2〕家族の思い（意向）

　以下，記入内容のみを示すことにします。

　妻は手術を強く勧めている。
- 人生の延伸が理由だろうが，日常生活がつらくなることは気にしていないように見える。
　〔検討〕妻の意向の背後には，夫に逝って欲しくない，独りになりたくないという思いがあり，ケアが必要。

C，Dの検討

〔C〕社会的視点からの留意点
- 社会の通念として，手術が最適とみる傾向があるのではないか。
- 該当する診療ガイドラインは？

〔D〕合意を妨げている点
- 最善についての主治医の判断に基づくお勧めと，本人の意向の間が不一致
- 本人と妻の意向も不一致

E系列の検討

〔E1〕本人の人生にとっての最善

　最初に，〔A1〕の検討において使用した益と害のアセスメントシート（現在は医学的観点での益と害が記入されている）に，本人や家族の思いに由来する点を追加記入しました（マーカー部分）。その結果を次に示します。

選択肢の益と害のアセスメント（E1検討段階）

選択肢	この選択肢を選ぶ理由／見込まれる益	この選択肢を避ける理由／益のなさ・害・リスク
❶手術＋放射線	• 後遺症によるつらさはあるが，それを克服できれば内容ある人生の延伸が見込まれる。 • 高齢による衰えも見込まれるので，最期まで再発しないで済むかもしれない。 [家] 妻は上記メリットを期待して❶を希望	• 失声＆永久気管孔による日常生活のつらさ・QOL低下 [本] 本人はこれを理由に❶を嫌がっている • 高齢による衰えの影響で，術後の回復が遅くなるなどのマイナス面が強く出る，ないし年齢による衰えのほうが先にきてしまうかもしれない。
❷放射線のみ	治療中はつらいことがあるだろうが，手術による後遺症のようなことはないので，自宅でこれまでのような生活が可能。 [家] 何もしないよりはこれが良いと思うかも。	そう遠くないうちに，再発する可能性があり，嗄声がひどくなったり，呼吸困難になったりするおそれがある（緩和ケアで対応）。
❸経過観察＋症状コントロール	すぐ自宅に戻って，これまでの生活を続けられる。	• 腫瘍は確実に増大して，つらい症状が出てくる（緩和ケアで対応）。 • 生命予後もあまり長くは見込めない。

　このアセスメントを参考にしながら，本人の人生にとっての最善を検討しました。〔E1〕の記入結果を次に示します。

• 〔A1〕の見直しにより，❶を特に推奨する理由がなくなり，医学的にはどれがベストとは言えず，本人次第で他の選択肢もあり得る結果となったので，〔B1〕の本人の意向とも調和し，❶以外の選択肢が本人にとって最善となる可能性が認められる。
• ❶を求めている妻へのケアを併せて，合意への途を探りたい。

（臨床倫理検討シート）カンファレンス用ワークシート（記入例）

[作成者・作成日]
×××
（チーム名）
20XX.YY.ZZ

[検討のポイント]

医学的には最善とされた治療を、高齢による衰えを理由に避ける本人、勧める妻を含め、合意をどのように目指すか。

Start1

[A1] 医学的・標準的最善の判断

❶手術＋放射線、❷放射線のみ、❸経過観察＋症状コントロールを比較し、❶が医学的・標準的には最善と判断した。

[検討] アセスメントを行ったが、❶のマイナス側理由は無視できないのではないか。プラス側理由だけで、これが相対的にベストと言うのはまずい。本人の人生観・価値観とそこからくる意向次第とすべきだろう。

[A2] 医療側の対応

主治医は治療方針についての医学的判断に基づき、方針❶を勧めた。

[検討] [A1] の検討からすると、❶を勧めた点は？

[D] 合意を妨げている点

・最善についての主治医の判断に基づくお勧めと、本人の間の意向が不一致
・本人と妻の意向も不一致

[C] 社会的視点からの留意点

・社会の通念として、手術が最適と見る傾向があるのではないか。
・該当する診療ガイドラインは？

Start2

[B1] 本人の思い（意向）

・本人は、加齢による衰えを理由に❶を避けたいと考えている。ここで示される意向とその理由はもっともであると思う。❶ ⬌ ❷の検討を経て、個々の不一致は解消
・本人が手術を嫌がっているのは、高齢と後遺症だけが理由なのだろうか。この点は確認するのが一番。

[B2] 家族の思い（意向）

妻は手術を強く勧めている。
・人生の延伸が理由だろうが、日常生活がつらくなることは気にしていないように見える。

[検討] 妻の意向の背後には、夫に逝って欲しくない、独りになりたくないという思いがあり、ケアが必要。

[E1] 本人の人生にとっての最善

[A1] の見直しにより、❶を特に推奨する理由がなくなり、医学的にはどれがベストとは言えず、本人次第で他の選択肢でも得る結果となったので、❶以外の選択肢も調和し、❶以外の選択肢が本人にとって最善となる可能性が認められる。❶を求めている妻へのケアを併せて、合意への道を探りたい。

[E2] 家族への配慮

妻の夫と別れ難い気持ちを共感的に受け止め、話したいことを話せる場を設定するなど、悲嘆へのケア的対応を心掛けて、夫のいない生活への不安を軽減する方途を探したい。

Goal

[E3] 今後の対応の方針

・Aさんの意向、人生観・価値観に基づき、状況を適切に把握した上でのものであること、家族への気兼ねによるわけではないことを確認。
・妻の気持ちへの対応として、手術をしない場合の今後の人生やAさんがいなくなったあとのBさんの人生への見通しが立つようにして、子や孫の参加を求める。

・「放射線のみ（❷）」という選択肢で合意できるなら、妻にとっては何もしないよりは受け入れやすい結論であろう。ただし、医学的見込みについて再確認する必要がある。また、Aさんにとってつらい治療をするだけの価値があるだろうか。

〔E2〕家族への配慮

妻の夫と別れ難い気持ちを共感的に受け止め，話したいことを話せる場を設定するなど，悲嘆へのケア的対応を心掛ける。夫のいない生活への不安を軽減する方途を探したい。

〔E3〕今後の対応の方針

- Aさんの意向は，人生観・価値観に基づき，状況を適切に把握した上でのものであること，家族への気兼ねによるわけではないことを確認。
- 妻の気持ちへの対応として，手術をしない場合の今後の人生やAさんがいなくなった後の人生の見通しが立つように子や孫の参加を求める。
- 「放射線のみ行う」という選択肢で合意できるなら，妻にとっては何もしないよりは受け入れやすい結論であろう。ただし，医学的見込みについて再確認する必要がある。また，Aさんにとってつらい治療をするだけの価値があるだろうか。

以上は，決して模範的な検討として提示したものではありません。しかし，多職種が一緒にこのような視野に立って検討を行うことが，Aさんにとって適切な治療を見出すために必要であり，かつ有効であることは，おわかりいただけるのではないでしょうか。

以上を記入したカンファレンス用ワークシートを左頁に掲げておきます。

ここに紹介しました「臨床倫理検討シート」については，特に「カンファレンス用ワークシート」が現在の様式に落ち着くまでに時間がかかりました。できるだけ実際の検討時に医療・ケア従事者が考えるであろう事柄に合わせるように，しかも，考えることが望まれるポイントを忘れずに考えられるようにと工夫したつもりです。

その結果ではあるのですが，現在の様式は「このような順序で，指定されたことについて，まとめたり検討したりしてください」と，検討する皆さまに押し付けている感じがあり，心苦しく思っています。

ただ，医療・ケアに従事する多職種の方たちが一緒に検討する場面を考えますと，まずはこのような枠の中で検討するのが良い結果につながると思った次第です。よろしかったら，ご活用ください。

▶事例検討は「習うより慣れろ」です。事例を数多く検討するうちに，よりよく考えられるようになります。

第4部

人間の生と死

　私たちは皆，今生きているが，いずれは死に至るという事実は，誰にとっても心に沈んでいる重いテーマではないでしょうか。ことに医療・ケア従事者の多くは，生死に関わる疾患に罹った方や高齢の方を担当する機会があるでしょうし，そういった時に死生について考えさせられることでしょう。

　第4部では人間の生と死をテーマに，医療・ケア従事者が死をどう理解するか，そして死に直面している患者本人やその家族をどう理解し，どのようなことを目指して医療・ケアを実践し，生死に関わる医療・ケアの選択に際しては，どのように事柄を把握し，どのような評価の物差しをもって意思決定プロセスに参加するか，を考えます。

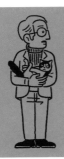

第14章
死生の文法と文化

　本章では，生死に関わる医療・ケアの現場で実践する従事者として，死をどう理解するか，患者や家族の死生についての思いをどう推し量るかを考えます。そのために，日本語の「死ぬ」を始めとすることばの用法を見ながら，死生の理解を深め，さらには死ぬことで人はどうなるのかをめぐる主な考え方を取り上げて検討します。

1 〈死〉の理解

1————日本語における死の語り方

　日本語で日常的に一番よく使われる語は「死ぬ」であって，これが死について語る際にもっとも明確にこれに言及する語であるといってよいでしょう。しかし，具体的に人の死について語ろうとする時には，親しい人については特に「あの人は死にました」と語ることには，私はいささかの抵抗を覚えます（読者諸氏もそうではないでしょうか）。語るなら「亡くなりました」ですね。人として尊重する気持ちを込めたい，ということかなと思っています。ただ聞かれれば「死にました」で全く間違いはないのです。葬式においても，一般に使われるのは，故人を主語として「逝去された」等であって，「死んだ」ではありません。とはいえ，「死んだ」ことが語の意味からいって間違いだというわけではないので，「死ぬ」という語から始めます。

　まず，日本語の「死ぬ」には2通りの使い方があることを確認しましょう。

日本語「死ぬ」の2つの用法

「これは死んでいます」
● 何かを指して「死」という状態にあると言っている

「父は死にました（もう居ません）」
● 主語が指しているものは「この世」にはいない
● この場合の主語は，かつて生きていた時の主体を指している
　cf.「滅びた都市」

◉ 〈身体の死〉の語り方

1つには,「死ぬ」は死の場面に立ち会った経験で,身体に起きる目に見える変化に基づく言葉であると思われます。身体の変化とは次のようなことで,これが「死ぬ」ということの基本的意味に他なりません。

- それまで動いていた生命あるものの動きが止まり,再び動き出す可能性はない(つまり不可逆的に動かなくなる)。
- この不可逆性は,そのものが変質し始めることによって明らかとなる(腐り始める等)。

こうした身体的変化については,人も動物も変わりありません。ですから,この語「死ぬ」は動物についても使われます。すなわち,生から死への移行を判別する場面で使われ,呼吸や脈が止まるという仕方で〈いのちがなくなる〉ことに言及しています。そこで,生きていたものについて「生きている」か「死んでいる」かという状態の違いを判別する使い方がされます。また,「目が死んでいる」といった表現で,いきいきとした勢い・活気がなくなっている状態を表す使い方もされます。

このように,「死ぬ」は,生命あると考えられている物体を主語にして,これについて述べられる語であって,変化を述べる時には「死ぬ」と,またその変化の結果としてある状態については「死んでいる」と語られます。このようにして,「死ぬ」は本来,身体に定位した語なのです。

▶身体の死と人の死の区別が,「死ぬ」の2つの用法に表れていると初めて話したのは1983年だったと思います。翌年活字になりました。キリスト教の復活思想の背景にある死の理解を考える中で思いつきました。

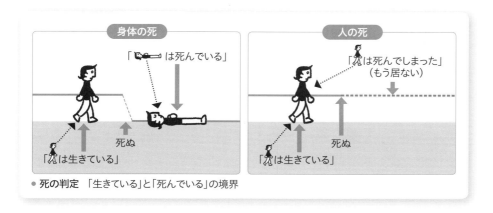

- **死の判定** 「生きている」と「死んでいる」の境界

◉ 人の死の語り方

「死ぬ」には,もう1つ,「Xは死んでしまった」という表現で,かつて生きていた時のXを指して,死ぬということが起きてしまったと,過去のこととして語る用法もあります。この用法の場合は,「父は10年前に死にました」とは言いますが,「父はこの10年間死んでいます」とは言いません。つまり,この用法においては,現在死んでいるという状態は語ることができないのです。言い換えると,主語は,現在どこかに存

在するXを指してはいません。

「死ぬ」のこの用法が，人間関係の喪失を語るものだと言えます。「父は死にました」と語られるのを聞いた者は，主語は生きていた時の主体（かつての父）を指しており，その主体に過去のある時に「死ぬ」ということが起き，それ以降主体は不在となってしまった（「現世内不在化」と言うことにします）ということを理解します。であればこそ，主語は現在存在するものを指せないのです。こうして，この用法における「死ぬ」は「亡くなる」と同義的であり，現世内不在化を語っており（別世界移住までは含意していないとしても），身体についての語りではなく，人についての語りなのです。

◉ 人の死の経験

死者について「もうここにいない」と思い，語ることから，人の死を「現世内不在化」という理解だとしましたが，さらに元になる経験について言えば，次のようなことになるでしょう。

ある人について「死んでしまった」ということは，それまで人間関係が続いてきており，ことばと振舞いのやりとりを通して交流してきた人が，いなくなり，交流ができなくなってしまったという経験を指しています。つまり，この際に私たちは，（身体の死の場合のように）遺体がどのような状態になっているかに注目するのではなく，「亡くなった人との交流ができなくなった」という自分たちの経験に注目しています。すなわち，「人の死」は次のような仕方で判別され，したがって，原初的には次のような意味をもっていることになります。

〈人の死〉とは：
• 人格的交流ができなくなる　「別れ」
• もう交流は再開しない（＝不可逆的）　「永久の（別れ）」

こうして，「死ぬ」はその由来からすれば身体の状態変化を語るものですが，人格の現世内不在化を語る用法も派生していて，両方にまたがる意味の幅があるため，身体と人格の二重の経験としての死を語るのに適当な語となったということができるでしょう。

先に，親しい人について「死んだ」と語るのは抵抗があり，「亡くなった」のほうを使うと書きましたが，これは「亡くなった」は人の死を語る「死にました」と同義的であって，言い換えられることが理由になりそうです。「死ぬ」はもともと身体の死を語る語であるので，敬意を込めた表現にはなり難いということではないでしょうか。

◉ 死を語る日本語の語彙

日本語には「死ぬ」以外にも死についてのさまざまな語り方がありますが，現世内不在化の理由（どうしてここにいなくなったのか）を別世界移住（別の世界に行って

しまったからだ）として表現するものが圧倒的に多いと言えるでしょう——「亡くなる」「逝く・逝去」「旅立つ」「他界する」「永久の別れ」など。「死ぬ・死」「息を引き取る」「（永久の）眠り（につく）」などは，別世界移住とは別の系統の表現ですが，語彙の数から言えば，少数派です。

　古い表現を見渡しても「みまかる（身罷る）」（この世から罷り去るという意），「隠れる」「他界（す）」などが，現世内不在化から別世界移住につながる語でしょう（「没す（歿す）」もこの系統と言えるかもしれません）。別系統の表現としては，「こと切れる」「絶え入る」「あへなくなる」「はかなくなる」といった，身体に現れた変化に基づくと思われるもの（ただし，現世内不在化も含意しているかもしれません），「不諱・不忌（いみはばからずに言うこと→避けることのできないこと：死ぬこと）」「物故（す）」などがあります*。このように古い表現でも，人の経験に沿った表現としては，やはり現世内不在化——別世界移住という理解を示すと思われるものが目立ちます。

　　＊天皇についての「崩御，崩ずる」，公候について使われる「薨ずる（こうずる），薨去（こうきょ）」，四位・五位の人についての「卒す（しゅっす・そっす）」などは，中国由来の表現を適用したものでしょう。ここでは考えないことにします。

❷———身体の死と人の死の二重の把握

　身体の死と人の死という死をめぐる二重の把握は，ただ両者が並存しているということではなく，二層の構造をなしていることを気付かせます。私たちが親しい者との永久の別れ（＝人の死）を認めるのは，その人の身体の死の確認に基づくのであって，その逆ではありません。医師が身体を調べ，（身体の）死（＝身体活動の不可逆的な停止）を告げます，あるいは（テレビドラマで一頃盛んに使われた手法かと思いますが）身体の動きが可視的な波や数値としてモニターに映し出されていて，その波がフラットになるところが映し出されます。そうすると，次に，故人と親しかった人々の悲嘆を描く場面へと，（私たちの感覚からするとごく自然に）移行します。こうして私たちは身体の死を認めて，人の死の経験へと進むのです。

◉ イザナミとイザナギの別れ

　こうした人の死と身体の死という死の理解の二重性をよく示している例が，日本の神話に見出されます。それは『古事記』ですが，イザナギとイザナミという夫婦の神が2人で次々と国を生み，神々を産みます。しかし，その途中で妻のイザナミが死んで，黄泉の世界に行ってしまいます。そこでイザナギがイザナミに会うために黄泉を訪れると，その戸口にイザナミが出てきます。

　ここで，イザナギとイザナミとの対話の場面になります——「戻ってきてくれないか」「黄泉の国

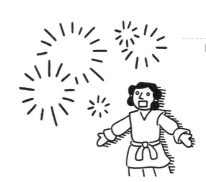

▶このイラストにはイザナミが見えていません。「ただ声だけ」と本文に書いたのを反映させようと，イラストレーターが工夫してくださったようです（花火ではないですよ，念のため）。

の食物を食べてしまったから…でも聞いてくるから，待ってて。待つ間，覗かないでね」。つまりここには，黄泉の国に訪ねて行けば，人格的交流が再開するというイメージが描かれているのです。『古事記』の語りを見ると，興味深いのは，この場面ではイザナミがことばを語ること，イザナギが語りかけに応じることは描かれますが，イザナミの姿や周囲の情景については一切記述がないことです。聴覚だけが働き，視覚は働きません。2人の間にあるのは言語的交流であり，それだけなのです。

　ですが，このことは日本の死者に関わる文化の中で読むと，そんなに不思議なことではありません。日本の各地には口寄せ，イタコの類があって，その口を借りて死者は生者の問いに答えて語りますが，その際にも現れるのはやはり語りだけなのです。

column

泣血哀慟歌
（きゅうけつあいどうか）

　ここでは，人と人の別れとしての死についての，古代の人々の気持ちを垣間見ることができる万葉集の長歌を紹介します。柿本人麻呂に「泣血哀慟歌」と呼ばれる「天飛ぶや軽の道は」で始まる長歌があります。長歌の語り手が物語りの主人公です。その主人公には軽という地に住む恋人がいました。隠れた恋として，いつかは晴れて一緒になりたいものだと願いつつ，訪れないでいるうちに，恋人が死んでしまったという知らせを聞き，なすすべなく呆然とします。しかし，そうしていてもつらいばかりなので，愛人を偲ぶよすがを求めて，軽の街角に佇んでみたものの，何もありません。そこで，「すべをなみ妹（いも）が名呼びて袖ぞ振りつる」（何もできることがないので仕方なく，愛するものの名を呼んで袖を振った）と歌は結ばれます。この最後の表現に，愛する者との別れのつらさが凝縮して表現されているように，私には思われるのです。

　万葉集では，「袖を振る」は遠くから合図する仕草である例が知られています。事例からすると，愛する相手に対する仕草のようです。例えば，額田王の次の歌です。

　　「あかねさす　紫野行き（むらさきの）　標野行き（しめの）　野守は見ずや　君が袖振る」

　元夫の大海人皇子が，野中の遠くから現在はその兄の妻となっている自分に向かって袖を振っているのを見て，「野を警護している人に見られてしまうじゃないの」と心配している，という設定で歌っています。

　また，柿本人麻呂がそれまでいた地に妻を残して，都へと発ち，山道を上りながら作ったという設定の歌もあります。

　　「石見のや（いわみ）　高角山の（たかつのやま）　木の間より　我が振る袖を　妹見つらむか（いも）」

　これもまた愛する人に対する袖を振っての合図ですが，残してきた妻に見えるだろうか，と思い，思いを残しながら別れ難い思いを歌っています。妻に見えるだろうかというところに，相手に届くか分か

ここでは，死は人の死として把握されています。なぜなら，交わりが永久に途絶える
ことがここにおける死であることの裏返しとして，黄泉まで訪ねて行けば（ないし，
死者が口寄せの身体に乗り移れば）交わりが再開するという物語りになっていると言
えるからです。

　黄泉の国への旅と口寄せの類の連動については，古代ギリシア文化における興味深
い連関があります[1]。つまり，ギリシアには「ハーデース」（地下に位置する死者の国，
「黄泉」にあたる）への入り口とされる場所がいくつもあり，その場所は，まさしく降

1）D. Ogden: Greek and Roman Necromancy. p.25f, Princeton Universiy Press, 2001.

らないながら，袖を振るという仕草をしないではいられない，相手への別れ難い思いの表白というとこ
ろに，今考えている長歌と共通するところがあるのではないでしょうか。

　人麻呂の長歌の「袖を振る」については，魂を呼び返そうとするまじないだとする説があるようですが，
私は上に挙げた，愛する相手への遠くからの合図だと思えてなりません。逝ってしまった恋する相手に
向かって，名を呼んで，届いてくれという必死の思いで合図を送っているのです。しかし，もちろん合
図は返ってきません。空に向かって空しく合図を送る，名前を呼ぶという仕草が，主人公の悲しみを見
事に表現しています。作者はこの結びの一節を語りたいがために，それまでの長い歌を前置きしたと思
うのですが，いかがでしょうか。

柿本朝臣人麻呂，妻が死にし後に 泣血哀慟して作る歌二首并せて短歌	（大意は次の通り）
天飛ぶや軽の道は我妹子が里にしあれば ねもころに見まく欲しけど やまず行かば人目を多み／まねく行かば人知りぬべみ さね葛後も逢はむと大船の思ひ頼みて 玉かぎる磐垣淵の隠りのみ恋ひつつあるに 渡る日の暮れぬるがごと／照る月の雲隠るごと 沖つ藻の靡きし妹は／黄葉の過ぎて去にきと 玉梓の使ひの言へば 梓弓音に聞きて［一に云ふ　音のみ聞きて］ 言はむすべせむすべ知らに／音のみを聞きてありえねば 我が恋ふる千重の一重も慰もる心もありやと 我妹子が止まず出で見し軽の市に我が立ち聞けば 玉だすき畝傍の山に鳴く鳥の声も聞こえず 玉梓の道行く人もひとりだに似てし行かねば **すべをなみ妹が名呼びて袖ぞ振りつる**	軽は私の愛する者の里（住んでいるところ） なので，しばしば訪れて会いたかったのだ が，人目があるので頻繁に行くと人に知ら れてしまうだろう。そこで，いつか会いたい ものと念じつつ（会いに行かずに）隠れた恋 を続けていた。 ところが，使いがやってきて，愛する者が亡 くなってしまったと告げた。 その言葉を聞いて，何を言い，どうしたらよ いか分からなかったけれど，ただその知らせ を聞くだけで何もしないわけにはいかない。 そこで私の会いたい思い，会えないことを悲 しむ思いを少しでも和らげることがないかと 思って，愛する者がしばしば訪れていた軽 の街角に立って，周囲の様子を眺めたけれ ど，愛する者につながるような声の微もなく， 似た人も通り過ぎなかった。それで，どう しようもなくて思わず，愛する者の名を呼んで， 袖を振った（空に向って合図を送った）の だった。

〔万葉集第2巻02/0207〕

霊術（＝口寄せ）がなされる場所でもあったそうです。実際に行われていた「口寄せを媒介とした死者との交流」こそが，死者の国への旅という神話を生み出した文化的基盤であったと言えるのではないでしょうか。

　さて，「覗かないで」と言って奥にイザナミが入った次の場面で，イザナギは入って行ってしまうのです。するとそこで見たものは，イザナミが横たわっていて，「何々雷（イカズチ）」と呼ばれる物が身体のあちこちにうずくまっている姿でした。これは身体が変質し，腐敗し，悪臭がただようという状態を念頭に置いた描写だと思われます。すなわち身体の死に基づく死のイメージが描かれているのです。ここでは聴覚は働かず，ただ視覚のみが働いています。このように人格の死と身体の死が重なって，この物語りにおける死のイメージを構成していることが分かります。

▶今とは違い，私たちの祖先は，イラストにソフトに描かれている遺体が無残な姿に変わっていく様子を目の当たりにする機会が多かったと思われます。どのように見えたか，関心のある向きは，「九相図」でネット検索するとよいでしょう。

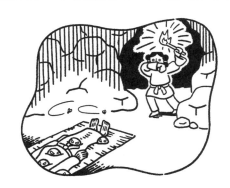

　イザナギはこれを見て恐ろしくなって，逃げ出します。するとイザナミは「よくも見たなー」と怒って，ヨモツシコメ（黄泉の恐ろしい女）たちに後を追わせます。ここからは「牛飼いと山姥」の追いかけっこのようなストーリーが展開し，黄泉の国とこの世の境界でイザナミが「一日に千人死なせる」と呪うと，「では一日に千五百人産まれるようにする」と祝い返すという有名なやりとりになって，このひとまとまりのナラティブが終るのです。

　ふりかえってみると，イザナギは，初めはイザナミともう一度一緒に暮らし，共に働きたいと思い，イザナミを恋い慕って黄泉まで出かけたはずなのに，遺体の無残な変貌を見て，そのような気持ちが一気に失せ，逃げ出し，死者と生者の間の永久の断絶が結末となってしまいました。身体の死が死者に対する別れ難い思いを断ち切るよすがにもなる，という面をここから読み取ることができるでしょう。

◉ 身体的死生と物語られる死生

　すでに，第11章で身体的生命と物語られるいのちの差と重なりについて概観しました（☞p.140参照）。これを引き合いに出してみると，身体の死と人の死という二重の死についての理解は，まさしくいのちの二層的構造に対応していることが分かります。身体的生命の終りとして身体的死があり，物語られるいのちの終りとして人の死があるのです。身体的死は，身体的生命の活動が不可逆的に止まることとして，理解

されます。人の死は，互いに交叉し，浸透し合いつつ物語られてきたいのちの終り，人と人の交流の不可逆的断絶として理解されます。それ故にこそ，医師は身体レベルで生命活動に注目し，その不可逆的停止を判断して「ご臨終です」と語る——それを聞いて死にゆく者と親しい人々は，「別れ」を体験する，ということになるのです。

　遺された者たちの死者を送る仕事は，確かに遺体としての身体を葬ることを大きな部分として含んでいますが，その葬る過程において描かれるのは，（すでに繰り返し述べたように）物語られるいのちの視点における死者のあの世への旅立ちであり，残された遺族たちの別れを確認し悲しむ仕事であるわけです。

　死ということをめぐっては，物語られるいのちを中心に，なお問いが残ります。確かに身体はここで終り，滅びゆきます。それは確かに目で確かめられる事態です。しかし，物語られるいのちもまた，ここで本当に終りになったのでしょうか。確かにここでは不在となりました。だが，それは全く消滅してしまったのではなく，どこかに逝ったのだ，という言説がなお，語り続けられています。そこで，そのことについて次に考えます。

2　死とはどういうことか：死者の世界の成立

■───〈別世界移住〉の思想

　誰かの死について語ることは，生きて遺された人々の視点からのものでしかあり得ません。先に見たように，死をめぐる日本語の語彙と使い方からは，人の死は基本的に，死んだ者と生き続けている者との間の交流の断絶（＝別れ）として理解され，そのことが人々の前から当人が〈居なくなる〉（亡くなる＝無くなる）こと（＝現世内不在化）として語られました。いなくなってしまったこととして捉えることは，遺された者たちと死んだ者との関係の喪失として捉えることになります。

　私たち人間は，この世界における自らの位置を，世界の諸構成要素との関係において見定めていると思われます——自らを中心として，周囲に諸人間関係のネットワークが張りめぐらされている，そのネットワークの網の目の１つとして自らを位置付けているのです。そうであればこそ，ことに自分と関係が深かった人の死は，自らの世界における位置を不安定にします。単に死んだ者の喪失ではなく，自らの一部の喪失となります。人の死は，遺された者にとって，何よりもこうした関係において起きる喪失に他なりません。であればこそ，この経験を表す語彙が多くあり，よく使われることになります。

◉「なぜだ？」への説明

　死という人間関係の喪失は，遺された者にとって不条理なことであり，「なぜだ？」

という問いを喚起せずにはいません。どうしていなくなってしまい，別れることになってしまったのでしょうか？──この問いへの答えとして，「別世界（あの世，他界）へと逝ってしまったからだ（＝別世界移住）」という説明が提出されます。こうして，別世界移住は，親しい者の死による交流の断絶ないし現世不在化の経験に際して，人々が発する「なぜだ？」に応えて提出された理由です。

「なぜだ？」という問いは，元来，不条理なこと，生起して欲しくないことが起きた時に発するものです。ですから，問う者の問いに伴う気持ちを静め，諦めさせる効果をもつ応えが，問いに対する理由となります。「そうなのか，それなら仕方ないや」と，あるいは「そうなら，まあよいか」と思うように仕向ける（言ってみれば「気休め」の）物語りが，私たちの文化を含む多くの文化において語られる〈別世界移住〉なのです。

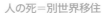
人の死＝別世界移住

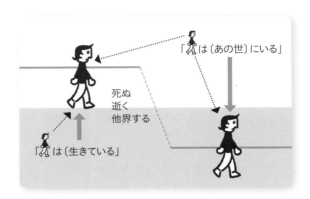

◉ 死者の列に加わる

こうして，私たちの文化には，あたかもどこかに死者の世界があって，死ぬことはそこに行くことであるような語り方，死者を送る振舞いがあります。でも，死者の世界について，必ずしも確信しているわけではないし，それについてのさらなる説明はばらばらです。諸宗教にはそれぞれ異なる教説があります──西方浄土，極楽，天国，地獄。東北の農村地帯には，死者は近くの山に行くという考えがあると言います。死者の領域が想定されているのでしょう。これはキリスト教も，仏教も渡来する前の日本に遡源しそうです。死後の世界はこういうものだと，見てきたようなことを語る向きもありますが，大半の人はよく分からないと言い，しかも，それでかまわないと思っているようです。

別世界についての語りの要点は，それがどういうところかという描写ではなく，ともかくどこかそういうところに逝くのだということの確認し合いであると思われます。葬儀に際して，私たちは繰り返し，口々に，逝去，冥福，あの世について語ります。そのように言い合うことによって，そのような世界を言葉によって創り出してい

る（構成している）と言えるでしょう。

　要は，「死んでも独りぼっちではない」と皆で言い合い，言い合うことによってそのように看做<ruby>看<rt>み</rt></ruby><ruby>做<rt>な</rt></ruby>し，互いに安心させ合っているように思われます。

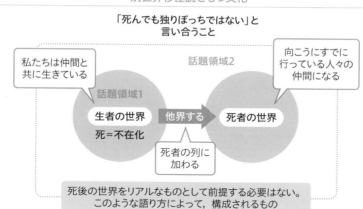

別世界移住説をもつ文化

● こちらの輪からあちらの輪へ

　私たちは人々の支え合ういのちの輪の中で，その輪を構成する一員として生きています。死は，その輪から独り抜けることに見えるでしょう。それは孤独になることではないでしょうか。人は孤独をおそれているのです。──ここで，「否，そういうことではありません。私たちは死んで孤独になるのではなく，向こうにすでに行っている人々の仲間になるのです」という説明がなされます。「死者の列に加わる」とはそういうことなのです。今，死者を送っている者たちも，やがて死者の列に加わることになっています。…このような言説を重ねることによって，私たちは「あっちの世界」を構成し続けます。とにかくそういう世界を創り上げられれば良いので，その世界の細部については，多くの人は考えないで済ませています。

　こうして，死後の世界はリアルなものとして前提されたものではなく，このような語り方によって構成されたものです。それは，物語られるいのちについての物語りに属しており，誕生から死まで，他の人々の物語りと交叉し，浸透し合いつつ語られる物語りの延長上に要請されたものだということになります。

● お迎え現象

　仙台周辺で在宅ホスピスケアを先進的に行っていた岡部健医師は，のちに「お迎え現象」と名付けることになった事象に気付きました。死に近づいていると思われる人がしばしば，（その人にしか見えないのですが）すでに死んだ人が現れて会話をした，夢に現れた等といった経験を語るのだそうです。そして，家族はそれを聞くと，あるいは，その後その人が亡くなると，「お迎えがきた」とその人が語った経験を解すると

いうのです。それを聞いた若手研究者が遺族調査をしたところ，相当高率で，そのようなことがあったという回答が出たのでした[2]。この文脈では「お迎え」とは，死者が迎えに来て死に逝く人を連れて行った，という理解だと言えるでしょう。とすると，これもまた，死についての人々の前述の「独りぼっちじゃない」というナラティブの一環であることになるでしょう。「あちらから迎えに来てくれて一緒に行くのだから，こちらからあちらまでの旅路も独りぼっちじゃない」というわけです。

② ────── 死の説明の諸系譜とその並存

◉ 〈現世内不活性化〉という説明

現世内不在化─別世界移住という説明は，日本に限らず多くの文化に根付いています。とはいえ，これが人が行き着いた唯一の説明であるわけではありません。例えば，新約聖書における「復活」という思想の背景にある死の理解は，次のようなものでした。すなわち，死によって人格的交流が不可逆的に断絶するという経験は別世界移住型と共通しています。しかし，断絶のあり方についての説明は，「身体と共に人格もあり続けているが，その活動を不可逆的に停止してしまっている」というものだったと推定できます。つまり，現世内不在化─別世界移住ではなく，現世内不活性化なのです。

この説明は，「死者は永久の眠りについた」と，「眠る」ことになぞらえてなされます。魔法によって人が石に変えられてしまうとか，ミイラが甦るといった物語も，こうした死のイメージを伴っているように思われます。新約聖書中のギリシア語「ネクロス」は「死者」でもあり，「死体」でもあるのです[3]。また，現世内不活性化いう死の説明は，「復活」を期待するという思想と連動しています。「死者たちは墓の中で，不活性化した状態で今も居続けている」と考え，それでもそこに何か希望を見出したいとなれば，「やがて復活する」という説明になることは想像に難くありません[4]。

◉ 「父はここ10年間死んでいます」

中学あるいは高校の英語の時間に，"My father has been dead for ten years"は現在完了で現在に至る継続を意味するとしても，「父は10年間死んでいます」と直訳してはいけない，「父は10年前に死にました」と訳しなさい，と教えられた人は結構いるのではないでしょうか。これは考えてみると，単に「日本語の…は英語の…」になるという表現だけの問題ではないと思われます。なぜ，英語では現在完了で語ることがで

▶p.203の欄外メモに，日本語「死ぬ」の2つの用法を1983年に初めて話したと書きましたが，その時対照的に復活思想の死について，右に書いたようなことに気付いたのでした。

2) 諸岡了介，相澤 出，田代志門，岡部 健：現代の看取りにおける〈お迎え〉体験の語り─在宅ホスピス遺族アンケートから．死生学研究，9：205-23，2008.
3) 清水哲郎：パウロの言語哲学．pp.156-7．岩波書店，2000.
4) 新約聖書 テサロニケ人への第一の手紙4：13-7.

きるのでしょうか？ それは"My father"と言って，現在どこかに存在する父を指すことができるからに他なりません。現在，父は遺体と共に「永久の眠り」についているという現世内不活性化型の理解であれば，「10年間死んでいます（眠っています）」は適切な表現になるでしょう。教会内およびその敷地に遺体ないし遺骨が大事に納められて，復活の日を待っている文化ならではの表現です。

ところで，キリスト教の初期の思想には，死者はこの世で眠り続け，終りの日に復活するという理解（つまり現世内不活性化型）の他に，死によって人の魂は天国（あるいは地獄＝ゲヘナ）に行くという理解（つまり別世界移住型）が，論理的には両立しないのですが，並存しています。やがて信仰者である理論家たちは，この2つについて整合的な説明を試みるようになりますが，新約聖書として認められている諸文書中には2つの死の理解が別々に登場するのです。

◉ 2つの型の由来と並存

別世界移住と現世内不活性化という2つの型は，死について人類が考えた代表的な2つの型であるということができそうです。というのは，まさにこの2つの型に，身体的生命と物語られるいのちという2層の間の関係についての相反する2つの方向性が見られるからです。物語られるいのちは身体によって支えられているということ，生身の私たちは身体という枠を越え出て自由に活動することはできないのだということ（もっとも日本の物語りには「生霊」が登場し，現在でも臨死体験の語りがありはしますが）——そういう両者の関係をそのまま延長すれば，現世内不活性化という死の了解となるでしょう。しかし，身体に支えられつつも，それを越え出た，いわば精神的な交流の世界における人々のいのちの交叉という考えを死に適用すれば，別世界移住という了解が生じることも理解できます。

日本の文化では，「死ぬ」の用法という意味では別世界移住が支配的ですが，考えてみれば，死者についての了解という点では，日本の文化においてもこの2つの了解が並存しています。つまり，身体（とその痕跡）をよすがとして死者に想いを馳せる時に，墓の前に佇んで，そこに「眠っている」相手に向き合いますが，しかも同時に，人々の交流という次元において，あの世に逝ってしまった相手を想いもするのです。

このように考えてみると，キリスト教の教説に前述のような，論理的には両立しない2つの死の説明が並存していることも，人間の思いという面から言えば自然なことであるということもできそうです。私たち日本の文化の中に生きる者たちもまた，論理的には両立しない2つの死の了解を併せもち，時と場合に応じて自然にこれを使い分け，あるいは同時に2つを肯定しているのですから。

◉ 〈存在様態変容〉型…「千の風になって♪」

大分前のことになりますが，「千の風になって」という歌が大ヒットしました。その歌詞が示している死者のあり方は，現世内不活性化とも別世界移住とも異なるように

思われます。

　次に英語の原詩[5]とその私訳を提示します。

　原詩（英語）では，死者が一人称で「私はお墓にはいません／私は吹き渡る千の風です／雪の上のキラキラです…」と語ります。これに続けて，死者は「麦畑の上の太陽，柔らかな秋の雨，鳥の大群の上昇する渦，柔らかな星の光」だとも言われます。日本語詩（新井満）では，ここの最後の部分は「朝は鳥になってあなたを目覚めさせる／夜は星になってあなたを見守る」と，死者は今でも，愛するあなたと関係をもち続け，あなたのことを気遣っているのだよ，というメッセージになっていて，原詩とは大分異なっています。原詩にも，小鳥は確かに登場しますが，何千何万という群れになって，旋回しつつ，上昇する情景が語られます。その上昇する雲のような渦が私

5) Do not stand at my grave and weep : Mary Frye's (attributed) famous inspirational poem, prayer, and bereavement verse.
https://www.businessballs.com/amusement-stress-relief/do-not-stand-at-my-grave-and-weep/（2022年2月2日アクセス）

column

死生学とは

　第14章から始まる第4部は，学問領域としては「死生学」と呼ばれるものに相当します。そこで，「死生学」（Thanatology; death and life studies）について簡単に解説しておきます。

　日本に「死生学」と呼ばれる学問領域ができたのは，英語圏（主に米国）からThanatology（直訳すれば「死-学」）が入ってきたことによります。その際に，日本には以前から「死生」「生死」（仏教用語），「死生観」といった用語があり，これをThanatologyの訳語に使ったのでした。当初，死生学は死に臨んでいる患者やその家族のケアに関わっている医療者・研究者が中心になって提唱されていたと感じられました。

　そこで米国におけるThanatologyを見てみますと，辞書的には「死，その原因および事象についての科学的研究；（米国起源の用法）死へと近づくことがもたらすことや終末期患者とその家族のニーズについての研究」とあります（Oxford English Dictionary：OED）。また別の英語辞書では「死とそれに関係する事象や実践についての研究」（Collins English Dictionary），それと同系列の米国英語辞書では「死についての研究，特に，死に向かうことに伴う医学的，心理学的，社会的諸問題の研究」（Collins American English Dictionary）とあります。これらから，Thanatologyはこの語源的構造から「死に関する学」ということが分かり，実際に死をテーマとする各種の研究という意味が基本にあった上で，米国では，死に向かう患者とその家族のニーズに応えるための医学的〜心理社会的といった領域にまたがる研究を特にこの名で呼ぶことになったような事情があったらしい，と推測できるのです。

　冒頭で述べたように，日本に入ってきた当初の死生学が「死の臨床」というような関心と親和性があったのは，この米国起源の用法によるらしいということも，予想できるかと思います。

　そこで，OEDに出ている用例をみると，古いものは一般的な「死に関する学」という意味で使われて

Do not stand at my grave and weep
I am not there; I do not sleep.

I am a thousand winds that blow,
I am the diamond glints on snow,
I am the sun on ripened grain,
I am the gentle autumn rain.
When you awake
in the morning's hush,
I am the swift uplifting rush
of quiet birds in circling flight.
I am the soft starlight at night.
Do not stand at my grave and cry,
I am not there; I did not die.

私のお墓の前に立って泣かないでね
私はそこにはいません，
私は眠っていません

私は吹いている千の風です
私は雪の上でダイヤのように輝く
キラキラです
私は，熟した麦畑の上に
燦燦と輝く太陽です
私は，柔らかな秋の雨です
あなたが朝のしじまに目覚める時，
私は，輪を描きながら
軽快に上昇していく，
静かな小鳥たちの渦です
私は，夜の柔らかな星の光です
私のお墓の前に立って泣かないでね
私はそこにはいません，
私は死ななかったのです

いますが，1960年代末あたりから，前述の米国起源の用法に該当すると思われる用例がでてきます。注目に値するのは，69年にニューヨークで死生学財団（Foundation of Thanatology）が活動を始めたこと，72年には「終末期の患者にその疾患について何を語るか」と「終末期の患者の痛みを和らげる投薬」とがThanatologyの名の下に論じられているというレポートがあることです。そこで死生学財団について調べると，まさにレポートされているような，終末期患者に対する医学面と心理社会面にわたる研究を対象とする雑誌や書籍シリーズを精力的に刊行しているのです。それらが死生学の名の下に出されているのですから，これが辞書に米国起源の用法として，また米国英語における意味として採られたのでしょう。

Thanatologyについて，これら以外の用法で目立つのは，法医学の領域で死亡判定や死因など死に関わる領域がこの名で呼ばれていることです。ここから翻って死生学財団の仕事の範囲を見ると，終末期がん患者への対応が主たる関心の対象になっています。がんに対応する医療・ケア（cancer care）の死に関わる部分，すなわち，dying-deathと特徴付けられる生の終りの（terminal）部分をThanatologyと呼んだということだったのではないでしょうか。

ところで，こうした部分は，現在，緩和医療学会やサイコオンコロジー学会等がカバーしていて，「死生学」が入りこむ隙間はありません。米国起源の用法は日本では広がらず，「死生学」という用語だけが，死生観を考える，死に臨んだ人が死生をどう受け止めるか，どのように死に向かって進むか，というようなことに関わる領域名として残ったと思われます。

他方，一般的用法のほうは，東京大学発の死生学＝death and life studiesのように，もはやThanatologyは使われず，死と生を表裏一体のものとして考える学際的領域として日本から発信するというような企画になっています。そのような死生学領域の中では，第15章と第16章は「臨床死生学」と呼ぶのが相応しいと言えるでしょう[6]。

6）清水哲郎，会田薫子（編）：医療・介護のための死生学入門．第2章 臨床死生学の射程．東京大学出版会，2017.

（死者）だというのです。また夜は「柔らかな星の光」だと言っているだけです。

　このように，原詩には「目覚めさせる」だの「見守る」だのといった，人格ある者同士の関係を示す表現は出てきません。むしろ，死者は世界の動きの中に融け込んで活動しており，折々にその片鱗を私たちに見せているということのようです。死者は，生前の個体的な存在の仕方とは異なり，「これ」「あれ」と個体を指すようには指せない存在様態になっていると思われます。

　そもそも死者は「私は」と語るけれども，どの人が死後そのようになったというのでしょうか。すべての死者が，千の風であり，雪の上のキラキラ…であるのでなければ，筋が通りません。そうであれば，ここに描かれる死者たちは，別世界移住したわけではなく，この世界に存在し続けています。かといって，現世内不活性化したわけでなく，盛んに活動しています。しかし，存在するあり方が異なってしまっているのです——いわば大きな世界の動きの中に融け込み，個体性は失っていますが，いきいきとした存在となっている，ということなのでしょう。「存在様態変容」型と名付けておくことにします。

　以上，「死ぬ」に2つの用法があるということから，身体の死と人の死を区別し，それぞれを身体的生命と物語られるいのちという二重の視線に結び付けつつ考えてきました。それを通して，身体的死生と物語られる死生の複層性というあり方，ないしはそれを把握する2つの視点が確認されました。「二重の視線」「2つの視点」ということで，身体と人という2つの実体があるということではなく，同じものを見る際の見方の異なりを指しています。ですから，身体の死を見て，「別れ」という人の死を認識することに抵抗なく進むのでした。〈現世内不活性化〉や〈存在様態変容〉という見方も二重の視線においては変りませんが，重なり方について〈別世界移住〉とは異なる考えになっていると言えるでしょう。死について二重の視点を理解しつつ考えることは，医療・ケアの場面においても基本的なことです。

　第15章以降は，死を念頭に置きつつ医療・ケアを進める場面をテーマにしますが，折々にこの二重性を思い返すことになるでしょう。

第15章
死に向かって生きる人間

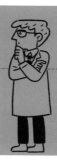

　「人間は皆いつか死ぬ，人生の終りは死である」という事実が，私たちに死生について考え，心の備えをしておくことを促します。皆が死に，死が人生の終りであるならば，私たちは生まれた時から「死に向かって生きている」ことになる，とも言えるでしょう。しかし，平均寿命を考えると，ある程度の歳までは，「私はまだまだ死なないだろう」と思い，死の手前に人生のさまざまな局面があり，いろいろなことが起き，いろいろなことを行うだろうと思い，そうした今後の人生をどう生きるかが主要な関心事になるものです。多くの場合，何か重篤な疾患に罹っていることが分かり，疾患の進行がなかなか厳しいものだと分かるとか，年齢を重ねて後期高齢者の仲間になり，心身の衰えを感じるようになるといった折に，自分が「死に向かって生きている」と実感することになるでしょう。

　本章では，まず「死に向かって生きている」と考えた際に，自分の残りの人生をどう考え，どう生きるかということがテーマとなります。次に，「死に向かって生きる」人が今後の人生を考え，今後の医療・ケアについても心積りする場合に，医療・ケア従事者が本人やその家族と話し合い，将来の医療・ケア等について合意形成していくこと，本人等の選択を支援すること（意思決定支援）がテーマになります。

1　死に向かう心

1───死に直面する者の〈希望〉

　「死が近づいている状況において，私はなお希望をもって生き続けることができるか」という問いは，「誰もが死すべき運命にある」と自覚した私たち人類にとって，自分の人生を考える上で最も基本的な問いの1つではないでしょうか。いくら幸せな，成功した，肯定できる人生を生きたとしても，人生をすべて無にしてしまう（とも思われる）死の事実を眼前にしては，悄然として最期の時期を過ごすしかないのでしょうか。もしそうであれば，それぞれの人生は結局はハッピーエンドにはならないのではないでしょうか。「所詮私たちの人生はそういうものだ」と考えるならば，医療・ケアの現場で「患者本人が最期まで自分らしく，前向きに生きられるようにサポートする」と言っても，その目標は本当のところ実現されないことになってしまうでしょう。

しかし，そうなのでしょうか。

◉ 〈希望〉という語の用法について

　ところで，このような文脈において〈希望〉について語る際に，〈希望〉という語によって私たちはどういうことを考えればよいのでしょうか。例えば，未来に対して「希望がある」と語る時，そのことを「（未来が）明るく見えている」と言い換えることができるのではないでしょうか。そうであれば，〈希望〉は，自分の将来について考え語る際の私の気持ちが，「肯定的」「前向き」「積極的」などと描写されるような気持ちになっていることを指すと言えるでしょう。こうしたことも併せ，死が自分の将来にあるものとして現実的に見えてきた時に，私たちは希望をもち続けられるか，を問うてみましょう。

　次に転載するのは，私が今から20年ほど前に書いた短文で，「何らかの事情で，私が余命いくばくもないという状況になった時，私はなお〈希望〉をもてるか」と自問自答した結果です。こういう時の私の常として，「そもそも希望とは何なんだ」とも問いかけています。決して，これを「正しい答」としてお見せするのではありません。読者の皆様にも，それぞれご自分で考えていただくきっかけとしてお見せする次第です。

▶ここに転載した文は，大学の入試問題に使われ，高校の現代文教科書に載り，また受験用過去問集に収められています。読みながら考えるのに適当かなと思って，丸ごと載せた次第です。

死に直面した状況において希望はどこにあるのか

　「患者が最後まで希望をもつことができるためにはどうしたらよいか」ということは，ことに重篤な疾患に関わる医療現場において切実な問いである。病気であることが知らされる――だんだん状態が悪くなることを知り，有効な対処法はないことも知る――自分の身体がだんだん悪くなり，できることがどんどん減って行く――死を間近かに感じるようになる。こういう経過を辿る際に，人はいったいどのような希望をもつことができるのだろうか。このような場合においても患者側は「希望をもてるような説明をして欲しい」と医療側に要請する。それにどう応えることができるだろうか。

　このような状況で，「希望」とはしばしば，「治るかもしれない」という望みのことだと思われている。あるいは「自分の場合は通常よりもずっと進行が遅いかもしれない」ということもあろう。いずれにしてもまさに「希望的」観測である。この場合，望んでいることが起きる可能性が全くなければ，「こうなって欲しい」「こうなると好い」と望むこともできないので，たとえ低い確率であっても「良い」経過を辿る可能性を見出すことができなければならない。だが，希望とはこうした内容の予測のことなのだろうか。

　もしそうだとすると，それこそ確率からいって，そうした患者の多数においては，初めに立てた希望的観測が次々と覆されるという結果にならざるを得ない。

それでは「最後まで望みをもって生きる」ということにはならないだろう。そもそも，「がん」と総称される疾患群をモデルとして，「告知」の正当性がキャンペーンされてきたのは，患者が自分の置かれた状況を適切に把握することが今後の生き方を主体的に選択するために必須の前提であったからではなかったか。先に述べたような望みの見出し方は，非常に悪い情報であっても真実を把握することが人間にとってよいことだという考えとは調和しない。

　では「死は終りではない，その先がある」といった考え方を採用して，希望を時間的な未来における幸福な生に託すというのはどうだろうか。だが，医療自らが，そのような公共的には根拠なき希望的観測に過ぎない信念を採用して，患者の希望を保とうとするわけにはいかない。

　こうして，治癒の望みも，死後の生への望みも公共的な視点からは不適当であるとすると，希望はどこに見出されるのか。

　ところで，死は私たち全ての生がそこに向かっているところである。遅かれ早かれ私の生もまた死によって終りとなることは必至である。その私にとって希望とは何か——考えてみればこの問いは，重篤な疾患に罹った患者にとっての希望の可能性という問題と何らか連続的であろう。そして，多くの宗教は死後の私の存在の持続を教えとして含み，そこに希望を見出そうとしてきた。それは人間の生来の価値観を肯定しつつ，提示される希望である。だが他方宗教的な思想には，死後の生に望みをおく考え方を拒否する流れもある。その場合は，人間はもっとラディカルに自己の望みについて突き詰めるのである——「死後も生き続けたいという思いがそもそも我欲なのである」とか，「自己の幸福を追求するところに問題がある」というように。それは生来の価値観を覆しつつ提示される考えである。では，死が私の存在の終りであることには何の不都合もないではないかとして，これを肯定した場合に，希望はどこにあるか——どのような仕方であれ，「死へと向かう目下の生それ自体に」と応えるしかないであろう。

　人は今度はここで何かを「遺す」ということにこだわることがある——「生きた証しを遺す」とか「人は死んで名を遺す」というように。もちろんこうしたこだわり自体に否定的な考え方もあり得るが，「遺す」ということは結局，終りに至るまでの生を通して行うことであり，その生の意義をそのようなアスペクトで見ていると理解するならば，これも希望を目下の生自体に見出す仕方の一つということになろう。

　終りのある道行きを歩むこと，今私は歩んでいるのだということ——そのことを積極的に引き受ける時に，終りに向かって歩んでいるという自覚が希望の根拠となる。そうであれば「希望を最後までもつ」とは，実は「現実への肯定的な姿勢を最後まで保つ」ということに他ならない。つまり，自己の生の肯定，「これでいいのだ」という肯定である。「自己の生」といっても，生きてしまっている生（完了形）としてみることと，生きつつある生（進行形）としてみることとの二重

の視線がある。完了したものという生のアスペクトにおける肯定は「これでよし」との満足である。他方，生きつつある生，つまり一瞬先へと一歩踏み出す活動のアスペクトにおける，前方に向かっての肯定，前方に向かって自ら踏み出す姿勢が，希望に他ならない。

　そうであれば，死を肯定するとしても，それが一歩踏み出した先が死であろうともよいのだという肯定的な前向きの姿勢におけるものか，あるいは一歩踏み出すことから退く方向，生を否定する方向におけるものか，が差異化する。つまり，それは希望ある死への傾斜と絶望からの死への傾斜との区別である。前向きであり得るかどうかは，完了形の生（これまで歩んできた生）を肯定できるかどうかにかかる。絶望は，現状の否定の上での，一歩踏み出すことの拒否である。

　では，どこにそうした肯定的な姿勢の源を求めることができるだろうか——人間の生のそもそものあり方に，だと思う。生は独りで歩むものではない。共同で生きるように生まれついている人間は，皆と一緒に，あるいは，少なくとも誰かと一緒に，歩むのでなければ，肯定的姿勢を取れないようにできているらしい。そうであればこそ，希望は「自分は独りではない」ことの確認と連動する。死に直面している人と，また厳しい予後が必至の病が発見された人と，医療者が，家族が，友人が，どこまで共にあるかが鍵となる。「先行きはなかなか厳しいところがあります。でも私たちはあなたと一緒に歩んで行きますから」——私が敬愛する医療関係者たちが「希望のもてる説明を！」というリクエストに対して見出した応答は，まさしくこのことに言及するものであった。——もちろん，悲しみが解消されるわけではない。悲しみは希望と共にあり続ける。それが死すべき者としての人間にとっての希望のあり方なのであろう。

〔清水哲郎：死に直面した状況において希望はどこにあるのか．思想，921：1-3，岩波書店，2001より一部改変〕

❷────死を受容するということ

「こんな人生は生きたくない，死にたい」という思いを「希死念慮」と言います。死が近づいた状況で，いろいろつらい症状がでてきたような状況で，希死念慮を抱くことが時に見受けられます。医療・ケアの立場としては，そのような思いを克服できるようにサポートする方途を考えます。

　他方，近い将来の死が避けられないという状況になって，「まだ，死にたくない」となんとか死を回避できる道を見出そうとする人もいます。このような人に対しては，医療・ケアの側は，その思いがもっともであるとしながらも，死を回避しようと道を探すより，自分の状況を適切に理解し，「死を受容する」ことが良いと一般には考えています。ここでは，こうした自らの近い将来の死に対する態度について考えてみましょう。

◉ 死の受容に至る5段階説

初めに，医療・ケアの世界でしばしば引用される，死の受容に至るプロセスについてのキューブラー・ロスの説を説明しておきましょう[7]。死に直面した人は，最初はその現実を否定し，認めない気持ちになりますが，そこからいくつかの心理状態を経て死の受容に至るとして，そのプロセスを次の5段階として提示したと説明されることが多いようです。「悲嘆（grief）の5段階」とも言われます。

❶否認（denial）

死が免れがたいという診断が何らかの誤りであると思い，現実はもっと自分にとって好ましい状況だという思いに固執する。

❷怒り（anger）

否認を続けられない（死を免れない）と自覚するようになると，不満やイライラを，ことに近しい人たちに対して抱くようになり，「どうして私なの？　こんなのフェアじゃない」等と怒りをぶつける。

❸取引き（bargaining）

何か死を免れる手立てがあると期待して，例えば，生命予後の延長を生活様式を改善することにより得ようといった取引きを試みる。自らの宗教的信仰の対象を取引きの相手にすることもある。

❹抑うつ（depression）

死を免れることはできないという認識により絶望した状態。この段階では，沈黙し，訪問者を拒み，日々を悲しみに沈み，不機嫌に過ごす。「私はもうすぐ死ぬさ，だからどうしたって言うんだい？」

❺受容（acceptance）

死を免れないことや避けられない未来を受け容れた状態。穏やかに自らの人生を回顧するなど，感情も安定した状態になる。

キューブラー・ロスは，この5つのタイプの状態を提示しはしましたが，必ずこの5段階をこの順序で経ていくとは言っていません（そのように誤解されそうな書き方をしたことを後になって悔んでもいます[8]）。「死の受容」は心が安らかに平和になった状態だとも言っていません。人の心の動きはそんなに単純なものではありません[9]。

以上，キューブラー・ロスの5段階説はいろいろと論じられているので，ここでは

7) E. Kübler-Ross: On Death and Dying. Routledge, 1969／鈴木 晶（訳）：死ぬ瞬間—死とその過程について．中央公論新社，2020.

8) E. Kübler-Ross,D. Kessler: On Grief & Grieving—Finding the meaning of grief through the five stages of loss. Scribner, 2005.

9) DB. Feldman: Why the Five Stages of Grief Are Wrong—Lessons from the (non-)stages of grief. Psychology Today, Retrieved May 15, 2018.
https://www.psychologytoday.com/us/blog/supersurvivors/201707/why-the-five-stages-grief-are-wrong (posted July7, 2017, 2022年3月10日アクセス)

簡単に紹介するにとどめます。そして，以下では死が近づいた段階における人の思い
について「死んだほうが良い」と「死んでも良い」の違いについて少し考えてみたいの
です[10]。

◉ 希死念慮と死の受容

　死がそれほど遠くはない未来のこととして感じられるようになった時，医療・ケア
従事者としては，患者の身体面を快適に保つコントロールはもちろんのこと，死に直
面しているという患者の心理面や自己の状況理解について配慮することがことに重要
になります。この面の配慮について「死をどう理解し，これに対してどういう態度を
とるか」という観点でまとめることができるでしょう。このことを「希死念慮」とい
うキーワードを中心に検討します。

◉ 「もう死にたい」と「もう死んでも良い」の間

　目下の問題が起きる状況を，患者の側に立って記してみます：

> さまざまな不都合，不快なことが身体に起き，治療を続けてきたけれども，なお解
> 決されていないと思う。医療者の説明を聞き，あるいは自分の身体が弱ってき，で
> きることがどんどん減ってくるという現実に直面して，死が迫っていると感じる。

　こういう時に，ある人は「まだ死にたくない」「ぎりぎりまで生きようと頑張ろう」
と思うかもしれませんが，ある人は「もう生きていても仕方ない（意味ない）」「もう
死んでも良い」，あるいは「死んだほうがましだ」「死にたい」と思います。これらは，
ある意味で自然な反応と言えるでしょう。
　これを医療・ケアの立場から見ると次のようになるでしょう：

> 「もう早く死にたい」と患者が訴えている。これは希死念慮と言えるだろう。身体
> の状況や心理的な問題に因るうつ状態になっているのではないか。最後の生をそれ
> なりに積極的に生きる気持ちになれるように，できることは何かないだろうか。

　ここでは，「もう早く死にたい」といった表現から患者のうちにあると看做される希
死念慮は，差し当たって好ましくない反応とされています。医療・ケアに携わる者は
通常，キューブラー・ロスの説などを援用しつつ「怒り，取引き，抑うつ」といった
段階を仮定して，「人生の終りが近づいている患者やその家族は，死を受容できたほ
うが良い」と思います。では，「死を受容する」とはどういうことでしょうか。「死にた
くない，死ぬのは嫌だ」と拒否するのではなく，「やるべきことはやった，思い残すこ

10）以下の部分は，次の拙論に基づいています。
　　清水哲郎：希死念慮と死の受容．ターミナルケア，10(3): 165-9, 2000.

とはない，もう死んでも良い」と思う状態ではないでしょうか。あるいは「そりゃあ，生きられるものなら生きていたいけれど，こうなったら仕方ない」くらいかもしれません。「死ぬことは私にとって悪いことではないかもしれない」と思うことができればさらに良いと評価する人もいるでしょう。いずれにせよ，不満のまま死ぬのではなく，それなりの諦めなり，自己の生への満足をもって死に向かうということではあるでしょう。

では，医療者が良いと思う「死を受容している」患者の状態と，「早く死にたい，直ちに死にたい」という好ましくない状態との間は，どう線引きできるでしょうか。確かに「もう死んでも良い」と「もう死にたい」とは論理的には違うから，前者は好ましい死の受容であり，後者は好ましくない希死念慮であると一応は言えるかもしれません。しかし，人の死への姿勢としては，両者の間は連続的であって，境界ははっきりしないのではないでしょうか。

◉「〈が〉良い」と「〈で〉良い」の使い分け？

全く別の日本語表現に関する例を挙げますと，ファミレスでメニューを見て「（僕は）カレーが良い」「（私は）カレーで良い」と選ぶ際に，この2つの表現は発話者の姿勢の違いを示していると，辞書的には思われます。前者は積極的に「カレー〈が〉良い」と選んでいます。他方後者は，本当はもっと別のものが食べたかったのだが，経済的理由か，メニューになかったかで，それが選べないので，「仕方ない，じゃ，カレー〈で〉良いや」という気持を推定できます。しかし，現実の発話者は〈が〉と〈で〉を意識的に言い分けているかというと，そうとも言えません。カレーが本当に食べたいのに，慣れで〈で〉と言う人もいるように見受けられます。

同様にして，「死んだほうが良い」と「死んでも良い」の間には〈が〉〈でも〉の違いがありますが，この使い分け，線引きは人によっても違い，また，〈でも〉と言っていても〈が〉の気持ちかも知れないのではないでしょうか（その逆もあり）。そうすると，これに対応する発話者の姿勢について，好ましい姿勢と好ましくない姿勢とをどう判別できるでしょうか。

そもそも，「こんなことならもう死にたい」という発言を聞いて，希死念慮だと判断するのは，臨床の対応ではないでしょう。実際にそういう場の経験がある医療・ケア従事者は，こういう発言について異口同音に，本当に死にたいのではなく「現在のつらさをなんとかしてくれ」とか「独りぼっちでさみしいよ」といった心の訴えであることが多いと，また発言の元にある気持ちに共感的に対応する必要があるとコメントするのです。

◉ 希死念慮＝うつ？

また，希死念慮に関してはうつ病の症状の1つとして挙げられます。そうすると，希死念慮があれば，うつ病ないし抑うつ状態の可能性があるとも見られることになる

▶私は実は「カレーでいいや」と注文しているのを聞くと，腹が立つのです。「でいいや」くらいの食べる気なら，食べるな！ とね。「ぜひカレーが食べたい」くらい言えよ！ とね。

のではないでしょうか。確かに身体状況からいって特に死に直面しているわけでもないのに，「生きていても仕方ない，死にたい」といった思いをもっていれば，病的なものである可能性が高いということになるかもしれません。その人の現実の状況ではいくらでも可能性があるのに，それに背を向けているからです。他方，現に死に直面している人の思いに同じスケールをあてて判定できるでしょうか。自分の身体の状況を適切に把握していればこそ，「生きているとつらいことばかりだ」と考えることがあっても，決して不自然ではないでしょう。

　以上，私は問題を明らかにするために，あえて精神医学についての無知をことさらに晒して，こう言ってみました。この点については専門家から，何らかの解答なり，示唆なりが与えられることを期待しています（20年前にもこう書きましたが，現在に至るまで腑に落ちる回答はありません）。

◉ 希死念慮をどう評価するか

　さて，うつ状態の場合は除外した上で，なお死に直面した場合の人の姿勢を区別して，「もう死んでも良い」は好ましい死の受容であり，「もう死にたい」は好ましくない希死念慮である，と区別したとします。ここには，「人は最期まで生きる姿勢を保つべきであり，死を積極的に選ぶべきではない」という価値観が前提されています。しかし，そういう前提で医療者が動くとすると，それは特定の世界観を患者に押し付けていることにならないでしょうか。価値観の多様性を認め，相手の価値観を尊重するという原則をここでも貫くならば，「もうこうなったら生きていても仕方ない」という患者の価値評価を尊重しなければならないはずではないでしょうか。

　しかし，こう言ってしまうことにも問題が残ります。医療はそもそも一定の価値観を前提して，それに依拠しつつ活動するものだからです。つまり例えば，「元気で長生きが良い」という，ごく一般的な価値観です。そういう価値観を否定する患者が現れたからといって，医療はその患者の価値観に合わせた選択を積極的にするわけではありません。例えば，「若くて美しく輝いているうちに死ぬほうがよい」と考える患者が「今のうちに死なせてくれ」と言ったからといって，それに応じはしません。医療が基づくこうした価値観の線上に，「死に直面しても最期まで生きることを肯定するほうが良い」という価値観があって，それに則って医療は動いている，ということができます（医療側と患者の価値観の対立については，☞p.173-174参照）。

　とはいえ，死に直面する場面では，医療がもっている「死よりは生のほうが良い」という価値観に反する結果が時としてもたらされます。そこで，「死に直面しても最期まで生きることを肯定するほうが良い」というだけでは済まない要素が出てきます。「死は敗北ではない，死は必ずしも悪いことではない」といった価値観がなければなりません。そもそも人間は皆いつか死ぬのです。それもそんなに遠い未来においてではありません。医療がもし「死よりは生のほうが良い」という価値観のみを単純に

立てていくとすれば，すべての人について医療はいつか目標を達成できないことになってしまいます。ですから，「できるだけ元気で，できるだけ長生き」という価値観は良いでしょうが，無限定に「死よりも生が良い」とはなりません。死を人間がいつかはそこに行きつく終着点であると認めるならば，「そのような死は（生と並んで）良い」のです。そこに医療が死を肯定する局面があるのです。しかし，それは「もうこうなったら死んだほうが良い」とは似て非なる価値観です。

では，どう似て非なのでしょうか。本章1-1「死に直面する者の〈希望〉」では，希望をめぐって，現在持続している「生きる」を，進行形で見るアスペクトと完了形で見るアスペクトを区別し，現在に至る生を完了形のアスペクトで見て満足できることが，進行形の生きつつある生を，たとえ一歩先が死であるとしても，前向きに一歩踏み出すあり方，すなわち希望をもつことにつながるとしました（☞p.217参照）。このあり方はまた，「死んでも良い」という現在の生を肯定する姿勢でもあります。これに対して，「死んだほうが良い」は，現在完了した現在に至る生を否定的に評価することから，進行形の生を一歩前に進めることを拒否するあり方です。

「死んでも良い」と「死んだほうが良い」の間に明確な線を引くことが，医療・ケアにとって基本的に重要です。

▶「死よりも生が良い」のは大体においてそうだが，いつもそうとは限らない，という点は，次章の緩和ケアのところで再登場しますから，そこを楽しみに読み進めてください。

結局，最期まで希望をもって歩むことと，死を受容して最期まで前に一歩踏み出し続けることとは，同じことを指す2通りのアプローチだったということができます。第16章では，人生の最終段階における医療・ケアをテーマとしますが，以上はそれに対する，死に直面する本人の視点からの序説となったと言えそうです。

② 人生の終りに向かう意思決定・心積りとその支援

本人・家族と医療・ケア従事者が共同で進める意思決定プロセスについては，本人・家族の意思決定支援も含めて，すでに第12章で基本的なことを確認しました。これを前提にして，ここでは，人生の最終段階における医療・ケアの選択をテーマとした場合について，医療・ケア従事者として本人・家族の意思決定をどのように支援するかを検討します。

目指すのは，本人にとって最善かつ本人の意に叶っており，家族も納得して受け入れられ，医学的にも推奨ないしは許容できる選択に至ることです。ここで人生の最終段階と限定して考えるのは，本人が人生を全うすることに関わる選択であること，また，死が近づくと多くの場合，本人の意思決定能力が弱まるため，まだ元気なうちに本人が家族や医療・ケア関係者と予め話し合って，合意形成をしておくことが，本人の善い人生の終りのために重要であることなどからです。

■1───厚生労働省ガイドライン2018改訂版が示す意思決定プロセス

まず，厚生労働省が2018年に公表した「人生の最終段階における医療・ケアの決定プロセスに関するガイドライン 改訂版[11]」が示している指針は，本書が推奨する〈情報共有－合意モデル〉（☞p.160参照）と細部まで親和的です。同ガイドライン改訂版は，そのタイトルが示す通り，人生の最終段階における医療・ケアをテーマとして，「ACP」(advance care planning)と呼ばれる本人・家族の意思決定支援の考え方にも留意しながら，意思決定プロセスのあり方についての指針をまとめたものです。「人生の最終段階の医療・ケア」が意思決定プロセスのテーマであるということは，その意思決定プロセスは人生の最終段階になってから，今何を選択するかを検討するというだけでなく，まだ，人生の最終段階にはなっていない時期に将来のことを予め検討し，意思決定に至ること，そのために本人（や家族）の意思決定を支援することが伴うことになります（この「予め」行う部分がACPです）。

以下，このガイドラインが示していることをまとめることから始めましょう[12]。

◉ 関係者の合意を目指し，合意に基づいて決定する

同ガイドラインは，意思決定プロセスについてまとめて指針を提示している部分で，(1)「本人の意思の確認ができる場合」と(2)「できない場合」に分けて説明しています。このあたりの流れをガイドライン本文に沿ってまとめると下図のようになります。

厚生労働省ガイドライン2018改訂版による意思決定プロセス

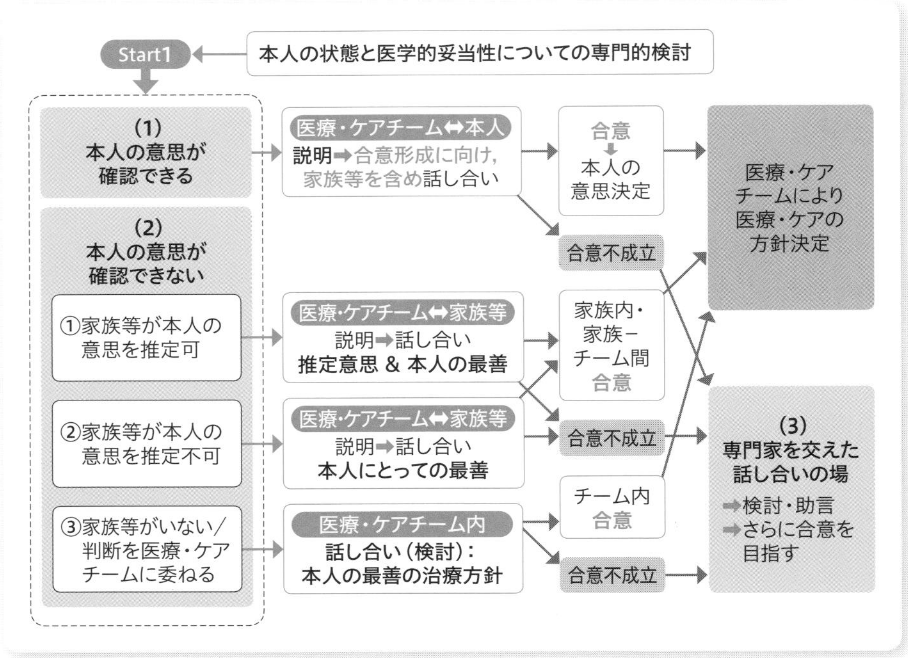

　この図では３か所に赤字で「合意」とあり，合意を受けて右側の「医療・ケアチームにより医療・ケアの方針決定」に進むようにされています。しかし，ガイドラインの本文の該当部分には「合意」ということは全く書かれていません。しかしながら，図にも記されているように，本ガイドラインには (1)「本人の意思の確認ができる場合」，(2)「できない場合」に続いて，(3)「複数の専門家からなる話し合いの場の設置」という項目があり，「医療・ケアチーム内の見解がまとまらない場合，本人と医療・ケアチームとの話し合いで合意に至らない場合，家族等と医療・ケアチームとの話し合いで合意に至らない場合（図中の「合意不成立」)」に，複数の専門家やチーム外の者が加わった話し合いの場を設けて助言を求めると説明されているのです。そして，その話し合いの場で助言を得た上で，医療・ケアチームはさらに合意を目指して，本人や家族等と話し合うようにと言われています。

　図中に赤字で「合意」と記入したところは，「合意に至らない場合は，(3) の話し合いの場に行くのであれば，そこに行かず「医療・ケアチームにより医療・ケアの方針決定」に進むのは，**合意に至った場合であることになる**という論理によります。つまり，ここに肝心の合意が隠れているわけです。かつ，(3) 専門家を交えた話し合いの場は，チームがさらに合意を目指すための検討・助言をする場であると分かると，本ガイドラインの意思決定プロセスの要，意思決定支援の要は，「本人，家族等，医療・ケアチーム間の合意」にあることが確認できます。合意を目指す話し合いであればこそ，そのプロセスが意思決定支援にもなるのです。

◉ 合意を目指す話し合いの中身＝意思決定支援の進め方

　では，この合意を目指す話し合いでは，具体的にどういうことがなされるのでしょうか。この点について改訂版ガイドライン解説編を見渡すと，以下の２点が抽出できます。

医学的妥当性・適切性

　本人の意思決定は，「医療・ケアチームによる医学的妥当性・適切性の判断と一致したものであることが望ましい」とされています（解説編「2 人生の最終段階における医療・ケアの方針の決定手続」の注10）。ここで「医学的妥当性・適切性」は，医療側が検討し，本人側に説明され，合意形成を目指す話し合いにおいて考慮されます。

人生と価値観

　医療・ケアチームには「本人のこれまでの人生観や価値観，どのような生き方を望

---

11) ガイドライン本文だけのURLもありますが，「解説編」は本文と解説の双方を併せ見ることができるのでお勧めです。解説編にしか出ていない用語が，厚生労働省のパンフレットで重要事項として取り上げられることもあります。
https://www.mhlw.go.jp/file/05-Shingikai-10801000-Iseikyoku-Soumuka/0000198999.pdf
（2021年11月5日アクセス）

12) より詳しくは次を参照してください。
清水哲郎：厚生労働省「人生の最終段階ガイドライン」と《情報共有－合意モデル》．清水哲郎，会田薫子，田代志門（編）：臨床倫理の考え方と実践──医療・ケアチームのための事例検討法．pp.105-9, 東京大学出版会，2022.

むかを含め，できる限り把握する」ことが要請されています（解説編「基本的な考え方」の4）。また，本人には，自らの意思を伝えられない状態に備えて，同様のことを家族等と日頃から話し合っておくことが勧められています（解説編2の注13）。すなわち，医療・ケア側は，本人が個別の選択についてどのような意向であるかだけでなく，個々の意向のベースにある本人の人生観・価値観を知る必要があります。それを本人と共有した上でこそ，それを評価の物差しとして，当該の本人にとっての最善について個別化した検討を本人や家族と共同で行えるからです。そのような共同の検討こそ意思決定支援に他なりません。

　以上のように，ガイドライン改訂版は関係者の話し合いに関して，医学的妥当性および本人の人生観・価値観を重要なポイントとして挙げています。これらをどのように話し合いに活かすかについての言及は見当たりませんが，第12章3「合意を目指す検討：意思決定支援のプロセス」（☞p.168参照）による指針がありますので，ご参照ください。

◉「家族等」の範囲と役割

　以上，「本人と医療・ケアチームとの合意形成に向けた十分な話し合い」の内容について考察しました。これに加えて，医療・ケアチームが話し合う本人以外の相手について，触れておきます。これは，ガイドライン改訂版においては「家族等」として言及されており，法的な家族に限定せず，一緒に暮らしている人々等，本人が事実上家族のように遇している相手，さらには，本人が自分の代弁者として指名した者も含んでいます（解説編2の注12）。

　旧版のガイドラインは，本人が意思決定に参加できる場合は，医療・ケアチームが話し合う相手は本人のみという扱いでしたが，改訂版では，本人と共に「家族等」も参加することを許容ないし奨励するようになっています（解説編「基本的な考え方」）。

　ただし，「代弁者」も含め「家族等」は本人が意思決定できなくなった場合に，「代理意思決定者」「代諾者」という立場になるわけではありません。つまり，「代理人」とか「代弁者」などと呼ばれる者が本人に代わって選択したり，許諾したりするわけではないのです。そもそも，そのような力をもった代理人という存在は，現行法の限りでは認められていないようです。本ガイドライン改訂版においては，「家族等が意思決定する」とは決して言わず，あくまでも合意を目指す話し合いの参加者として位置付けられています。本人が意思決定に参加できない場合には，本人の意向を推定できる立場であることで「いっそう重要」とされますが，参加者という位置付けは変りません（解説編2の注13）。では，医療・ケアチームと家族等が話し合う場合に，どのようにして決定に至るのでしょうか。前述したように「合意」によるのです。

◉ 合意と本人の意思決定との関係

　改訂版ガイドラインは，「インフォームド・コンセント」を「適切な情報に基づく本

人による**意思決定**」と説明しています（解説編「基本的な考え方」の 3）。この点を，ガイドラインが示す意思決定プロセスの流れと考え合わせますと，合意に際して（ないしは，基づいて）「本人が意思決定する」とあることがインフォームド・コンセントのことだと解することができます。

　ここで付言したいのは，「適切な情報に基づく」（informed）とまとめられた内容には，医学的な情報のみならず，自らの人生観・価値観について関係者が理解して，それに相応しい（＝「自分らしい」）選択肢を一緒に考えて合意に至ったこと，したがって今自分が行う意思決定は関係者に支持されているといった情報も含まれる，と解すべきだということです。すなわち"informed"な意思決定は，「こうした情報の了解を伴った」意思決定なのです。この点については，第12章2-1のインフォームド・コンセントについての説明をお読みください（☞p.162参照）。

2 ─── さまざまな意思決定支援

◉ 直近の治療・ケアの選択

　医療・ケアをめぐる本人・家族の意思決定支援というと，まずは，直近の治療・ケアの選択というテーマと将来の治療・ケアの（暫定的）選択というテーマに大きく分けることができるでしょう[13]。ここで「直近の…」としたのは，目下の疾患に対する治療方針の選択，退院時における今後どこで暮らすか（療養するか）の選択（退院調整）といった，現在選択を迫られていて，**決めたならば直ちにそれを実行する**ような内容の選択のことです。また，「将来の…」としたのは，将来かくかくの状態になった場合にどうして欲しいか・どうしたいかを〈予め〉考えて**暫定的に決めておく**・心積りしておくという内容の選択のことです。いずれの場合にも，すでに説明した〈情報共有−合意モデル〉に沿った（したがって厚生労働省のプロセス・ガイドライン改訂版が示すところの）プロセスが望まれます。

　まず，「今どうするか」の意思決定支援としては，次の諸点を挙げておきます。

❶本人（家族）が自らの身体の状況および治療等の選択肢について適切に理解するよう努め，どれにするかを考えることができるように，説明し，かつ理解できたかどうかを確認します。

❷本人の人生にとっての最善を本人・家族と一緒に考えられるように，本人・家族から本人の人生・生き方・価値観や，本人・家族の治療等の選択肢に関わる事情・意向等を聴きとります。

❸治療等の選択肢について本人・家族と一緒に考えながら，本人・家族が考え併せることが望ましいポイントを押さえているか，医療側からの説明等に関して誤解

▶最近，意思決定支援というとACPだと思う傾向が一部にあるようです。でも，本書が提唱する情報共有−合意モデルでは，すべての医療・ケア上の選択に支援が要ると考えています。

---

13) 清水哲郎：本人・家族の意思決定を支える—治療方針選択から将来に向けての心積りまで．医療と社会，25(1)：35-48, 2015.

が生じていないかを見分け，必要に応じて本人・家族の視線を必要なポイントへと向け変えることを促すような働きかけをします。

〔例1〕家族が，自分たちの都合に合わせて本人の治療等についての希望を語っているのに対して，「ご家族にとってもできるだけ良いようにプランを立てるのはもっともなことです。併せて，ご家族はご本人のことをよくご存知ですので，ご本人の身になってみて，ご本人にとってはどうすることが最善か，お考えをお聞かせくださいませんか」などと，本人の立場から考えるようにプッシュします。

〔例2〕生命維持をすれば余命が相当延びるという説明だけでそれを選ぼうとしているのに対して，「生命の長さだけではなく，どういう生活になる見込みなのか，いのちの中身も考えた上で決めてはいかがでしょうか。よろしかったら，このあたりのことを主治医に聞いてみましょうか」などと，考え併せるべきポイントを示唆します。

column

愛という名の支配

　意思決定に際して第一の当事者は患者本人ですが，家族もまた当事者です。家族は**患者本人の療養生活を支えるケアの担い手**として期待され，また，**本人の人生観・価値観や意向を見聞きしている**ことが多いので，**暮らしやケアの選択に際して本人の意思を代弁する**ことが期待されます。こうしたことは，家族内の〈皆一緒〉に傾いた助け合う関係に由来します。

　しかし，**本人と家族の〈皆一緒〉は麗しいばかりではありません**。例えば，本人抜きで家族が病状を聞きに行き，それが思わしくない場合に「本人にはこのことは絶対に伝えないでください。本人はそんな話を聞いてしまったら生きる気力を失ってしまいます。知らないほうが幸せです」などと言うことがあります。本人が聞きたいかどうかなど関係なしに，伝えないと決めてしまいます。こうしたことのベースには次のような事情が考えられます。

- 〈皆一緒〉なので，自分たちが本人にとって善いと思ったことは，本人の意向に関わりなく，実行してしまう。つまり，本人の意思を軽視する結果となります。
- 本人を保護しようとして抱え込む，本人の苦悩に対する閾値が低い（＝本人の苦痛を本人が感じている以上に強く感じてしまいます），患者の克服する力を過小評価する，といったことが起きます。これは本人を家族中の弱者と看做し，護ろうとする姿勢に伴っています。

　こうした振舞いや姿勢は愛情に発しているには違いないでしょうが，それは**本人を支配し，自分の腕の中に抱え込もうとする愛**です。いつまでも**自分の支配下で幸せに生きる**ことを求める愛です。そういう愛から発すると，本人に「長く生きていて欲しい」と望むことが，ともすると本人のためというより，自分のためのものとなってしまいます。

❹疾患の状況が厳しく，治療の選択肢は限られており，自らのいのちを贖うために
は，自らの今後の人生の物語りを大きく書き換えなければならない状況で，決心
がつかない場合があります。本人が新しい物語りを紡ぎ出せるような支援が望ま
れます。

〔例3〕ヴォーカルを担当するミュージシャンが喉頭がんと診断され，転移・再発
を防ぐため声帯の切除，永久気管孔形成を含む手術を提示されました。声を失うな
らば，ひたすら進んできたミュージシャンとしての人生，思い描いてきた今後の人
生の物語りを諦めなければなりません。本人が，捨てなければならないことの大き
さに愕然とし，ためらうのはもっともなことです。ここで，ヴォーカルとしての活
動は諦めるとしても，別の道，例えば作曲や編曲，あるいは演奏など，ミュージ
シャンとして活躍する余地はまだまだあるといったことに目を向け変えて，自らの
今後の人生の物語りを前向きに書き換えられるように支援します。

　このように把握すると，**家族のために弱い者に犠牲を求める**という仕方で支配する愛が現われることも理解できます。例えば家族の中に受験生がいると，気を散らさない環境にするために「おばあちゃんには施設に入ってもらいましょ，おばあちゃんだって分かってくれるわよ，かわいい孫のためだもの」というような場合です。年金がもらえるからという理由で，親をできるだけ長く生かして欲しいと希望すること，さらには家庭内暴力（DV）も支配する愛の歪んだかたちだと言えるかもしれません。

　「遠くの長男・嫁に出た娘」症候群と呼ぶことにしますが，家族内で起きる次のような事態があります。例えば，本人は死が近い状態です。本人と一緒に暮らしている家族は，「最後まで穏やかに自宅で過ごしたい」「少しでもいのちを延ばそうと治療するなんて，もう必要ない，つらいばかりだ」という本人の意向を理解し，合意の上で本人の希望に沿った対応をしています。するとそこに，典型的には「遠くの長男」ないし「嫁に出た娘」が訪ねて来て，「悪いというから来てみたら，入院しないで自宅でただ寝かせてるだけ？　点滴もしてもらってないなんて，お母さんかわいそう！　先生に頼んでできるだけのことはしてもらわなければダメでしょ」などと声高に語ります。実は，これまでご無沙汰だったことが後ろめたく，それを挽回し，自分が本人のことを誰よりも大事に思っているのだということをアピールして，一緒にいる家族を非難している，ということが，ままあるのです。これもまた，支配する愛の発露と言えましょう。

　以前は「親戚のおじさん」がこのようなケースの主役だったのですが，核家族化がますます進んだ結果，今では「遠くの長男・嫁に出た娘」に役どころが移ったということでしょう。なお，同様の事態が米国では「カリフォルニアから来た娘症候群」（Daughter from California Syndrome）[14]という名で知られています。

---

14) W. Molloy, David, R.M. Clarnette, E.A.Braun, et al.: Decision making in the incompetent elderly—'The Daughter from California Syndrome'. J Am Geriatr Soc, 39 (4): 396–9, 1991.

❺疾患の状況が厳しい場合など，次のようなことがままあります。

● 本人や家族がそれを認めたくない。

● どれを選ぶにしても厳しい状況であるので考えたくない。

● 自分たちの希望に沿った選択肢があるはずだという思いから，そういう選択肢を創り上げてしまい，それに固執する。

　このような状況に置かれると，周囲から見て常識的ではないと見られる言動になることも，ままあります。そのような場合，結果としての言動に対するのではなく，そのような言動をもたらしている本人や家族のつらい思いに寄り添うケア的対応が望まれます。

　以上は網羅的に挙げたものではありませんが，こうしたことを参考にしつつ，本人・家族の現在の思いを理解すること，何でも話して大丈夫だと思ってもらえるようになることから始めることが大事なのではないでしょうか。

　なお，以上の諸点は，「人生の最終段階における医療・ケア」というテーマに限らず，医療・ケアに関わる選択一般に妥当します（そういう例も入っています）。しかし，本人が人生の最終段階に入っている場合，直近の選択が意思決定支援のテーマになることはいくらでもあります。

◉ 将来の治療・ケアについての暫定的選択／心積り

　以上で示した直近の選択をめぐる支援のあり方は，将来の治療・ケアに関しても同様に適用できます。その上で，ここでは，将来の治療・ケアについての選択が「暫定的」であることを確認しておきます。「暫定的」とは，辞書的な説明を試みれば「目下のところ一応定めているが，まだ確定はしていない」といった意味になるでしょう。「まだ確定していない」のは，現時点で「将来Aという状況になった場合には，Bを選択する」と決めても，直ちにBを実行するわけではなく，今後Bを選ばないとなる可能性もあるからです。すなわち，将来Aという状況になった場合に，その時点で改めて直近のこととして選択のプロセスを辿ることになります。その結果，「Bを選ぶ」となって初めてBの実行に進むのです。つまり，そこで初めてBを選ぶことが確定するのです。

　このように，将来のことについての現時点での選択は，暫定的なものであることを免れず，将来，その選択が直近のことになって初めて，確定的になるという性格をもっています。したがって，例えば，まだ元気なうちに人生の最終段階になったら，どのような治療をして欲しいか，欲しくないかについて検討し，本人がBという内容の治療・ケアを選んだとしても，それで終りではありません。実際に人生の最終段階になり，Bをするかどうかが直近の選択のテーマになった場合に，再度検討してBを実行するかどうかを確認するのです。

● ポスト健康寿命期に備える心積り

　老いによる人生の終りは，身心の衰えが進行することでもたらされます。高齢になっても周囲の介助なしに身の回りのことができ，元気でいる間は健康寿命と呼ばれ，この時期をできるだけ延ばそうとする試みが盛んになされています。しかし，長生きすればいつかは何らかの介助が必要になります。このように弱くなった状態を「フレイル（frail, frailty）」と呼びます。そういう時期になりかかる状況では，身心の衰弱により自立が揺らぎます。ここでリハビリなどの対応により，フレイルにならないようにすることが，「健康寿命の延伸」という試みです。

　しかし，長生きしている限り，いつかはフレイルが始まります。そして，老いによる弱さ（frailty）は段々進行します[15]。最近のデータでは，60歳時の平均的な健康寿命と平均寿命の差は男性で5.1年，女性で6.8年，全体で5.9年となっています[16]。つまり，健康寿命が終った後の**ポスト健康寿命期**に，平均6年ほどかかって必要な介助（介護）の程度が進み（＝老いによる弱さが進行し），遂に人生の終りに至るのです。このポスト健康寿命期にどう暮らし，医療やケアについてどのような選択をするかを，元気なうちから予め考え，家族や医療・ケア従事者と話し合って「心積り」しておくことが望ましいです。ただし，元気な時期ですと，医療・ケア従事者とのつながりがないか，あっても関係が薄いことが，心積りのネックになっています。差し当たっては，本人と家族とで考えられるように，心積りを支援する『心積りノート』を研究開発しています[17]。

● ACP：人生の最終段階に備える意思決定支援

　将来の医療・ケアについての選択は通常「暫定的」なものです。しかし，ここに，本人にとっては「暫定的」と言い切ることができない場合があります。それは，「将来Aとなった場合には，Bという治療をする（しない）ことにする」という，将来についての選択のAの部分に，例えば「人工呼吸器を着けないと生命維持ができなくなった場合」というような条件に加えて，「自分が意思決定ないし意思表示できなくなった場合」という条件が付く場合です。つまり，Aという状態が現実になった際には，本人は意思決定に参加できず，したがって，先に将来のこととして決めたBを実際にするのかどうか，確認できなくなっているのです。ということは，先に将来のこととして表明した「Bをして（しないで）欲しい」が，本人にとっては「暫定的」ではなく，最終的な意思表明になってしまうのです。

▶ここに「60歳時の…健康寿命」とあるのは，60歳になった時に健康寿命が続いている人（＝健康面で日常生活が制限されずに生活できている人）は今後どのくらい健康寿命が続く見込みかを統計的に調べた結果のことです。また「60歳時の…平均寿命」は，生きて60歳になった人は今後どのくらいの寿命になる見込みかを統計的に調べた結果のことです。

---

15) 会田薫子：高齢者のためのACP：Frailtyの知見を活かす．（本書p.227 注12 の書籍に所収）
　　同：長寿時代の医療・ケア──エンドオブライフの論理と倫理．筑摩書房（ちくま新書），2019.

16) 清水哲郎，高齢者ケアの現場で《生・死》と《老い》を哲学する：臨床死生学的考察，老年精神医学雑誌，34：824-34，2023.

17) 『心積りノート』は，高齢者が自らの人生の終りを見据えつつ，これからの暮らしとケアを考えることを支援するノートです．http://clinicalethics.ne.jp/cleth-prj/pa/（2021年12月13日アクセス）

ただし，本人の予めの意思表示を受けて，実際にBをするかどうかを直近のこととして決めなければならない家族等や医療・ケア従事者にとっては，本人のかつての意思表明によってBが確定したわけではなく，今や意思決定プロセスを通して直近の選択をし，Bをなすかなさぬかを確定しなければなりません。

　このような性格の故に，「将来，自ら意思決定・表明できなくなる場合に備えて」予め希望を表明しておくことは特別なものとして，「リビング・ウィル（living will: 本人が生きているうちに効力が生じる遺言）」「事前指示（advance directive）」といった名称を付けられたのです。

　リビング・ウィル等は，当初は本人が将来自ら意思決定できなくなった場合のことについても「自分のことは自分で決める（選ぶ）」という自律を発揮するための手段として考え出されたものです。この考え方は〈説明−同意モデル〉（☞p.158参照）の系譜にあるものですが，死が迫っているような状況における治療の諸選択肢についての専門的知識も経験もない一般市民に，「自分で考えて選べ」と言っても適切にできるとは限りません。そのような理解が背景にあって，ACP（＝アドバンス・ケア・プランニング：直訳すると，事前ケア計画検討プロセス）と呼ばれるようになったコミュニケーションのプロセスが発達してきました。このやり方は，本質的に既述の〈情報共有−合意モデル〉の系譜にあるものです。ACPの本来のあり方は，次のように定義できるでしょう。

本来のACPを定義してみると

人生の最終段階に，本人が意思決定・表明できなくなる場合に備えて，

本人と家族および医療ケア・チームが予め話し合い，

どのような医療・ケアを行うかについて，

- 本人の人生および価値観を踏まえ，
- 本人らしい意思の形成を支援しつつ，
- 本人にとって最善で，家族も納得できる選択となるよう，

合意を目指すプロセス

　つまり，ACPは合意形成を目指すコミュニケーションのプロセスであって，プロセスを通してできる特定の成果物（リビング・ウィル，代理人指名，事前指示など）を指す用語ではありません。成果物ができることもありますが，肝心なのは，本人の個別の希望・意思を文書に残すことではなく，本人・家族等・医療ケアチームが話し合い，合意形成して行くプロセス自体です。とはいえ，そのプロセスを活かすためには，少なくとも医療・ケアチームが話し合った内容の記録を残しておく等の成果物が必要でしょう。成果物は，本人がやがて意思決定に参加できなくなった時に，実行のための意思決定プロセスで活かされることになります。

　先述のACPの定義はACP本来のものであり，日本に入ってきて臨床現場に受け容

れられる過程で，ACPが対象とする意思決定のテーマは定義が示すよりも広い範囲をカバーするようになりました。この変化を先に示した定義に反映させれば，冒頭の「**人生の最終段階に，本人が意思決定・表明できなくなる場合に備えて**」という限定から後半部が外され，「**人生の最終段階に備えて**」となったと言えるでしょう。厚生労働省が前述のガイドラインをベースに提唱している「人生会議」（ACPの愛称）や日本老年医学会の「ACP推進に関する提言」[18]がこの変化を代表しています。この程度の範囲の拡張は穏当であり，「本人が意思決定・表明できなくなる場合」という限定にこだわらなくてよいと思います。というのは，「本人が意思決定・表明できなくなる場合」について医療・ケアを考え始めると，より広い「人生の最終段階」ではどうなのかを考えることになりますし，逆に「人生の最終段階」の医療・ケアについて考えれば，「本人が意思決定・表明できなくなる場合」も考えなければならないからです。

「ACP」という用語について言いますと，この用語と共に知られるようになった意思決定プロセスや意思決定支援が，すべての医療・ケアに関わるテーマについてもなされるようになることは（これは要するに，情報共有−合意モデルの意思決定プロセス・支援をするということです），誠に望ましいことです。しかし，それらをすべて「ACP」と呼ぶことは用語の無用な混乱を招くので好ましくありません。「**人生の最終段階の医療・ケアについて**」と，ACPがカバーするテーマを限定しておきましょう。

ちなみに，国内ではACPを，リビング・ウィルや事前指示等の文書と同一視するような理解が一部に広まっています。しかし，ACPはそうした成果物ではなく，話し合いのプロセスのことです。本人・家族と話し合うプロセスをとばして，どういう文書を書いてもらうかといったことに重点を置く姿勢自体が，ACPの思想に反していることに留意しましょう。

❸———ACPの成果物

ACPは，関係者が合意形成を目指すコミュニケーションのプロセスであることには違いないのですが，互いに分かり合えたと思い，合意ができたと思ったことで終りにしては，将来についての「こういうことになった場合には，このようにしましょう」という合意事項が，そこで想定した場合が現実になった時に役に立たないでしょう。将来のことについての合意内容は，あくまでも暫定的なものですから，やがてそこで想定した状況が現実になった時に，改めて直近のこととして選択を検討することになります。そこでACPの成果を活かすために，ACPを通して得られた合意内容を，何らかの記録に残しておくことが望ましいのです。このような意図で作成するACPの目に見える成果物には，次のようなものがあります。これらはACPの話し合いの

18) 日本老年医学会：ACPに関する提言．2019.
https://www.jpn-geriat-soc.or.jp/press_seminar/pdf/ACP_proposal.pdf（2022年2月24日アクセス）

テーマがどのようなものであるかを示してもいます。

◉ さまざまな文書

　先に言及した厚生労働省のプロセス・ガイドラインにおいても，本人・家族等と医療・ケアチームとの話し合いの内容は都度文書として記録することが奨励されています。これについては，関係者の置かれた状況に応じて，また話し合う内容に応じてさまざまなやり方が考えられます。在宅で暮らしている高齢者のところに，在宅医，訪問看護師，ケアマネジャー，介護ヘルパー等々，さまざまな人々が出入りする状況では，例えば本人の傍らに話し合ったことを書き残しておけるノートを置いておき，医療・ケア従事者や家族等が自由に参照できるように，また記入できるようにしておく，というようなやり方が考えられます。本人が思いついた「こういう時にはこうして欲しい」といった希望をメモし，出入りする医療・ケア従事者がそれを見て，コメントや，了解・賛同等の意向を記していくといったやり方もあるでしょう。

　また，同じようなケアの環境でも，医療・ケア従事者が共同で使える電子カルテの類が備わっていれば，それを使い，記録が増えるごとにそれをプリントアウトして本人の自宅にも残しておく，というようなことも考えられます。ここでは，医療とか介護ということに限定せず，本人そして家族の気持ち・希望が自由に話せ，対応できるところは，医療・ケア側で「将来そういうことになったら，ここに書かれているようにしますからね，安心してね」と応答する，といった記録にしていくのがよいでしょう。

◉ 事前希望表明（advance statement，英国NHS）

　以上のようなさまざまに工夫された文書は，暮らしと医療・ケアについて，さまざまなことを自由に書けますので，医療・ケア側が知りたいことばかりでなく，本人の希望や家族のコメントなどを，医療・ケア側と本人側が共有するためのツールとして有効でしょう。これに連関して英国NHS（National Health Service，国民保健サービス）は，患者の希望を自由に話してもらい記録しておくことをadvance statementとして皆に推奨しています[19]。

　他方，以下に出てきますが，して欲しくない医学的対応を告げる文書（advance decision）や代理人指名（LPA: lasting power of attorney）は，やりたい人はやればよいものであるとして，むしろadvance statementを成果物の筆頭に位置付けています。この点，日本でも取り入れることをお勧めします。

◉ 生命維持目的の医学的介入を中心とした合意に基づくAD（事前指示）

　内容的には英国NHSがadvance decision およびLPA（代理人指名）と呼んでいるも

▶右で言及したさまざまな文書の多くは，次に挙げる「事前希望表明」と実質的に重なると思われます。そうしたものは，今後「事前希望表明」としてまとめて考えるようになるといいと思います。

19）National end of life care programme: Capacity, care planning and advance care planning in life limiting illness: A Guide for Health and Social Care Staff. NHS, 2008. https://www.england.nhs.uk/improvement-hub/wp-content/uploads/sites/44/2017/11/ACP_Booklet_2014.pdf（2022年2月20日アクセス）

の，また，従来の事前指示（AD: advance directive）に該当するものが，ACPの主な成果物と考えられる傾向があります。実際，米国やオーストラリア等では「事前指示」をACPの主要な成果物として位置付けています。従来の事前指示は，将来死が近づいた状況で本人の意思確認ができなくなる場合を想定して，起こり得る諸状況に対して本人がどのような治療を希望するか・しないかを予め指示すること（内容指示：リビング・ウィル）や自分の代わりに意思決定プロセスの話し合いに参与する者を予め指定すること（代理人指名：米国ではdurable power of attorney）を含む文書でした。ただ，従来は本人が自律を発揮して，自分で考え，決めるものと考えられていましたので（＝説明－合意モデル），ACPを経て作成されるもの（＝情報共有－合意モデル）とは意思決定プロセスが異なります。

　ACPによるこの種の文書を他の国々の例にならって「事前指示」と呼ぶことにするとしても，患者による「directive＝指示」という名付け方とは文書のもっている言語行為の力が異なっている点に留意したいのです。ACPを経てできたものですから，本人が患者としてひとりで「こうせよ」と指示しているわけではないからです。かといって，単なる本人の「希望表明」でもありません。**話し合いを経て合意に至った内容を本人の意思として表明しているのであれば，本人が代表として署名しますが，合意の当事者たちの主だった人も，内容を支持する者としての署名をするといった形式にして，検討を経て合意されたという重みを明確にしておくべきでしょう。**

ADにより予め表明しておくこと（例）

医療に関わること
- 心肺停止時の蘇生（CPR）：「する」か「しない」か
- 医療についての一般的基準（三択）
  - 快適のみを目指す
  - 限定的：機能の回復を目指す（集中治療や蘇生は避ける）
  - 医学的に効果があることはすべて行い，生命維持を目指す
- 個別の治療
  - 人工呼吸器（さらに細かく分類して問う）
  - 人工的水分・栄養補給
  - 入院治療の可否
  - 抗生剤の使用　…など

話し合いにおいて本人の代理をする人

　周囲の状況，例えば医療側の事情により，心肺停止になった時に心肺蘇生をするかどうか等々，本人が意思表明できない場合に自分たちがどのように対応すればよいかを考えられるように，今のうちに聞いておきたいというようなことで，アンケートのような安易な様式で選ぶことが求められる場合があるように聞いています。しかし，

あくまでもACPを経て合意したことの一部として行い，単なる○×というチェックで済ますのではなく，本人の意向に沿うプロセスを経て作成することが望ましいのです。また，こういう文書がないと，最期の時期に適切な医療ができないというわけではないことを理解しつつ，ACPを進めていただきたいのです。

　繰り返すようですが，以上，事前希望表明，合意に基づく事前指示等の文書に記されてある内容は，本人が意思決定・表明できる限りにおいては暫定的なもので，実際に実行する段階で本人が意思決定・表明できるならば，文書の内容を改めて確認し，実行内容を決める話し合いをすることになります。他方，実行段階で本人がもはや意思決定に参加できない状態になっている場合には，本人が遺した意思・気持ちが表明されているものとして，尊重しつつ（だからといって「書いてある通りにすればよい」と決め込まずに），本人にとっての最善を，家族等と医療・ケアチームで話し合い，合意を目指すのです＊。

＊ただし，米国の公的な機関の説明によると[20]，ACPはプロセスではあるけれども，「本人が①実行する必要がある意思決定の諸タイプを学ぶこと，②これらの意思決定について予め検討すること，そして，③その好むところを他者（家族および医療・ケア提供者）に知らせることからなっている」というように関係者の話し合いという要素はないようです。かかりつけ医に相談することは勧められていますが，あくまでも上記引用の①〜③を実行するためのもののようです。

◉ 生命維持治療に関する医師の指示書（POLSTないしMOLST）

　POLST（physician orders for life-sustaining treatment）ないしMOLST（medical orders…）と呼ばれるものは，人生の終りが近くなった状況で，心肺停止時の心肺蘇生および各種生命維持をするかどうか，医学的介入をどの程度行うかについて，医師が患者本人と話し合い，その人生，価値観やこの点についての希望を理解し互いの了解と合意に基づいて（ACPのプロセスを経て），医師（ないし医師に準じて医療上のオーダーを作る権限を認められている専門職者）のオーダーとして作成された文書です。医師のオーダーであるというところが，あくまでも患者本人の権限で作られた意思表明である事前指示（AD）と違うところです。事前指示がある場合，そこに書いてあることが直ちに医療・ケア従事者が従うべきことになるかというと，そうはなりません。本人の意思表明であるとして尊重しながら，どうするかを決めるプロセスを経ることになります。しかし，医師等権限があるもののオーダーであれば，それを見た医療・ケア従事者はすでに主治医が関わる意思決定プロセスを経た結果が書かれていると理解し，それに従うことができるのです。

　POLSTは，DNR（do not resuscitate）ないしDNAR（do not attempt resuscitation）すなわち，心肺停止状態になっても心肺蘇生はしないという医師のオーダーを，心肺蘇生以外の生命維持を目指す治療についても広げたものと解することができます。DNRは担当医師（通常主治医）によるオーダーであって，病院内で言えば，カルテを

20) National Institute of Health（米国国立衛生研究所）傘下のNational Institute on Aging（米国国立老化研究所）によるACPの説明：Advance Care Planning: Health Care Directives. https://www.nia.nih.gov/health/advance-care-planning-health-care-directives（2021年12月13日アクセス）

開けば当直医等であってもすぐ分かるように目立つ形でカルテに含まれています。オーダーは「疾患の終末期になっていれば，心肺蘇生はしない」とか，「疾患の進行に由来して心肺停止になった場合は蘇生しない」などというように，「終末期かどうか」また「何故心肺停止になったのか」を解釈ないし判断する必要が生じる条件付きのものですと，実際に心肺蘇生を行う立場の人（例えば救急救命士）がこれを見ても，目下の状況に該当するかどうか（「疾患の終末期かどうか」等）を判断する立場にないので，オーダーは有効に機能しません。そこで，例えば「この患者は疾患の終末期にあり，患者の意思も確認したので，心肺蘇生はしない」と無条件のオーダーである必要があります。したがって，これを拡張したPOLSTも主治医等の担当者以外の関係者，例えば救急隊員が見ても直ちに実行できるような形式で提示される必要があります。

　言い換えると，「もう心肺蘇生をしない」といった内容を含むPOLSTは，一般的に言って，まだ疾患の終末期にもなっていないうちから，また，状況によって対応が異なるような状況では出すことはできないことになります。

◁━━━━━

　以上，本章では，死を現実的なこととしてそれほど遠くない将来に見ている立場で，人生の終りに至る自らの生をどう理解し，どう生きるのかという本人の心の面と，そういう本人やその家族とコミュニケーションしながら，今後の暮らし，医療とケアについて合意形成をしていく医療・ケア従事者が行う意思決定支援とについて，概観しました。本章の限りでは本人はまだ人生の最終段階にいるとは限りませんが，人生の最終段階をいずれ自分が至る状況として予想しています。次章ではいよいよ人生の終りの時期にある人とその家族のケアがテーマとなります。

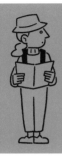

第16章

エンドオブライフ・ケア

　「死生学」という語の米国起源の用法によれば，死生学は死に直面している患者本人とその家族のニーズを理解し，適切なケアを目指すものでした（column「死生学とは」☞p.214参照）。死に近づきつつある人のケアは，現代においてもなお臨床死生学にとって要となるトピックです。さて，死に近づきつつある人のケアは，現在では「**エンドオブライフ・ケア**」（end-of-life care：EOLC）という名で呼ばれています。この用語は英文の構造（end-of-life＋care）からして「エンドオブライフ（＝人生ないし生命の終り＝死の時期）になされるケア」という意味になります（初期には「エンド・オブ・ライフケア」と訳されたこともありましたが，これでは「いのちのケア（＝ライフケア）の終り（＝エンド）」という意味になってしまうので不適切です）。

1 〈エンドオブライフ・ケア〉とは

■——ターミナル・ケアからエンドオブライフ・ケアへ

　エンドオブライフ・ケアは，従来「ターミナル・ケア／終末期ケア」と呼んでいたものと同じだと思われるかもしれません。実際，がん治療をモデルにする限りでは，ターミナル・ケアとエンドオブライフ・ケアとは同じ内容で，用語を換えただけのように思っている医療従事者も多いように思われます。しかし，非がんの場合に広げて考えると，病状が同じであっても本人の生き方の選択により，エンドオブライフ・ケアの時期かどうかが異なる場合があることが分かります。

◉ 選択によりEOLCの時期かどうかが異なる場合

　例えば，高齢者が口から食べられなくなった時に，人工的水分・栄養補給（人工栄養）をすれば2年くらいは生きる見込みがあるが，しなければ1か月半くらいで終りになるだろう，という場合があります。人工栄養を選んだ場合は，「まだ生きる」という目標を立てていることになりますが，これを選ばない場合は「残された時を快適に，充実して生きる」という目標になるでしょう。どのようなスパン（時間の幅）で考えるかにもよりますが，前者を選んだ場合は，今すでにエンドオブライフ・ケアの時期であるとは言えない場合もあるでしょう。

　もっと極端なのはALSの場合です。これは全身の随意筋が徐々に動かせなくなっていく神経疾患で，自力で呼吸ができなくなるという局面を遅かれ早かれ迎えることになります。その場合に，人工呼吸器を装着し，人工的水分・栄養補給などの必要な対応も併せて行えば，年齢にもよりますが，なお数十年生き続ける可能性があります。しかし，人工呼吸器は着けないという選択をした場合には，呼吸機能が落ちて自力では十分な酸素を摂ることができなくなった時が人生の終りになります。つまり，呼吸機能が落ち始めた人は，人工呼吸器を着けない選択をする心積りでいるならばエンドオブライフ・ケアの時期ですが，着ける選択をしたならばエンドオブライフはまだまだ（例えば数十年も）先のことになるでしょう。

　このように，非がんの疾患においては，エンドオブライフ・ケアが相応しい時期かどうかは，身体状況についての医学的判断によっては決まらず，本人の選択により左右される場合があるのです。

◉ ターミナル・ケア

　「エンドオブライフ・ケア」が使われるようになったのはそれほど昔のことではありません。それ以前には「ターミナル・ケア／終末期ケア」という用語が使われていました。これは「医学的に疾患の末期（終末期）と判定される時期のケア」のことで，現在でも医学的な視点で考える際にはこの用語（終末期ないし末期）が使われます。「（終）末期（terminal stage／end-stage）」については，いろいろな定義がなされていますが，だいたい次のようなところが最大公約数でしょう——「疾患が進んで，医学的にできる限りのことをしても近い将来の死を避けられなくなった時期」。できる限りの医学的介入をしても近い将来の死が避けられないということは，身体の生命の終りについての医学的な判断に他なりません。「ターミナル期かどうか」が医学的に判断される以上は，ターミナル期にどのようなケアをするかも身体的生命への医学的な介入を中心に考えられるでしょう。

　しかし，ターミナル・ケアについては，身体への医学的介入を必要に応じて行いますが，むしろ全人的視点に立っての全人的ケアが重要だとこれまでも言われてきました。ということは，ケアは単に身体のコントロールにとどまらず，人生の終りへと至る最後の道行をサポートするものとなるはずです。

　この視点を一貫させれば，「どのような時期の」ケアかについても，身体の生命の状況についての医学的判断にとどまらずに，人生の終りの時期についての全人的視点における判断が望まれます。「エンドオブライフ・ケア」に「人生の最終段階におけるケア」という現在広まりつつある用語を充てるのが相応しい所以です。すなわち，ここでいう「エンドオブライフ」つまり「ライフ（いのち）」の「エンド＝終り」は，単に生物学的な「生命の終り」なのではなく，同時に「人生の終り」としての死でもあると解するのが適切です。それは人生の最期が近くなった時期ですが，その時期かどうかは医学的判断だけでは決まらず，先述のように，時に本人がどういう選択をするかに相

対的ですし，また，一般に本人が「自分は人生の最期に向かって最後の歩みをしている」と意識するかどうかが関係します。

◉ 厚生労働省の「人生の最終段階」

　ここで使った「人生の最終段階」という表現は，最近，厚生労働省が使うようになった用語を採っています。厚生労働省は，以前「終末期」と言っていたところを，数年前から「人生の最終段階」と言うようになっています。このような用語を使うようになったことについての厚生労働省の説明を見ても，1人ひとりの人生を大事にするという考えに基づいていると言えるでしょう[21]。

　ただし，欧米で「エンドオブライフ・ケア／end-of-life care」が一定の確定した意味で使われているか，また「ライフ／life」を「生命」ではなく「人生」と解しているかというと，必ずしもそうとは限りません。「看取る」ケアほど狭く限定しているわけではないとしても，医学的な判断に基づく相当狭い時期（長くても月単位）のケアに限定しているように思われる定義もあります[22]。以上で記述した「人生の終りの時期のケア」に近い説明としては，英国NHSによる定義があります（☞p.244参照）。

❷──── 生と死の並存とEOLCが目指すこと

◉ ターミナル・ケアにおけるliving & dying

　ここで，エンドオブライフ・ケアを考える際の生と死の理解について，死生学の視点から分析しておきます。がん疾患をモデルにして「ターミナル・ケア」のあり方が論じられていた時期において，「ターミナル」とは，living & dying（生きている，かつ死に向かっている）が成り立つ時期であり，その時期が death=end of life（死，すなわち生の終り）と呼ばれる時期に他ならないと考えられていました。

　「living & dyingが成り立つ時期」は次頁の図の②に示されていますが，この意味を理解するためには，①と比べると良いでしょう。すなわち，①のほうは，「（まだ）生きているか，（すでに）死んでいるか」（alive or dead）が問われるような場面における生と死の関係ですが，「生きている」から「死んでいる」への移行として，**生から死へ**

---

21) 厚生労働省は，2007年の「終末期医療の決定プロセスに関するガイドライン」を2016年に改訂し，「終末期」を「人生の最終段階における」と全置換しました。これに伴う一般向けリーフレットにおいて，この変更を次のように説明しています：厚生労働省では，従来「終末期医療」と表記していたものについて，広報などで可能なものから，「人生の最終段階における医療」と表記します。これは，最期まで尊厳を尊重した人間の生き方に着目した医療を目指すことが重要であるとの考え方によるものです。
https://www.mhlw.go.jp/file/06-Seisakujouhou-10800000-Iseikyoku/0000078983.pdf
(2021年12月13日アクセス)

22) National Institute of Aging (National Institute of Health):Providing Care and Comfort at the End of Life.
https://www.nia.nih.gov/health/providing-comfort-end-life (2021年12月13日アクセス)

の移行という理解があり,「生の後に死がある」と考えられます。臨床現場において
は,このような生と死の理解は身体について生死を医学的に判断する場面で登場しま
す。

他方②で,ある人について〈dying〉と言われる場合は,その人は医学的に見て,

「死へと向かう最後の進行をしており,もはや回復へと方向転換する可能性はない」

ことを意味しています[23]。つまり,「Xは〈dying〉である」場合に「Xはターミナル期
にある」と言われるのです。ただし,〈dying〉であるなら,その人はまだ死んではい
ない以上〈living〉でもあるわけです。そこで,この時期の特徴が〈living & dying〉と
表現されるのです。ここに見出される生と死の関係は,「**生と死の並存**」と言えるで
しょう。

臨床における生と死の時間的関係

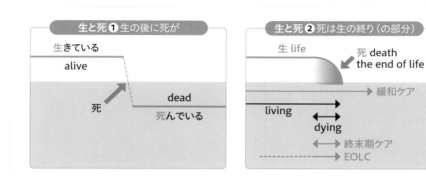

▶図の右側のほうで,「緩和ケア」は本人の死後まで続いているように描かれています。これは遺族に対するケアを指しています。

次に,〈dying〉から〈death〉という名詞を理解すると,death はlife の最後の部分に
なります(＝the end of life)。例えば,「ソクラテスの死」という表現は,ソクラテス
という人の人生の物語りの最終章のタイトルに使われます。──ソクラテスの活動が告
発され,裁判にかけられ,法廷でのやりとりがあり,評決で死刑と決まります。友人
はソクラテスに国外に逃げるように勧めますが,本人はそれを良しとしません。毒を
飲んで死ぬ道を選びます──こうした話が「ソクラテスの死」として語られるのです。

◉ **EOLCにおけるliving & dying**

以上のようなターミナル・ケアにおける生死の把握は,エンドオブライフ・ケアに
引き継がれています。〈living & dying〉の時期だという理解も続いています。ただし,
エンドオブライフ・ケアは〈人生〉というアスペクトを中心に,人生を支える土台で
ある身体の〈生命〉というアスペクトも併せ把握しながら,「人生の最後の部分」を理

---

23) A.H. Kutscher, B. Schoenberg and A.C. Carr(Eds.): The Terminal Patient: Oral Care. pp.16-7, Foundation of Thanatology; distributed by Columbia University Press, 1973.

解します。そこで〈living & dying〉を医学的に（＝生物学的生命のこととして）理解するというよりも，人生のことと理解するのが適切な考え方になります。

　つまり，何らかの意味で「人生の最後の部分」と見る時期において，〈living & dying〉すなわち，「人生を生きている」かつ「人生の終りへと向かっている」が成り立っていると看做するのです。これに対して，end of life の時期ならば，「人生の終りへ向かっている」のではなく，今が人生の終りの時期（＝最終段階）ではないか，と言うこともできるでしょう。そうであれば，〈living & dying〉は「人生の最終段階を生きている」ということに他なりません。いずれにせよ，人生についての〈living & dying〉の時期と理解することが，エンドオブライフ・ケア理解の土台です。

◉ 人生の終りの時期としてのエンドオブライフ

　英国NHSは，エンドオブライフ・ケアを以下に掲げるよう定義しています。ここから，EOLCの時期について次のようなことが分かります。

- 「エンドオブライフ」とする時期を「人生の最後の数か月ないし数年の段階」として非がん疾患や高齢による衰えによって死に近づく場合にも配慮している。
- 「（本人が）それを必要とする時に始まる」「数日間で終ることもある」として，EOLC開始の時期は，医学的判断ではなく本人のニーズによって決まるとしている。
- エンドオブライフを「人生の最後のXか月／X年間」としている。人生全体を眺めて，その最後の部分として切り出せるところが〈エンドオブライフ〉である。

英国NHSによるEOLCの定義

End of life care is support for **people who are in the last months or years of their life.**
EOLC should help you **to live as well as possible until you die, and to die with dignity.**

The people providing your care should ask you about your wishes and preferences, and take these into account as they work with you to plan your care. They should also support your family, carers or other people who are important to you.

End of life care should **begin when you need it and may last a few days,** or for months or years.

EOLCは，**人生の最後の数か月ないし数年の段階にある人々へのサポートである。**EOLCは，人々が**死に至るまでできる限り良く生きるように，また尊厳をもって死に至るように支援するものである。**

ケア提供者は本人にその願いや好みを聞き，ケアのプランを立てようとして本人と一緒に検討する際に，それらに配慮しなければならない。ケア提供者は，また，本人の家族，世話をする人々，また，本人にとって重要な人々をもサポートしなければならない。

EOLCは，それを**必要とする時に始まり，数日間で終ることもあれば，数か月間，数年間にわたって続くこともある。**

〔National Health Service（NHS）：What end of life care involves.
https://www.nhs.uk/conditions/end-of-life-care/what-it-involves-and-when-it-starts/（2021年12月13日アクセス）〕

2　死に至るまでできる限り良く生きるために

前頁に示した英国NHSによるEOLCの定義からEOLCの目標を記述している部分を抽出すると，次の2点になります：

エンドオブライフ・ケアは，（次のことを）支援する：
❶ 人々が死に至るまでできる限り良く生きるように
❷ 尊厳をもって死に至るように

これを参考にし，以下ではエンドオブライフ・ケアについて，この2つの目標に即して考えていきます。

❶──人生のために生命を支える

エンドオブライフ・ケアは「死ぬための」ケアではなく，「生きるため」のケアです。人生の残りの時間を自分らしく，快適に過ごし，できるだけ充実した時間にできるように支援することがケアの目標です。

◉ 人生のために生命をコントロール

「死に至るまでできる限りよく生きる」というEOLCの第一の目標について，まず，第2部ですでに考えたことをまとめてみます。

まず，「医療は，人が人生を豊かに展開できるようにと身体的生命を整える役割を担っている」，ということがありました（第11章1「〈いのち〉の2つの層──生物学的生命と物語られるいのち」☞p.140参照）。これは医療・ケアの現場で考える時，〈いのち〉には〈身体の生命〉と〈人の人生〉という2つのアスペクトがあるということ，そして，医学は身体の生物学的生命の状態に注目し，医学的介入もそれに対して行うけれども，身体の生命をコントロールすることがその人の人生の可能性をいかに広げるかが，評価の基準になるということを表現しています。

日本老年医学会が，高齢者が経口摂取できなくなった場合の人工的水分・栄養補給の導入について公表したガイドライン（2012）も，この点を次のように語っています[24]。

「生きていることは良いことであり，多くの場合本人の益になる──このように評

24）日本老年医学会（編）：高齢者ケアにおける意思決定プロセスに関するガイドライン─人工的水分・栄養補給の導入を中心として．2012．下記URLの他，医学と看護社から書籍化されている。
http://www.jpn-geriat-soc.or.jp/proposal/pdf/jgs_ahn_gl_2012.pdf（2021年12月13日アクセス）

価するのは，本人の人生をより豊かにし得る限り，生命はより長く続いたほうが良いからである」（第2部冒頭）

◉ 長生きと快適な生活

では次に，ここで言う「人生にとっての最善」「人生を豊かにし得る」ということについて，何をもって良いと考えればよいかというと，人生の延伸とQOLの保持を挙げました（第11章2-2「医療の目標と身体環境」☞ p.150参照）。これをここでは，本人・家族の視点に立って，「長生き」と「快適な生活」と言い直してみます。人生の最終段階にある場合においても，「できるだけ長く生きる」ということを望むのはおかしなことではありません。しかし，「長ければ中身はどうでもいいか」というと，決してそうではないでしょう。そこで，中身について「快適な生活」としたのです*。

> *「快適」に該当する英語は“comfortable”（動詞は“comfort”）であり，これらの語は英語における患者ケアの目的を示す基本的な語です。

◉ 残っている力を発揮する機会

ここで，「快適」とはどういうことでしょうか。「苦痛がなく楽に過ごせる」ことが含まれているのは当然ですが，これに加えて「残っている力を発揮する機会がある」ということも含めて考えることを推奨します。

例えば，胃ろうによる栄養補給をしている高齢者がいて，本人は少量なら口から食べることができ，それを味わって「おいしい！」また「私の好物なので嬉しい！」と思える力が残っているとします。もしここで，周りの家族や介護従事者が，「この人は胃ろうによって栄養を十分補給しているから口からは食べさせなくていい」と考えて，食べるための世話をしなかったとすると，本人は口から少量食べて，味わい，楽しむ力を発揮する機会がないままで過ごすことになります。あるいは，ある高齢者は施設で過ごしていますが，まだ息子，娘，孫のことを見分けられ，彼らが訪ねてきて声をかけられると嬉しいと感じ，また，「大きくなったね」「かわいくなったね」と会話する力が残っています。しかし，それなのに誰も面会に来なかったらその力は発揮できません。

こうしたことでは，決して快適な生活とは言えないのです。快適な生活のためには，ただ楽に過ごせるというだけではなく，残っている力を発揮できることが大事な要件なのです。そもそも，残っている力を発揮する機会がそれなりにあれば，「今日はこういうことができた」「生きていて良かった」と思え，その人らしさが発揮できることにもなるのです。

◉ 「より長く」と「快適に」の間

以上，人生を豊かに展開できるための2つの要素として，〈長生き〉と〈快適な生活〉を挙げてみました。高齢になり老いによる衰えがある程度進んできた人の場合は，〈快

▶「残っている力を発揮する機会がある」ことも快適の条件に入れるとされています。これは，高齢や疾患により死を間近に感じている人に限りません。誰でも，自分の力を発揮できることは，良い人生に欠かせない条件です。

適な生活〉が最低限確保する目標となります。その上で，快適さを減じることなしに，「より長く」を加えられたらそれは幸いなことに違いないでしょう。しかし，快適さのほうが十分ではなくなってきているのに，長生きのほうをあくまでも実現しようとすると，それは本人にとって良い人生の終りとは言えなくなってしまうでしょう。

　他方，まだ元気で，高齢による衰えがそれほど進んでいない場合は，**積極的な治療が長生きにはプラスに働くが，快適さにはマイナスの結果を伴う**ということが，しばしば起きます。例えば，生命に関わる原因を除く手術により，身体の一部の機能を捨てなければならないといった場合です（喉頭がんの再発を防ぐために声帯を切除する等）。こうした場合，**快適さに起きるマイナスの程度と，長生きのプラス**とを勘案して，本人の人生の今後の物語りの可能性を考え，**最善の道**を探すことになります。ですから，本人がエンドオブライフ・ケアの対象となるような場合，通常，〈快適な生活〉を確保することが第一の目標となるでしょう。そして「緩和ケア」がまさにそのような目標をもつ医療・ケアなのです。

◉ 緩和ケア（palliative care）

　先に述べたことから，エンドオブライフ・ケアの核にあるのが「**緩和ケア**」であることが見えてきます。そこで，緩和ケアの定番のWHOによる定義をまず理解することから始めましょう。以下，定義の内容に沿って，主要な表現を取り上げて解説を加えます。

WHO DEFINITION OF PALLIATIVE CARE

Palliative care is an approach that improves the quality of life of patients and their families facing the problem associated with life-threatening illness,
through the prevention and relief of suffering by means of early identification and impeccable assessment and treatment of pain and other problems, physical, psychosocial and spiritual.

Palliative care:
- provides relief from pain and other distressing symptoms;
- affirms life and regards dying as a normal process;
- intends neither to hasten or postpone death;
- integrates the psychological and spiritual aspects of patient care;

（以下，略）

WHO緩和ケアの定義（清水訳）

緩和ケアは，生命を脅かす疾患に伴う問題に直面している患者と家族のQOLを，増進させようとするアプローチである

痛みおよび他の身体的，心理社会的，およびスピリチュアルな諸問題について，早期にそれらを見出し，確実なアセスメントと対処（治療・処置）によって，苦痛を予防し，和らげることを通して，

緩和ケアは
- 痛み，その他の苦痛となる諸症状の緩和を提供する
- 生を肯定し，死へと向かう進行(dying)をノーマルな過程と看做す
- 死を早めることも先延ばしにすることも意図しない
- 患者ケアの心理的および精神的面を（身体面に並行して，併せ行う仕方で）統合する

〔日本ホスピス緩和ケア協会：WHOの緩和ケアの定義（2002）．定義全文と2018年改訂の訳あり．
https://www.hpcj.org/what/definition.html （2021年12月13日アクセス）〕

◉「生命を脅かす疾患に伴う問題に直面している」

　厳しい疾患が生命に関わる脅威となっている状況を取り上げていますが，ここではその疾患自体に対してどうしようということはないのです。それは各疾患を専門とする医療者の担当です。緩和ケアは，そうした疾患に伴って起きてきている問題に向かい，そうした問題をできることなら「早期に見つけ」「予防し」，少なくとも「和らげ」ようとします。緩和することによって「患者と家族のQOLを増進させ」ようとします。

　ところで，疾患自体を消滅させる，ないしコントロールできたならば，ほとんどの「それに伴う問題」も解消するでしょう（後遺症は残るかもしれませんが）。しかし，緩和ケアは疾患自体に働きかけることによって，問題の緩和を目指すものではありません。例えば，がん性疼痛はがん腫瘍自体を消すことができれば，ほとんどは消滅するでしょう。それができない状況ということもあり，緩和医療はがん腫瘍に働きかけるのとは別の方法で疼痛を感じなくさせようとします。

◉「痛みおよび他の身体的，心理社会的，およびスピリチュアルな諸問題」

　「痛み（pain）」も「身体的（physical）問題」です。しかし，ここでまず「痛み」を挙げた上で，「他の諸問題——身体的，心理社会的…な」と言っているのは，WHOの視点から見ればがん疾患によるターミナル期患者の最大の問題はがん性疼痛であったという歴史が背景にあります。モルヒネの適切な使用により90％の疼痛は緩和できるとWHOが発表し，使用を世界に向かって推奨したのが1986年（『がん患者の痛みからの解放』[25]），その痛みのコントロールから始めて，がん患者を圧迫するその他の身体的問題（つらい諸症状），心理的問題（不安，いらいら，怒り等），社会的問題（がん疾患に由来する社会的地位の喪失等），スピリチュアルな問題（人生の意味等，本章の終りに考えます）に対して緩和ケアとして包括的に対応する方針を発表したのが1990年（『緩和ケアに関する報告書』[26]）です。こうした人間の諸層における問題がターミナル期には包括的に起こってくるので，緩和目的の対応も包括的（＝全人的）に行うという考えですが，後述するC.ソンダースの実践と思想がこのような方向付けに影響していたと思われます。

◉生を肯定し，死へと向かう進行（dying）をノーマルな過程と看做す

　WHO定義はこのような趣旨で，緩和ケアの定義の核となる部分を提示した上で，箇条書きで「緩和ケアはこれこれのことをする」と，その活動を具体的に記しています。その中で，人生の最終段階の死生にも通じる重要な思想を語っている部分が先に

25) World Health Organization:Cancer Pain Relief. WHO, 1986.

26) World Health Organization: Cancer Pain Relief and Palliative Care—Report of a WHO Expert Committee. World Health Organization Technical Report Series 804, WHO, 1990／世界保健機関（編），武田文和（訳）：がんの痛みからの解放とパリアティブ・ケア—がん患者の生命へのよき支援のために．金原出版，1993.

引用した部分に含まれています。ここでは living & dying というターミナル期の死生の並存の理解を踏まえて，生きる面と死に向かう面とについて語ります。

「緩和ケアは，生を肯定する」──生きる？ それは良いことだ。できる限りよく生きるように！ 死が近づいていても，なお，今日1日，いのちがまだあれば明日1日，前向きに生きよう，と。

「緩和ケアは，死へと向かう進行をノーマルな過程と看做す」──死に向かう進行＝dyingは，前述のように，もはや死に向かう方向にしか進まない状況にあることを指していました。それがノーマルであるのならば，介入してコントロールしようなどと考えることではありません。すべての人が一度は通る過程であれば，ノーマルに違いないのです。dyingをノーマルであって，積極的にコントロールすることではないと見ることから，次のような姿勢が帰結します。

「死を早めようとも先延ばしにしようとも意図しない」──このことは，緩和ケアのQOLを高めようとする働きにより，結果として余命が縮まったり，延びたりすることは否定していません。それは良いのです。意図的に，つまり，わざと早めること（安楽死）も先延ばしにすること（延命のみを意図した延命）もしない，と宣言しているのです。

この点を，次項を検討する際の緩和ケアの思想として押さえておきましょう。

❷────人生にとって最善の選択肢が縮命を伴う時

◉ 生命を延ばすことが可能な医学的介入はいつでもすべきか

「生命を延ばす見込みがある医学的介入であれば，いつでもすべきか」という問いをめぐって，考え方を提示します。

これは死生観に関わる論点でもあります。「生きられるのであれば，生かさなければ」ということから，「生かそうとするかどうかは生の内容による」という考えへと，日本人の生死に関しての考え方（死生観）が変わってきたと思われます。こういうことが話題になり始めたのは1980年代です。その頃は，がん末期の患者について，その家族の多くは「1分1秒でも長く生かしてもらいたい，長く生きてもらいたい」と思っていました。実際，80年代に当時の同僚のひとりが，その親が終末期であると語り，続けて「1日でも長く生きて欲しい」と気持ちを表明していました。当時は，医師の多くは「1分1秒でも長く生かすことが自分たちの務めだ」と思っていました。ただし，その同僚の発言を聞いて，「へえ，そういうふうに考えるんだ」と内心驚いた記憶がありますので（そうであればこそ，現在もなおこのことを記憶しているのです），別様に考える市民もそれなりにいたわけです。

そこで，どう頑張ってもそうそう長くは生かせないと予想できる場合にも，それでも少しでも長く生かそうと，集中治療室で身体のあちこちからコードやチューブが出

ていて，それを機械につないで一生懸命コントロールしていました。あちこちで機械が小さな音を立てながら稼働し，モニターに波のようなラインが映し出されている殺風景な部屋で，少しでも長く生かせるなら生かすという時代でした。そういう場所では，亡くなっていく方と家族が別れの時期を静かに過ごすというようなことはままならなかったのです。

やがて，そのようにして身体中からコードやチューブが出ている状態を「スパゲティ症候群」と名付け，「どうせだめなのに1分1秒長く生かしてどういう意味があるか」「徒な（＝やっても本人の益にならないような）延命はやらないで欲しい」という声が上がるようになりました。そして，その声は急速に国民の間に広がっていき，現在では人生の最期についてのアンケートを取ると多くは「無駄な延命はしないで欲しい。確かにやれば少しは延びるかもしれないけれど，延びたいのちの内容に意味がないということになるよりは，家族と静かな日々を過ごすことのほうが良い」という回答をするようになっています[27]。

ただし，ここで延命について「徒な」とか「無駄な」と形容しているのは，決して「延命は一般に無益だ」という意味ではありません。高齢者が口から食べられなくなった時に人工的水分・栄養補給をするかどうかをめぐって，臨床現場で多くの問題が起きていたため，日本老年医学会が2012年に意思決定プロセスに関するガイドラインを公表しました。そこで「本人の人生をより豊かにする」見込みのある延命とそうではない延命（＝徒な／無駄な延命）との間で線引きをすることを提唱したのです。以下では，こうした問題をめぐって基本的なことを提示します（☞p.145, 245参照）。

◉ 延命―縮命

「死に至るまで良く生きる」という目標設定に連関して，QOLを高め，充実した時を過ごせるようにしようとする治療やケアの選択が，〈余命を縮める／結果として余命が縮まる〉効果をもつ場合にどう考えるかという問いが，すでに言及した「人生のために生命を整える」という医療の位置付けに関するトピックとなります。大概の場合は，QOLを高めようとする対応は余命を延ばす効果も伴っています。しかし，時として，QOLを高めよう（ないしは，低いままに放置しないでなんとかしよう）とする対応が余命を縮めることを伴うと予想されることがあります。そのような成行きが予想されると，「そういうことをして良いのだろうか」と医療・ケア従事者はしばしば躊躇します。そうすると，躊躇し逡巡している間，患者本人はつらい状態に置かれ続けることになりかねません。そこで，こうしたトピックを検討して，医療・ケア従事者が問題をよく理解し，適切に対応できるようにすることが臨床死生学の課題となるのです。ここでは，「安楽死」「尊厳死」「延命医療」といった用語が使われますが，日

27）厚生労働省人生の最終段階における医療の普及・啓発の在り方に関する検討会：人生の最終段階における医療に関する意識調査報告書．2018.
https://www.mhlw.go.jp/toukei/list/dl/saisyuiryo_a_h29.pdf（2021年12月13日アクセス）

本においては論者がしばしばこうした用語を吟味せずに勝手に使うため，混乱した議論が横行しています。そうしたところを整理して，筋の通った言説にしていくことも，臨床死生学の任務です。

　なお，以下で「縮命」という造語を導入しています。これは熟語の構成からして「延命」が「命が延びること／命を延ばすこと」という意味で使われていることと対比的に，「命が縮まること／命を縮めること」という意味をもたせた語です。ここで「命が延びる／命が縮まる」は自動詞的な用法（「命」は主語）で，「命を延ばす／命を縮める」は他動詞的な用法（「命」は目的語）と区別しておきます。延命は文脈によって自動詞的にも他動詞的にも使われますので，縮命も同様に使えるようにしてあります。

　さて，人生の最終段階になり，快適に過ごすことを目指して（「緩和」という目的設定），人生にとって最善の道を選択しようとする際に，その選択肢が縮命を結果する場合を次のように分類することができます。これについてより詳しく検討しておきましょう。

緩和を意図する選択が縮命を結果する場合

1｜縮命 (or 不延命) を意図している：死の選択
- 1-1　積極的に死をもたらす介入
  - 1-1-1　第三者 (医師) が実行
  - 1-1-2　本人が実行
- 1-2　延命・生命維持等の差し控え・終了

2｜縮命 (or 不延命) を意図していない：残りの人生を最善に
- 2-1　QOL向上・保持を目指す積極的な介入
- 2-2　QOL向上・保持を目指す治療の差し控え・終了

◎ 縮命を意図するかどうか

　上の表では，「緩和を意図する選択が縮命を結果する」という場合の分類を試みています。すなわち，本人の苦痛を和らげ，快適にしようとして何かをすると，それが縮命すなわち余命が縮まる結果になる場合を取り上げて，タイプ分けするのです。まず，縮命という結果について，「意図的にしたことか，すなわち，命を縮めようとして何かをした結果縮まったのか」，それとも「命を縮めようとはせず，ただつらくなくしようとした（＝緩和を意図した）だけだが，それが縮命という副作用をもっていた」のかを，「1. 縮命を意図している」と「2. 縮命を意図していない」として分けています。前者は「わざと命を縮めることで，苦痛を終らせようとする（＝緩和目的）」というように，縮命（他動詞的用法）が緩和の手段になっています。これは「死の選択」に他なりません。他方，後者は，残りの人生を最善にしようとして，苦痛の緩和や日々の充実のための選択をしますが，それが余命を縮める結果を伴っていた，ということで，「縮命」は他動詞的用法ではなく，あくまで自動詞的用法になっています。

◉ 積極的な介入か差し控え・終了か

　次に，前述の1（縮命を意図）と2（縮命を意図せず）のそれぞれが，さらに意図していることを積極的な何らかの介入によって実現しようとしているか（分類の1-1，2-1），何かをしないこと（差し控え）ないしやめること（終了）によって実現しようとしているか（1-2，2-2）という観点で2つに分類されています。

❶ 縮命を意図する場合

　1-1は，具体的には死をもたらす薬剤の投与等により意図的に縮命（多動詞的）を目指すことで，後に説明する事情で，さらに「1-1-1 第三者（医師）が実行する」（投薬）と，「1-1-2 本人が実行する」（服薬）とに場合分けされます（1-1-2の場合も，医師が処方し，それに従い薬剤師が薬剤を渡すという意味では投薬により本人の実行をサポートしているということはあるのです）。

　1-2は，人工呼吸器等により生命維持が見込まれる状況で，これを始めない，ないし行ってきたものをやめることにより，死を早めようとする場合です。

❷ 縮命を意図しない場合

　こちらの場合についても，何かを実行する場合と何かを差し控え・終了する場合とに分けて考えます。

　2-1は典型的には，全身状態が弱っているため，本人の苦痛を和らげる（＝QOLを高める）ための医学的介入に縮命という副作用が伴った場合が挙げられます。しかし，医学的介入以外の例も考えられるのです。例えば，予後が日単位と見込まれている人が「この世の見納めに病室から見えるあの山に車で連れて行ってくれないか」と希望した場合，車に揺られることが本人にとっては相当な負担になり，「大事をとって」静かにしていれば縮まないで済む余命を縮める結果になるかもしれません。しかし，無為に寝て過ごして余命を若干延ばすのと，最悪途中で急変するかもしれないけれども，本人の希望に沿って行動するのと，本人の残りわずかな人生にとってどちらがより豊かだと言えるでしょうか。

　2-2は，残りの人生を負担なく穏やかで豊かなものにするという意図で，人工的水分・栄養補給や透析などの生命維持をしないといった場合が該当します。なお，ここでは縮命という結果を伴う場合を取り上げていますが，2-2に類する選択には，そもそも一般に生命維持という効果をもつと言われる選択をしないからといって，縮命という結果を伴うとは限らない場合があることに留意しておいてください（「消極的安楽死をめぐる誤解」 ☞p.259参照）。

◉ 誰の意図か

　1は総じて「縮命を意図している」と言えますが，「誰の意図か」を考えると一様ではありません。いずれにしても「本人がそれを意図している」ことは必要です。実行者については個別に考える必要があります。

1-1-1は本人の意向を受けて実行者（医師）も「緩和目的で投薬で死なせる」ということを意図しているはずです。1-1-2の場合，薬剤を渡す側は薬剤の効果を知っており，本人がいつか使うことを見込みつつ渡しているという限りでは意図的ですが，「縮命を意図して薬剤を渡した」とまでは言えなさそうに思われます（ここでは議論しません）。

1-2の場合，実行者（ないしは不実行者）である医療側は「生命維持の差し控え（始めないこと）ないし終了（やめること）」を意図して選択しており，その選択が「本人の意図に沿う」という理由によるものであることは一般に言えるでしょう。しかし，「縮命を意図」しているかどうかはケース・バイ・ケースです。

2は誰も縮命を意図していません。「QOL向上」「人生を豊かに」「平穏な日々」といった意図については，本人が表明した（または確かな検討により推定した）意図および選択であることが必要で，関係者もその意図を尊重しつつ，当の選択に賛同している，つまり合意が成り立っていることが望まれます。

◉ 倫理的検討

以上，縮命が結果する場合を場合分けしました。そこでこれらについて，倫理的にどのように評価するかを検討します。

❶縮命を意図している場合

緩和ケアについてのWHO定義にあった「死を早めることも先延ばしにすることも意図しない」という緩和ケアの立場からは，2は選択肢になるけれども，1は「死を早めようと意図する」に該当するので選択肢にならないということになります。

では，意図的に死を早める選択はいかなる場合にも倫理的に不適切かというと，そうとも言い切れません。「意図的に死を早める以外に，本人の耐え難い苦痛を緩和する手段がない」という状況を仮想してみて，それでも死を早める選択はできないと言えるでしょうか。それは苦しむ本人に対して，「耐え難い苦痛を耐え忍べ」と言うことではありませんか。第11章3「益と害のアセスメント／相応性原則」で相応性原則を導入しました（☞p.152参照）が，これに則るならば「緩和を達成すべき目標」と設定している限りは，他に耐え難い苦痛を緩和できる選択肢がないならば，死を早める選択がやむを得ない手段となると言えるのです。

そもそもWHOが「死を早めることも先延ばしにすることも意図しない」と緩和ケアの定義の中で謳った最初の文書（1990）[28]において，「安楽死」を「緩和目的で医師の投薬により意図的に死なせる（＝1-1-1）」こととして提示した上で，相応性原則を使いながら，「安楽死が倫理的に適切となるケースはない」としているのです。つまり，相応性原則を認めているのですから，「他に耐え難い苦痛を緩和できる選択肢が

28) World Health Organization: Cancer Pain Relief and Palliative Care—Report of a WHO Expert Committee. World Health Organization Technical Report Series 804, WHO, 1990／世界保健機関（編），武田文和（訳）：がんの痛みからの解放とパリアティブ・ケア—がん患者の生命へのよき支援のために．金原出版，1993.

ないならば，死を早める選択がやむを得ない」ということは理論的に認めながら，実際には（疼痛に対するオピオイドを使用した緩和のWHO方式により，痛みを克服する途が今や拓けているのだから）死を早める選択がやむを得なくなるような状況はもはや生起しない，というわけです。こういう背景もあって，「死を早めようとも先延ばしにしようとも意図しない」と言えたということもありそうです。

1-1については，以上のように，緩和医療が進んだ現在においては通常はもはや倫理的に適切になる状況はないと言えます。ただし，どのようにしてこの結論が出たかを考えると，ある種の極限状況を仮想すると（推理小説のようですが，雪の山小屋で孤立し，救援も行く手を阻まれた中で，耐え難い苦痛を和らげる薬剤がないというような状況です），相応性原則により，意図的に死なせる以外に，本人を苦しみから解放する手立てがないので，そうすることがやむを得なくなることもあると言えるでしょう。

1-2についてはもう少し細かい検討になります。これに関係する既出の議論は，第12章の最後の部分で検討した「ぎりぎりまで合意が成り立たない場合」（☞p.173参照）です。そこでは，本人があくまでもある治療を拒み，医療側は本人の人生や価値観を考えてもやはりその治療を実施することを推すという状態の場合，「本人が嫌がる治療を強行することはできない」としました。それは「本人に医療側の価値観を押し付けてはいけない」ということでもあるからです。これを1-2に適用すると，本人が死を意図してそれなりの効果が見込まれる生命維持を拒む時，医療側は死を意図してはおらず，むしろ生命維持を推奨しているとしても，本人の意図による死の選択を妨げることはできないということになります。

例としては，ALS患者の呼吸機能が低下してきた場合に，人工呼吸器装着をしないで，人生を終りにするという選択に際して，医療・ケア側は最後まで呼吸器装着を勧めるけれども，本人の意に反する強行はしない，という場合が該当します。

ちなみに，「ぎりぎりまで…」の検討では，「本人が医療側から見て重大な害をもたらす介入を要請してきた場合，それをやるべきではない」とし，「医療側は本人の価値観を押し付けられはしない」としました。これは1-1に適用することができ，本人が意図的な縮命を望んでも，医療側はしないということを支持する議論になります。

しかし「ぎりぎりまで…」には，それらについて常に但し書きがついていて，「ただし，やらないことがさらに重大な害をもたらす場合は別だ」とされます。つまり，自らの意には反するけれど1-2を結果として認めざるを得ないことがある。また，1-1はあくまでもやらないと言える，しかし，それがさらに重大な害を結果する場合には（前述の1-1に関する「極限状況」はこの例になります），1-2を認めない対応，ないし1-1を実行する対応が適切となる，というわけです。

❷縮命を意図していない場合

「死を早めることも先延ばしにすることも意図しない」も，QOLの向上や人生の充実を目指す緩和ケアの対応が縮命を伴うことについて否定していません。それは緩和

ケアにより延命になる場合を否定していないのと同様です。加えて，先に1-1-1に関してWHOが否定している典拠に言及しましたが，同じ文書で2-1に該当することについては許容どころかやらねばならぬとして，次のように宣言しています。

> 鎮痛薬を適切な量で使ったことが死を早めることになったとしても，それは過量投与によって意図的に命を絶つことと同じにはならない。適切な痛みの治療法が死を早めることにつながった場合，それは尊厳のある，容認できる生活状況を維持するのに必要な治療手段にさえ患者はもはや耐えられなくなっていたことを意味するだけである。
>
> 〔World Health Organization: Cancer Pain Relief and Palliative Care—Report of a WHO Expert Committee. World Health Organization Technical Report Series 804, 1990／世界保健機関（編），武田文和（訳）：がんの痛みからの解放とパリアティブ・ケア—がん患者の生命へのよき支援のために. 金原出版，1993〕

このようにして，1-1と2-1との間に倫理的評価の線引きをしています。

2-2に該当する例としては，高齢者が口から食べられなくなった時に，医学的判断，本人の心身の状況，人生と価値観を踏まえ，どう対応するかについて本人を中心に話し合った結果，胃ろう等による人工的水分・栄養補給はしないほうが，予後はより短いとしても残りの日々を穏やかに快適に過ごせると，人生の最善について合意する場合があります[29]。

以上，総じて次のような結論となります。

- 緩和ケアとしては２の範囲で対応する／相応性原則により１を選ぶことがやむを得ない場合が仮想的にはないわけではない。
- 1-1は，通常本人の希望に応じない対応（しかし共感的・ケア的姿勢は崩さずに）が適切である。
- 1-2については，医療側は意図的に死を選ぶことには同意せず，また生命維持を推奨していても，本人のそれをしないことで生を終りにするという選択に反する強行はできない。

◉ 縮命を結果する選択肢を指す諸用語

以上で，縮命を伴う緩和目的の対応の分類と，それぞれについての倫理的評価をしましたが，分類のそれぞれには，「安楽死」等の名称が付いている場合があります。特に「安楽死」は多義的ですので，整理しておかないと，実際にその名称が使われた時に，何を理解すれば良いのか戸惑うことになります。

◉ 安楽死（1）

まず，1-1-1は"euthanasia"（＝安楽死）の元来の用法によって示される選択になり

▶ここからは，「安楽死」という用語を中心に，呼び分けの整理になります。
国際的に認められる用語法から，「安楽死」という3文字から自分なりに作ったイメージまで，幅広く考えておきましょう。

29）こうした検討の指針として，日本老年医学会のガイドライン（2012）があります。p.245（注24も）参照。

ます。この用法の安楽死を「安楽死（1）」としますと，次のような定義が妥当します。

緩和目的で，縮命を意図して医師（ないし第三者）が行う介入（投薬）によってもたらされる死（縮命）

　この定義が，"euthanasia"が臨床的な場面で使われる場合のもっともオリジナルな用法で，前述の1-1-1の説明やWHOによる安楽死への言及がこれに該当します。現在の英語圏医療界においてはこの使い方が主流となっていて，WHO，米国医師会（AMA），米国看護協会（ANA），オランダ政府の公式サイトなどはこの用法を採っています[30]。日本の臨床現場でも，「安楽死」と言えばこれがまずは頭に浮かぶでしょう。

　付言しますと，WHO（1990）が「安楽死が妥当となるケースはもはやない」と相応性原則を使って主張したと書きました。しかし，オランダを始めとする国々が，安楽死（1）を認めるようになっています。この点についてコメントしますと，1990年にWHOが語ったのは，がん性疼痛のような身体的苦痛を念頭に置いてのことでした。これに対して，オランダ等の諸国において安楽死（1）が行われるケースは，精神的（ないしスピリチュアルな）苦痛が主たる理由となっています。尊厳が失われた状態で生きていたくない，というようなことです。ということは，こうした精神的苦痛について相応性原則を使って，死をもってしか緩和できない耐え難いものだと言えるかどうかが論点となるでしょう。日本では現在のところ，これが社会的なトピックになる徴候は見られません。持続的な鎮静の理由になるかどうかは若干議論がありますが，まあ現在のところ鎮静し続けることについてはネガティブな傾向にあると言えましょう[31]（本章3「死に至るまで尊厳を保つために」☞p.260参照）。

医師に幇助された自殺

　1-1-2は1-1-1と同じ緩和目的・縮命意図で積極的に死に至らせる行為ですが，本人が自ら服薬する場合であって，英語圏では「安楽死（1）」とは別にされます。医師は本人が自律した状態で尊厳が失われる前に死を選ぶことを意思していると認定すると，自殺できる薬剤を処方するので，本人の行為を幇助するということで「医師に幇助された自殺」（physician assisted suicide：PAS）と名付けられています。米国では

---

30) American Medical Association: the administration of a lethal agent by another person to a patient for the purpose of relieving the patient's intolerable and incurable suffering.
American Medical Association.
https://www.ama-assn.org/delivering-care/ethics/euthanasia
American Nurse Association.
https://www.nursingworld.org/~49e869/globalassets/practiceandpolicy/nursing-excellence/ana-position-statements/social-causes-and-health-care/the-nurses-role-when-a-patient-requests-medical-aid-in-dying-web-format.pdf
Government of Netherland.
https://www.government.nl/topics/euthanasia
（いずれも2022年2月24日アクセス）
31) 清水哲郎：最期まで自分らしく生きるために――こころをよむ．pp.155-66, NHK出版，2012.

オレゴン州を皮切りに数州で合法化されていて，現在「尊厳死（death with dignity）」と言えばこのことという理解が広がっています。日本で報道される際に，これが「安楽死」とされることがありますが，誤解を与えるので不適切です。というのは，米国ではPASを合法化している州はいくつかありますが，安楽死（1）を合法化している州はないのです。

　そもそも，このように2つの間に倫理的評価の線引きがなされていることが，わざわざ1-1-1 と1-1-2を分類する理由となっていると思われます。この線引きは，最終的に死を選択する行為を本人が実行するか，他者（医師）にやってもらうかの間でされています。自律を重要視する思想は，自ら実行することに意義を見出すのでしょう。

◉ 安楽死（2）

　安楽死（1）がカバーする範囲1-1-1に加えて，1-2をも「安楽死」と呼ぶような用法があります。これを「安楽死（1）」と区別して「安楽死（2）」とすると，その定義は次のようになります。

緩和目的で，縮命（ないし延命しないこと）を意図して行う行為によってもたらされる死
　（ただし，ここでの「行為」とは積極的に行動することとは限らず，何かをしない・やめるという消極的なものも含む）

　安楽死（2）は，緩和目的・縮命意図という点は安楽死（1）と同じですが，投薬などの積極的な介入によって縮命を結果する場合に加えて，1-2，すなわち生命維持等を行えば（ないし継続すれば）延命が見込まれるにも関わらず，これの差し控え・終了（不介入）により縮命を意図している場合をも含む点が異なっています。このように語が指す範囲を拡げた結果，1-1-1と1-2を区別するために，前者を「積極的安楽死 active euthanasia」，後者を「消極的安楽死 passive euthanasia」と呼ぶことになっています。このような使い方の例を探すと，公的機関としては英国NHSの安楽死の定義が「安楽死（2）」になっています[32]。また，安楽死をめぐる研究者の議論にはこの用法が散見されます。

◉ 「安楽死」の用法の混在

　ここで留意すべきは，以上2つの用法を欧米の論者たちは混同せず，一貫した用法を守っている点です。例えば，安楽死（1）を採っているWHOのサイトを検索しても「消極的安楽死」という用語はほとんどヒットしません。これに比して，国内の言説

32) NHS: Euthanasia and assisted suicide,"Euthanasia is the act of deliberately ending a person's life to relieve suffering"
https://www.nhs.uk/conditions/euthanasia-and-assisted-suicide/（2021年12月13日アクセス）

においてはしばしば両者が（さらには後述の第3の用法が）混じって登場します。例えば、「安楽死」をせっかく安楽死（1）に該当する定義により説明しても、それに直に続けて「安楽死は積極的と消極的に分類される」などとして、断りなしに（むしろおそらくは、それと気付かずに）安楽死（2）を混入させている、というような具合です。

したがって、臨床現場では（教科書に書いてあるからといって）「安楽死は、積極的安楽死と消極的安楽死に分類される」などと鵜呑みにするのではなく、臨床現場で「安楽死」という語が使われる際に、複数の用法が混在していることを念頭に置いて、「ここではどういう意味に使っているのだろうか」と考えながら対応していく必要があります。

さらには、患者本人やその家族が「安楽死」という言葉を使う場合には、この2つのどちらでもなく、また次の第3の意味でもなく、「死ぬまで安楽でありたい」「安楽に死にたい」など、「安楽」と「死」のそれぞれについてのイメージを組み合わせた理解をしている場合がしばしば見られます。

また、「もう死にたい」「死なせてくれませんか」等の訴えを聞いて、「安楽死希望だ」と理解するのもほとんどの場合不適切です。「もう死にたい」という表現の背後にある本人の思い、訴えを理解すべく努めたいものです。そこには「私は孤独だ、こんな状態で生きていても何も楽しいことはなく、死んだほうがましだ」という思いが見出せるかもしれません。「死にたい」は「今のつらい状態をなんとかして、前向きに生きられるように助けて！」という叫びではないか、とまずは思って対応することがよいように思われます（『もう死にたい』と『もう死んでも良い』の間☞p.222参照）。

◉ 安楽死（3）

▶安楽死（3）は、「間接的安楽死」という語でしか登場しません。したがって、一般に「安楽死」と言われる場合には、安楽死（1）か（2）か、あるいはその他の各自が勝手に使う語か、を見分ければよいのです。

これは2-1（およびおそらく2-2）に対して、主に法曹界で使われる用語と言えます。2-1のような対応を「間接的安楽死」と呼ぶ際の用法で、この場合の「安楽死」の用法を検討すると、安楽死（1）でも（2）でもない、第3の用法が見出されるのです。これを「安楽死（3）」として、試みに定義してみると次のようになります。

緩和目的で行う、何らかの介入・不介入が縮命という結果になったと判断される死

間接的安楽死は、例えば痛みを緩和するために鎮痛薬を投与したところ、本人が疾患の終末期で非常に弱っていたために縮命という結果になった、というような仮想状況を念頭に置いています（WHOの文書☞p.255参照）。この場合、医療者は死なせようという意図はなく、ただ痛みを緩和しようという意図の下で鎮痛薬を投与したのですが、それが余命を縮める原因となったという点に注目して、意図的ではないとしても縮命をもたらす原因となったには違いないため、そのような行為の適不適をチェックすることを示そうとして、このような用語法を導入したと思われます。

しかし、グローバルに見た場合、このような用法は少なくとも現在は見当たらず、

また，ここまで「安楽死」が指示する事象（外延）を広げてしまうことは妥当ではないと言わざるを得ません。すなわち，医療・ケア従事者は通常「安楽死」といえば安楽死（1）を考えますから，それとの関連なしに大きく広がった範囲をカバーするような「安楽死（3）」を持ち込み，通常の妥当な緩和的対応を「間接的安楽死」と呼ぶことは，不安と混乱を与えるだけですから，不適切な用法として捨てるべきです。

◉ 消極的安楽死をめぐる誤解

以上のように用法の整理をすると，次の点も不適切な理解として浮かび上がってきます。すなわち，エンドオブライフ・ケアの時期に生命維持ないしは延命効果のある治療を差し控え，あるいは終了すると，「それは消極的安楽死だ」とする短絡的な判断がしばしば見受けられますが，この判断は誤謬です。というのは，生命維持の差し控え・終了が消極的安楽死（1-2）に分類されるのは，次の2つの条件が満たされている場合に限るからです。

❶縮命を意図してなされる

緩和ケアないしエンドオブライフ・ケアの範囲内でなされるほとんどの差し控え・終了は，縮命を意図してなされるのではなく，そのほうが本人の人生の終りの時をより良くできるという見込みで，かつそれを意図してなされています。つまり，先の分類の2-2です。

❷実際に縮命効果がある

差し控え・終了の多くは，結果として縮命効果を伴っていません。例えば，新陳代謝が衰えてきた場合には，点滴による必要以上の水分補給を終了したからといって，余命は縮まりません。身体の負担が減り，楽になるだけです。

以上の ❶と❷が成り立っているかどうかについて，組み合わせて場合分けをすると，次のようになります。

消極的安楽死をめぐる誤解

- **生命維持等の差し控えと終了（中止）**
  （withholding / withdrawal）
  - ・縮命を伴う & 縮命を意図（目的）：消極的安楽死（2）
  - ・縮命を伴う & 縮命ではなくQOL向上を意図（目的）
    （↑緩和）
  - ・縮命を伴わない & QOL向上を意図

  縮命を意図していなければ，安楽死（1）でも安楽死（2）でもない
  ∴「無益な延命をしない」≠消極的安楽死（2）

「平穏死」という用語もあります。これは高齢者で老いがそれなりに進んできている状況で口から食べられなくなった（ないしは食べなくなった）場合に，人工的水

分・栄養補給をしないほうが，平穏に最期の時期を過ごして死に至ることができるとして提唱されているものです[33]。これは少なくとも❶ではなく，また多くは❷でもありません。すなわち，これは消極的安楽死ではないかとか，倫理的にいかがなものかなどという疑念は言説の混乱に由来するものに過ぎないのです。

　以上，用語がどのような意味で使われているか，言説の中でいろいろな意味が混じって使われていないかを注意しながら言説を整理すると，混乱の多くは収拾するでしょう。医療・ケア従事者の皆さんには，恐れず緩和ケアを実践してくださることを期待するものです。

③　死に至るまで尊厳を保つために

■———尊厳と尊厳ある死

◉　〈尊厳〉の客観的用法と主観的用法

　「尊厳をもって死に至る」という目標は，「尊厳」の基本的な意味に基づいて理解できます。日本で「尊厳ある死」や「人間の尊厳」が言説のテーマになる際には，「尊厳」は英語〈dignity〉の訳語として欧米から受容したものに他なりません。ですから，目下のテーマのために「尊厳」の意味を考えようとして国語辞典を引いても，「尊く厳かなこと」などという役に立たない説明しか見出せないのです。むしろ，欧米の言説において〈dignity〉はどういう意味であったかを踏まえることが肝要です。そこで英語の用法を調べると，〈dignity〉には次の3つの意味があることが分かります[34]。

- 「威厳ある見かけや振舞い」を形容する。
- 「尊重に価する」という価値を意味する（客観的用法と呼ぶことにします）。
- 「自らに価値があると感じること」を意味する（主観的用法と呼ぶことにします）。

　以上のうち，最後の主観的用法は，〈my dignity〉（私の尊厳）というように「誰かの尊厳」という表現がされるとも説明されています。

　客観的用法によれば，人はいかなる状況・状態にあってもdignityを保ち続けます。世界人権宣言（1948）が，すべての人は等しく「権利と尊厳をもつ」と宣言する時に語っているのはこのような尊厳についてです。この場合，「Xにdignityがある」とは「Xを尊重すべきである」ということに他なりません。また，ここから「Xを弄んではいけない」という要請も結果します。つまり，「Xにdignityがある」は文の構造からは事実の記述のように見えますが，実際に発話がもつ働きは，聞き手に対する「Xを尊重

33）石飛幸三：「平穏死」のすすめ─口から食べられなくなったらどうしますか．講談社，2013.

34）Cobuild Collins English Dictionary による。

せよ／弄ぶな／支配するな…」という指令ないし要請なのです。したがって「すべての人に等しくdignity がある」とは，「どの人をも，その人の状況に関わらず等しく尊重せよ／支配するな…」という遂行的発話（☞p.22）なのです。

　他方，主観的用法の場合，〈with dignity〉とは自己肯定感や自尊感情がある状態を指しており，自らの現在の生を肯定し，前向きに生きようとする姿勢であることを意味しています。このような尊厳は本人が自らの現在をどう把握し，どう評価するかに相対的ですから，「失われる」こともあり得ます。

◉ 尊厳ある死

　したがって，英国NHSがエンドオブライフ・ケアの第2の目標として「尊厳をもって死に至るように支援する」とする場合の「尊厳」は，主として主観的用法と解すべきです。最後まで自らの生を肯定し，前向きに生きること，"dying"と言われる終りの時期を通して尊厳をもち続けることこそ，「尊厳ある死」（death with dignity, dying with dignity）が一般に意味していることなのです。

　緩和ケアにおいて，QOLを全人的な視点で考える際に，身体的，心理的，社会的要素を統合する第4の要素として〈スピリチュアルな要素〉が挙げられますが（WHOによる緩和ケアの定義☞p.247参照），これは私たち自身のいろいろな要素を統合する，一人ひとりの根本的な人生の把握と生きる姿勢を核としたものと考えることができます。自らの生について前向き・肯定的であるということがスピリチュアルな次元における望ましいあり方と言えましょうが，これは同時に，主観的な〈私の尊厳〉を保持したあり方に他なりません。

　なお，「尊厳をもって死に至る」は，客観的用法で言われることもあり得ます。例えば，本人にとって益にならないような侵襲的な介入を無理にすることは本人の尊厳に反し，本人を弄ぶこと，虐待に等しいとして，そのような尊厳に反することをしないようにせよという意味も含まれているかもしれません。

◉ 尊厳死─尊厳ある死

　以上のように考えてくると，日本で「尊厳死」を「徒な延命治療をせず，苦痛の軽減だけ行う」というあり方に限定するのも，現在の米国の一部における用法のように「医師に幇助された自殺」に限定するのも，不適切です。確かに，そのような死に向かうプロセスにおける選択が，主観的ないし客観的な意味において尊厳を保つ結果となることもあるかもしれません。しかし，こうした特定のタイプの最期のあり方・選び方だけが「尊厳ある死」ではありません。英国NHSによるエンドオブライフ・ケアの定義（☞p.244参照）は，その役割を人生の終りの時期を生きている人々が「死に至るまでできるだけ良く生きる」ことと並んで「尊厳をもって死に至る（まで生きる）」ことを支援することとしていますが，これは決して特定の死に方を指す表現ではなく，エンドオブライフ・ケアを受けるすべての人が，最期まで自己の現在の生を肯定

的に評価し，前向きの姿勢で生きることを指す表現です。

❷──── スピリチュアル・ケア：尊厳を保つことを目指して

　ここでは，**スピリチュアル・ケアとは何か**を明確にすることを目指します。「スピリチュアル・ケア（spiritual care）」という用語をめぐっては，例えば，「スピリチュアル」に代わる語の候補として「エクジステンシャル」（existential：一応「実存的」という訳語があてられます）があり，「スピリチュアル」をキリスト教バイアスがかかった語として嫌う論者等はこれを使ってきました。このような代替語があることによって，「スピリチュアル」の意味が曖昧にならないように制御されていたともいえます。しかし，「スピリチュアル」という語がカバーする領域の広さが影響して，現在では「スピリチュアル・ケア」は，宗教学等の分野で「スピリチュアリティ」として言及される事柄すべてに及んでいるようにすら思われます。

　そこで，緩和ケアの臨床において「スピリチュアル」が使われ始めた原点に立ち返って，シシリー・ソンダースの考えとそれがどのように受け継がれてきたかに焦点をあてます。

◉ ソンダースに聴く

　ソンダースは，患者の経験に即して「トータル・ペイン」という語を使うようになり，その要素の1つとして「スピリチュアル」と呼ぶ面を提示しました。ソンダースの著作を見渡すと，「トータル・ペイン」に言及する際には，必ずといってよいほど，次に引用する，ある女性の言葉を提示することから始まります。

> はい，先生，痛みは背中から始まったんです。でも，今では私の全部がダメになっちゃった感じです。（Well, doctor, the pain began in my back but now it seems that all of me is wrong）
>
> 〔C.Saunders: The Need for Institutional Care for the Patient with Advanced Cancer（1st published 1964）. In C. Saunders: Selected Writings 1958-2004. pp.72-3, Oxford University Press, 2006〕

　つまり，この女性は「痛みは背中から〈始まった〉」と言っています。したがって，これに続く現在の「私の全部がダメになった感じ」は，〈始まった〉痛みがどうなってきているかを語るものです。すなわち，始めは背中の身体的疼痛であったものが増大し，拡大して，現在の「私の全部がダメになった感じ」と表現される〈痛み〉になっているとソンダースは解しています。そうであるからこそ，これを「トータル・ペイン」としたのです。このことをソンダースは次のように説明しています。

> 彼女の痛みは，単にその身体的苦痛だけを含むのではなく，また，その情緒的および精神的苦痛，社会的諸問題，そして理解と安心を求めるスピリチュアルな必

▶おまじないのようなことや，「何か霊の気配がして気持ち悪い」と言われて，聖水なるものを振り撒いてまわった，といったことも「スピリチュアル・ケア」に数えられているので，驚いたことがあります。

要を含んでいた。これが〈トータル・ペイン〉であり…これを構成する糸は互い
にしっかり織り合わされていて，それらを別々に分けて考えることは難しいほど
である。…
〔出典は前掲引用文と同じ〕

　このソンダースの説明を原点にして，「トータル・ペイン」およびその構成要素の1
つである「スピリチュアルな必要」を理解すべきです。「身体も痛いですが，気持もイ
ライラし，不安ですし，…生きている意味も感じられなくなっています」というよう
に区別して数え上げられるようなものではなく，「全体として1つになった痛み」とい
うこの女性患者の経験に寄り添おうとするソンダースに見倣うことから出発しましょ
う。

◉ トータル・ペイン解釈の2つ流れ

　ソンダースが見出した「トータル・ペイン」理解は，やがて後進たちに受け継がれ
て，現在に至っています。ですが，受け継がれる過程で理解が2つの流れに分かれま
した。

解釈（1）
　まず，現在日本の臨床現場で流通している解釈は，「身体的痛み，心理的痛み，社
会的痛み，スピリチュアルな痛みが，全体としてトータル・ペインを構成する」と
いったことになるでしょう。これはしばしば，「別々に分けて考え」られ，説明されて
います。

解釈（2）
　もう1つの理解は，「（身体的）痛みは，単に身体的因子に因る結果ではなく，心理
的因子，社会的因子，スピリチュアルな因子により増減する（換言すれば，閾値が変
化する）」として，痛みを全人的状況から結果するものと見るものです。

　この解釈は，WHO（1990）の緩和ケア報告書（次頁の図）において明示されてお
り，現在の国際疼痛学会に受け継がれている解釈です[35]。
　ソンダース自身はこの2つの解釈が分離せず，重なっているような使い方をしてい
ます。それが2つの流れに分かれてしまったのです。そうであれば，「スピリチュア
ル・ペイン」といった用語を使う場合に，こうした流れの中でソンダースの患者の経
験に寄り添う姿勢を継承し損なったのではないか，と自己吟味する必要があるのでは
ないでしょうか。

▶WHO緩和ケア報告書
を作成した委員の1人
であった某先生は，こ
の解釈（2）こそ，トー
タルペインの本来の意
味だとして，「もともと
は明晰な概念だったの
が，日本に入ってくる
とおかしくなる」と言っ
ておられました。

35) International Association for the Study of Pain（IASP）: In Memoriam: Dame Cicely M
　　Saunders. PAIN,118（3）: 283-4, 2005.

痛みの感じ方に影響する諸因子

〔World Health Organization: Cancer Pain Relief and Palliative Care—Report of a WHO Expert Committee. World Health Organization Technical Report Series804. p.21,WHO,1990 を参考に作成〕

◉ スピリチュアルな領域

　次に，WHO（1990）において，スピリチュアルな領域がどのように説明されているかを見てみましょう（この文言もソンダースの思想を踏まえたものです）。

> 　「スピリチュアル」は，五感に感じられる諸現象を超えた諸経験に関わるような，人間生活（人生）の諸アスペクトを指している。（中略）人間生活におけるスピリチュアルなアスペクトは,（人間生活の）身体的，心理的，社会的要素を一緒にまとめあげるような，統合する要素と見ることもできよう。それはしばしば（人間生活の）意味や目的に関わっていると思われている。(Those aspects of human life relating to experiences that transcend sensory phenomena.… The spiritual aspect of human life may be viewed as an integrating component, holding together the physical, psychological and social components as being concerned with meaning and purpose.)
>
> 〔World Health Organization: Cancer Pain Relief and Palliative Care—Report of a WHO Expert Committee. World Health Organization Technical Report Series 804.WHO, 50-1,1990.〕

　ここで，例えば「五感に感じられる諸現象を超えた諸経験」について，霊のような目に見えない存在ないし，そういうものが存在する領域を特に考える必要は全くあり

ません。感覚的・個別的な事象を超えた，抽象的思考の対象や意味の領域など（すなわち可知的領域）は皆「五感に感じられる諸現象を超えた諸経験」に関わっているのです（西洋哲学においては，このような表現とその意味するところは伝統的に確定しています）。「（人生の）意味や目的」に関する領域が，「スピリチュアル」という用語で指している事柄の中心にある，ということを出発点とすべきです。

　最後に，以上の点を踏まえた上で，私が従来主張してきた「スピリチュアル」と言われる領域についての次のような把握を提示しておきます。

　「スピリチュアル」は，「人がその生きる世界をどのように根本的に，ないしは包括的に把握しており，その把握と連動するどのような根本的な姿勢で生きているか」に関わる可知的領域の性格を示している。

　これは私としては，ソンダースの理解に沿った上で，それをより一般的に展開したものだと考えています。この点のさらなる展開は別の機会に委ねます。

◁━━━━

　以上，EOLCについて，「何であるか」と「何を目指すか」について概観しました。EOLCの対象になっている本人の人生にとっての最善を目指し，本人が最期まで快適に過ごし，前向きに，その人らしく生きられるように支援することがケアの核となります。

　人生の最終段階においては，医療・ケアの選択が余命の長短に影響することがあります。「余命を縮めるようなことをしてはいけない」と単純に考えて良いわけではありませんが，かといって「余命が短くなったってかまわない」と割り切って良いわけでもありません。本人の人生の最善を目指して，個々のケースごとに丁寧に考え，関係者間で合意を目指す話し合いを進めることにより，適切な選択をすることが肝要です。

　加えて，日本では用語が的確に使われていません。用語の意味をきちんと定義しないまま意見交換するので，共通理解が成り立たず，分かり合った気でいて同じ文言を語っていますが理解が食い違っている，といったことが諸処で起きているのではないでしょうか。本人・家族とのコミュニケーションにおいてのみならず，医療・ケア従事者間においても，こうしたことが起きるのです。相手が発した言葉の意味を自分で勝手に決めてしまわず，語り手がどのような意味で語ったのかを考えつつ聴く姿勢を心掛けたいものです。

あとがき

　振り返ってみると，私が単著で医療・ケアの分野の書籍を上梓するのは22年ぶりのことです。この間，雑誌論文等は数多く，共著もいくつもありますが，単著はないのです。考えてみますと，本書で扱っているようなテーマについて，私は医療・ケア従事者の皆様に話すという仕方で考えるスタイルが確立していました。それというのも，2000年代になって，話す機会がずいぶん増えたのです。例えば，医療機関の倫理セミナー，全国各地のグループ主催による臨床倫理セミナー，研究費により開催した研究会が数多くありました。COVID-19拡大により，そのような機会がばったりなくなりましたが，その直前までは，毎週末どこかに行っていたというような感じでした。話しながら考えたため，多くのアイディアやそれを示す図等の初出が，雑誌論文ではなく，どこかでの発表に使ったパワーポイントの資料であったりするのです。

　話しながら考えるということは，医療・ケア従事者に話し，返ってくる感触を頼りに改訂して，また話すということになります。テーマによっては所属大学・大学院の授業で話しながら工夫をしました。ですから，それらは少しずつ進化してはいるのですが，いつも，新しいアイディアが出てきていたり，少し前に出てきたアイディアに改訂が必要だという考えがあったりで，これで完成したという気持ちになれなかったのです。「ここを改訂したら，書籍にまとめられるだろう」と思っているという状態が20年以上続いたということなのかな，と思っています（自分で自分のことを推測するのも変ですが）。

　では，どうして今まとめられたのか，と言えば，いろいろと切りがいいところなのです。4月から後期高齢者ですし，いわゆる科研費の大きなプロジェクトが2021年度で終わりますから，研究成果をかたちにしておきたいということもありました。研究成果という点では，臨床倫理の事例検討をテーマにした，研究者と医療・ケア従事者の共同をよく示す書籍が，臨床倫理プロジェクトの主力メンバーの努力によりこの1月に上梓されています*。

＊清水哲郎・会田薫子・田代志門 編『臨床倫理の考え方と実践─医療・ケアチームのための事例検討法』
　東京大学出版会，2022年

　しかし，科研費の研究計画に描いた研究課題は，臨床における倫理を考えることから，社会にある倫理を新しい切り口で理解する等々といった広がりを示しており，私はそういう研究もしてきたつもりでおりますので，できるうちに研究計画に相応の成果を示したいということで，今，あとがきを書いているところまで至った次第です。

　さて，読者の皆様にお知らせです。
　臨床倫理ネットワーク日本のサイト（http://clinicalethics.ne.jp/）には，臨床倫理

プロジェクトが提供する研究成果やオンラインでの学習を支援するコンテンツが含まれます。また，今後，医療・ケア従事者の皆様の活動や意見を載せる部分を充実させたいと思っていますので，よろしければ積極的にご参加ください。本書に関するフォローアップのページも作る予定です。

　本書のベースにある研究活動は，次のような競争的資金を得て進めることができました（研究代表者はすべて清水）。

- 2018年4月～2022年3月　日本学術振興会 科学研究費補助金 基盤研究(A)「臨床倫理システムの哲学的展開と超高齢社会への貢献および医療者養成課程への組込み」
- 2015年4月～2018年3月 日本学術振興会 科学研究費補助金 基盤研究(A)「臨床倫理検討システムの哲学的見直しと臨床現場・教育現場における展開」
- 2012年10月～2015年9月　科学技術振興機構 RISTEX 研究開発プロジェクト「高齢者ケアにおける意思決定を支える文化の創成」
- 2011年4月～2015年3月 日本学術振興会 科学研究費補助金 基盤研究(A)「ケア現場の意思決定プロセスを支援する臨床倫理検討システムの展開と有効性の検証」
- 2003年10月～2008年3月 日本学術振興会 人社プロジェクト「医療システムと倫理」
- 2002年4月～2004年3月　日本学術振興会 科学研究費補助金 萌芽研究「臨床倫理学の哲学的基礎付けと医療現場における実用化」
- 1999年4月～2002年3月 日本学術振興会 科学研究費補助金 基盤研究(B)「医療現場における価値選択と共同行為に関するガイドラインと評価システムの開発」

　なお，2007年度から2016年度まで東京大学大学院人文社会系研究科の寄附講座「上廣死生学・応用倫理講座」に所属し，臨床倫理学・臨床死生学の研究・教育，および研究成果の社会還元としての実践活動をする機会を得ました。出捐（しゅつえん）団体である公益財団法人上廣倫理財団に謝意を表明いたします。

　最後に。本書ができるまで，というよりは，私がこの齢になるまで，大学という研究機関に所属して，研究・教育活動をしてきた過程で，実に沢山の方たちに交流していただき，援（たす）けていただきました。名を挙げることは控えますが，ここに心から感謝申し上げる次第です。

　本書を担当してくださった医学書院編集部の品田暁子さんは，私の研究上の事情で2021年度中に刊行しないとならず，それにもかかわらず私の脱稿がそれなりに遅かった中で，かつ，COVID-19 のため出版事情も厳しい状況で，何とか出版にまで漕ぎ着けてくださいました。ここに深く感謝申し上げます。

2022年3月31日　後期高齢者の仲間入りをした日を記念して

著者

索引